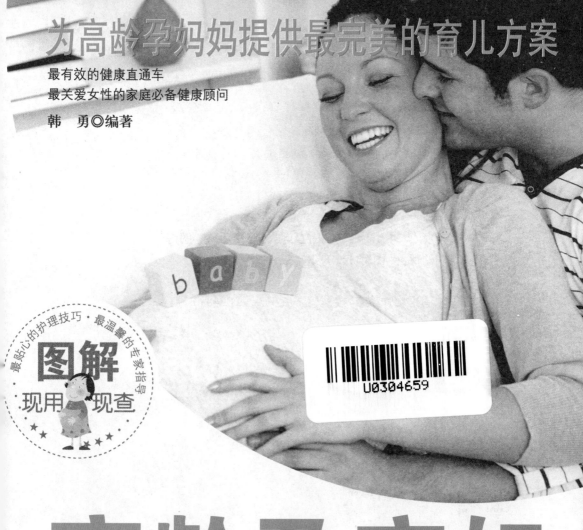

为高龄孕妈妈提供最完美的育儿方案

最有效的健康直通车
最关爱女性的家庭必备健康顾问

韩　勇◎编著

最贴心的护理技巧·最温馨的专家指导

图解
现用　现查

U0304659

高龄孕产妇
全程指导

全方位同步高龄孕产宝典

母婴健康专家**鼎力推荐**

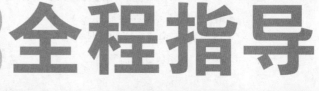

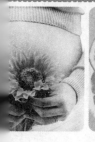
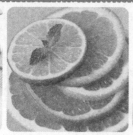
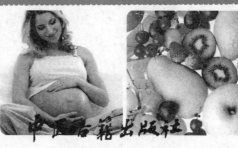
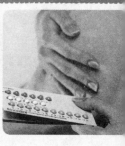

中医古籍出版社

图书在版编目(CIP) 数据

图解高龄孕产妇全程指导 / 韩勇编著. –– 北京：
中医古籍出版社，2013.5

ISBN 978-7-5152-0373-7

Ⅰ. ①图⊜ Ⅱ. ①韩⊜ Ⅲ. ①孕妇–妇幼保健–图解
②产妇–妇幼保健–图解 Ⅳ. ①R715.3–64

中国版本图书馆 CIP 数据核字(2013) 第 084890 号

图解高龄孕产妇全程指导

韩　勇　编著

责任编辑	邓永标	
排版制作	腾飞文化	
出版发行	中医古籍出版社	
社　　址	北京市东直门内南小街 16 号(100700)	
经　　销	全国各地新华书店	
印　　刷	北京盛兰兄弟印刷装订有限公司	
开　　本	710×1000　1/16	
印　　张	17	
字　　数	320 千字	
版　　次	2013 年 6 月第 1 版　2013 年 6 月第 1 次印刷	
书　　号	ISBN 978-7-5152-0373-7	
定　　价	36.00 元	

前 言

怀孕是一个神奇而艰苦的过程，这个过程是人类延续后代必须经历的过程，是人类得以继续存在于这个地球的保证。没有母亲就没有世界的延续，没有后代的繁衍和人类的发展。没有怀孕这个过程就没有未来，没有明天。

对于很多准妈妈来说怀孕是人生中的第一次，因此在这个过程中很多准妈妈都会有很多疑惑，很多个为什么：宝宝是怎样发育的？在孕育宝宝的过程中应该注意什么？宝宝这么小该怎么保护呢？宝宝生病了怎么办？……调查表明，24～34岁为中国女性的最佳生育年龄，在此年龄阶段生育的新生儿，其体格发育指标几乎完全一致，都是所有年龄组中最佳的，而且早产和过期产率也最低。但是由于时代的变化和社会的发展，现代女性怀孕生子越来越迟。统计数据显示，现代女性的初婚年龄已推迟至29.5岁，生育年龄也随之推后，特别是在大城市的职场女性中高龄孕妇不断增多。

高龄孕妇是指年龄在35岁以上的初产产妇。由于女性35岁以后肌体处于下滑趋势，选择这个年龄段怀孕很容易导致难产、流产，这是因为随着年龄增长，子宫收缩力和阴道伸张力降低，易发生难产和产后出血，剖腹产概率、产妇死亡率也均高于年轻产妇；自然流产率与年轻孕妇相比也增加3倍。另外，高龄孕妇易出现并发症，高龄初产妇的妊娠高血压综合征发病率，约为年轻初产妇的5倍，因而较易导致胎儿宫内生长发育受限。此外，孕妇年龄越大，发生糖尿病、心脏病、肾病等并发症的机会就越多。最后，高龄怀孕易致胎儿畸形，这是因为怀孕时间越晚，卵子受环境污染的概率就越多，并且卵巢功能也开始减退，容易导致胎儿畸形。因此，专家们才会建议女性尽量不要成为高龄孕妇。

但是如果你已经选择成为高龄产妇，那么你就要比年轻妈妈更加细心地进行孕前准备和孕期检查。如果你是一个高龄孕妇，你的孕期会遇到些什么？又该如何做呢？哪些特殊检查是高龄孕妇必须要做的？高龄孕妇有必要做唐氏筛查吗？

高龄孕产妇选择分娩方式有没有特别需要注意的？高龄产妇在产后恢复上会不会比较困难？

针对这一系列的问题，我们特编写此书。高龄孕妈妈可以通过此书全面了解自己从准备怀孕到产后身体恢复整个过程中的必备知识以及注意事项，帮助孕妈妈了解宝宝从孕育到出生各个阶段的生长发育，以及高龄孕妇在妊娠期间容易出现的病症及疑问，从而更加得心应手地应对孕期出现的各种问题。此书分为七篇，从怀孕前的准备工作到宝宝出生后新妈妈如何照顾宝宝以及如何恢复身体，可作为高龄孕妈妈的全程指导手册。接下来，高龄孕妈妈用你们最大的信心和快乐去迎接未来的一切变化和挑战吧！

由于时间仓促以及编者水平有限，本书难免存在不足之处，还请各位专家、读者能够给予批评指正。

目 录

CONTENTS

第二篇
高龄准妈妈精心呵护孕早期

第三篇
高龄准妈妈顺利走过孕中期

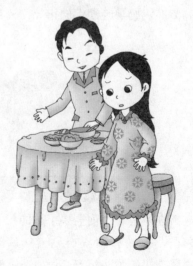

第四篇
高龄准妈妈平安度过孕晚期

第五篇
提升高龄准妈妈的分娩安全系数

第六篇
高龄准妈妈轻松享受产褥期

第七篇
新妈妈重塑昔日的风采

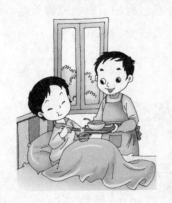
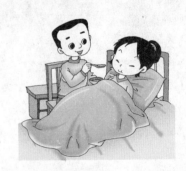

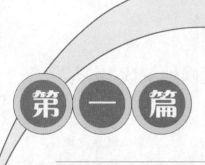

第一篇

好孕来临前，
　　高龄孕妇周密准备

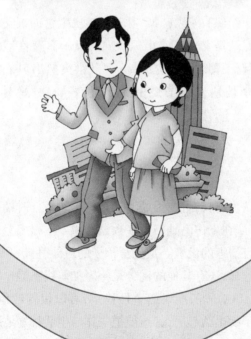

第一章

思想准备——全面正确地解读"高龄"

高龄孕妇是年龄在35岁以上初次怀孕的孕妇,由于年龄的增长,高龄孕妇与青壮年适龄孕妇相比,自身生理以及健康方面都处于弱势,卵巢的功能衰退,受孕机会自然就会减小,因此高龄女性在怀孕前就应该做好充足的准备,避免"输在起跑线上"。

一、何谓"高龄"

按照 WHO(世界卫生组织)的规定,35岁以上初次生育的妇女均为高龄产妇。但35岁只是一个标准,并不是女性真实生理状况的反映。随着年龄的增长,女性的怀孕、分娩能力就会逐渐下降。并不是过35岁就会突然出现某些疾病,女性在30岁以后,身体内部就悄悄地发生了很多变化,使妊娠、分娩时的危险性逐年增高。

二、"高龄"的优势

很多高龄准妈妈都认为,自己目前正处于抚育孩子的最佳时期,事业和经济状况更加稳定,时间刚刚好。在工作上她们大多数已经积累了很多经验,对如何协调好未来的孩子和工作也有清晰的设想。是抚育孩子的最佳时机。

其实高龄产妇不仅这样,还有其他的优势是年轻准妈妈不能比的。

首先,35岁以上这个年龄段的准妈妈个性稳定,可以很理性地关注自己和孩子。能够合理地照顾孩子的生活起居,甚至能把工作与生活很好地结合起来。

其次,优越的社会环境、宽裕的经济条件,为高龄准爸爸和准妈妈营造充分的心理准备。

平均来看,35岁以后怀孕的女性多半已结婚10年以上,家庭关系稳定,伴侣也在而立或不惑之年，事业有成，不用说也渴望有孩子的家庭生活。

对于晚育的夫妇而言，他们有足够的时间和空间投入到社会生活中。这使得他们在为社会服务的同时，也丰富了家庭的经济收入，从而为育儿做好了充分的物质准备。另外，虽然高龄妊娠确实存在着很多不利因素，但是这些不利因素是完全有可能克服的。因此，晚育的夫妇一定不要有畏惧心理，放松自己的心情，时刻充满着孕育健康婴儿的自信。

虽然高龄准妈妈的精力比不上那些年轻的妈妈，但高龄准妈妈们将赐予宝宝们智慧与经验，稳定的经济状况同样会增进宝宝的优越感，这些都为将要诞生的宝宝提供了良好的条件。

三、高龄的风险

（一）难以受孕

很多30岁以上的女性在进行了充分的孕前准备后，开始了自己的妊娠计划，但不论怎样努力，都无法孕育出期盼中的新生命。造成不孕的原因除了一些疾病外，年龄本身也是重要原因之一。造成大龄女性受孕困难的身体原因主要包括以下三个方面：

（1）卵子质量随着年龄的增长而有所下降。

（2）子宫内膜容受性随着年龄的增长逐渐变差。

（3）卵巢的储备能力随着年龄的增长逐渐下降。

至于这三个方面哪个是大龄女性妊娠率下降的最主要原因，目前还没有定论。但是，经医学研究发现，平时注重阴部护理和保健，阴道生殖系统健康的女性更容

>> **高龄孕妈妈注意事项**

专家指出，对于那些迫切希望怀孕的大龄女性来说，尤其是对患有不孕症的女性来说，由于她们对受孕的渴望，身体上的任何一点变化，都会让她们十分敏感，并由此联想到怀孕。同时，在强烈的心理暗示及各种压力下，身体也会出现一些类似怀孕的症状。

易受孕。所以,对于计划怀孕的大龄女性来说,注意阴部护理和保持阴道健康对降低受孕难度非常重要。

(二)高龄对受孕后的影响

高龄对受孕后的影响主要表现在以下几个方面:

1. 妊娠并发症多

高龄孕产妇发生妊娠并发症的概率要比适龄孕产妇高 2 ~ 4 倍。如妊娠高血压和妊娠糖尿病。另外,高龄孕产妇的胎儿对不良环境的耐受力较差,在正常状况下没有问题,但如果母亲出现妊娠并发症,高龄孕产妇的胎儿会比适龄孕产妇的胎儿更容易受到伤害。

2. 产程长,分娩困难

由于高龄孕产妇的骨盆、软产道组织弹性减退或骨质疏松、体力不支等原因,可能出现分娩困难,难产率会增高,剖宫产率高,易出现胎儿宫内窘迫(即胎儿在子宫内缺氧)、新生儿窒息的情况。

3. 婴儿先天畸形的概率大

因为女性的生殖细胞是与本人同龄的。胚胎在妈妈的子宫里发育至 3 个月时,就有了卵巢,女婴出生时,卵巢中有 10 万 ~ 200 万个初级卵母细胞,此后不再产生新的卵细胞。随着女性年龄的增长,不断地有卵母细胞退化,到了青春期后仅有 300 ~ 400 个逐个发育成为成熟的卵细胞。试想一位 35 岁以上的女性受孕的话,她的卵子已经在卵巢这个"集体宿舍"度过了 35 个春秋,期间有可能受到各种致病微生物、有害物质、放射性元素的危害,因此这样的卵子受孕后形成的胎儿先天畸形的概率比较大。

第二章

孕前体检指导是迎接宝宝的通行证

高龄孕妇由于其特殊性，在妊娠期间可能会出现一定的危险，但是只要做好高龄孕妇的孕前检查就能够防止这些危险的出现。全面了解病史，对分娩过缺陷婴儿的母亲，详细了解其发生、发展及治疗经过，母亲有无内外科疾病、孕期感染、不适当用药、孕期并发症、遗传因素及产科质量因素等，对于高龄孕妇有很大的好处。

一、了解高危妊娠

妊娠期有某种并发症或致病因素可能危害孕妇、胎儿与新生儿或导致难产的，称为高危妊娠。高危妊娠包括：

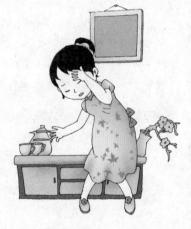

（1）孕妇年龄小于 16 岁或大于 35 岁。

（2）孕妇身高低于 145 厘米，体重不足 40 千克或超过 85 千克。

（3）有异常妊娠病史的，如自然流产、早产、难产、死产、死胎、新生儿死亡、新生儿溶血或有先天性遗传病。

（4）各种妊娠并发症如妊娠高血压综合征、前置胎盘、胎盘早剥、羊水过多或过少，胎儿宫内发育受限、过期妊娠、母儿血型不合等。

（5）各种合并症，如心脏病、糖尿病、高血压、肾脏病、肝炎、甲状腺功能亢进、贫血、病毒感染等。

（6）可能发生异常分娩者如胎位异常、巨大儿、多胎妊娠、产道异常等。

（7）胎盘功能不全。

（8）妊娠期接触大量放射线、化学性毒物或服用对胎儿有影响的药物。

（9）盆腔肿瘤或曾有手术史。

专家认为，高龄准妈妈们一定要有强烈的"高危意识"，并防患于未然。

谈到"高危意识"，专家们一致认为，目前很多孕妇对高危妊娠的认识还远远不够。鉴于"高危妊娠"界定的专业性和特定性，很多准妈妈往往没有这个警惕意识，也因此没有及时地进行产前咨询诊断，或者没有按时地进行产前检查，而错过了防范"高危"的最佳时机，不小心迈入了"高危"的门槛。而有些已经被确诊为"高危妊娠"的孕妇，仍没有做到足够的重视，有的态度还比较马虎，不积极配合医生，这些都是导致危险系数一再增大的原因。

高危妊娠的相关因素除了身高、体重和年龄外还有很多因素都是不确定的，为了做到在第一时间杜绝"高危"因素，如果尚未怀孕的女人计划怀孕，应该做一次孕前咨询，把自身的身体情况告诉医生，让医生根据你的具体情况对你进行科学指导。怀孕后，应该在孕早期（12～16周）到医院做产前检查，配合高危妊娠的筛选，医生会根据孕妇的病史及体格检查，来评定孕妇是否属于高危妊娠。

>> 专家温馨提示

一旦确诊为高危妊娠，孕妇往往会过于紧张和恐惧。各位高龄准妈妈对高危妊娠应理智对待，要重视但无须过于忧虑和紧张。紧张、恐惧的负面心理有弊无利，应保持乐观愉快的心境，只有良好的心理保健才有利于母婴的身心健康。只要在怀孕期间能按时做好产前检查，密切配合医生的治疗，就能转危为安，安全度过孕期，平安分娩出胎儿。

二、咨询相关病史

（1）年龄：30岁以后怀孕的女性通常被认为是大龄孕妇，35岁以上怀孕被认为是高龄孕妇。年龄越大，怀孕的风险就越大。医生会根据您的年龄，对您进行相应的指导。

（2）以往的月经情况：包括初次月经来潮的时间，月经的周期，每次月经持续的时间，月经量的多少，是否存在痛经等。

（3）婚育史：了解准妈妈结婚的时间；在婚后的避孕方式；以往是否有过人工

流产或自然流产的病史；是否已经有过正常的妊娠以及分娩的方式、时间等。

（4）药物及烟酒：是否长期服用某种药物，如果有的话要明确服用的剂量及时间、停药的时间等。同时，要了解准妈妈是否存在吸烟和饮酒的嗜好，如果有，要记录饮酒和吸烟的量及时间。

（5）环境污染：了解准妈妈的居住环境中是否存在或潜在的化学污染。比如家的附近是否有大型的化工厂，家中近期是否进行了装修等。

（6）职业：这主要是了解准妈妈在工作中是否有机会接触一些不良的化学物品或者射线。

（7）运动：通过了解准妈妈平时的运动情况可以初步掌握准妈妈的身体状况，对制订妊娠期间的运动计划也有着很大的指导作用。

（8）家族病史及遗传病史：这项内容很重要，询问家族病史和遗传病史主要是了解准妈妈家族里是否有一些遗传性疾病，如果有的话，医生们会尝试能否在孕前进行适当的治疗，以防止将这些疾患再遗传给小宝宝。

 ## 三、女性重点体检项目

（一）全身性检查

包括营养状况、体重、身高、血压、脉搏、呼吸系统等在内的全身检查。通过这些检查可以发现很多潜在的身体疾患。

（二）特别的检查项目

1. 口腔检查

检查内容包括牙体、牙周、牙列、口腔黏膜。孕妇的口腔健康直接影响着婴幼儿的口腔健康，如果孕期发生口腔问题，考虑到治疗方法及用药对胎儿的影响，治疗受到限制，受苦的就是孕妈妈了。

2. TORCH 检测

TORCH 检测的内容是弓形虫、风疹病毒、巨细胞病毒、单纯疱疹病毒。当孕妇

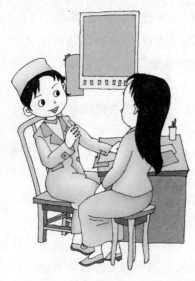

感染以上疾病时,病原体可以通过胎盘垂直传播,导致胚胎停止发育、流产、死胎、早产、先天畸形等,甚至影响到出生后婴幼儿的智力发育,造成终生后遗症。其中风疹病毒感染率很高,可达60%～70%。另外家中养猫、狗等宠物的女性则尤其要注意弓形虫病的感染。

3. 尿常规

了解准妈妈是否存在泌尿系统的感染以及潜在的泌尿系统疾患。

4. 肝肾功能

这项检查的名字已经告诉你它的意义了,是为了检查准妈妈的肝脏和肾脏功能。

5. 生殖激素

生殖激素是检查促卵泡成熟素 FSH、雌二醇 E2、孕酮 P。这是卵巢功能及女性体内激素水平的健康检查。

6. 影像学检查

如果有必要,医生会建议准妈妈进行 B 超、X 射线、乳腺钼靶照相、CT 或 MRI 检查,来排除一些可能影响妊娠的相关疾病。

另外,男性检查也是不可忽视的,重点体检项目包括:

1. 生殖激素检查

检查内容是睾酮 T。目的检测男性体内激素水平是否正常。

2. 精液检查

检查内容是精液常规。目的是检查精子密度和总数,精子的异形和活动度等。

> **>> 科学小贴士**
>
> 据《英国医学会》周刊上的一份研究报道,产妇的年龄越大,其所生孩子患上胰岛素依赖型糖尿病的可能性就越高。英国布里斯托市索思米德医院的教授盖尔及其同事说,第一胎的可能性最高,接下来的可能性逐胎递减。

四、常见影响妊娠的疾病

（一）心脏病

在我国大中城市中,处于生育年龄(25～30岁)的女性患心脏病的并不多见。由于心脏病的诊断和治疗水平不断提高,大多数患心脏病的女性都能安全地分娩出健康的宝宝。同时分娩也不会对心脏的功能产生长期的影响,并不会减少预期寿命。但是患心脏病的准妈妈在怀孕期间和分娩过程中所面临的风险,要比一般孕妇高得多,整个孕期的花费也比较多。

妊娠合并心脏病是产科严重的合并症之一,其发病率为1%～4%。我国1992年此病发病率为1.06%,死亡率为0.73%。在我国孕产妇死亡中,妊娠合并心脏病高居第二位。

（二）贫血

贫血纠正后才能受孕。

（三）高血压

如果平时有过剧烈头痛、肩酸、失眠、眩晕、水肿等症状,一定要在怀孕前到医院测量血压。检查后,发现血压偏高的女性要注意平时饮食、起居,加强体育锻炼,最好能在怀孕前保持正常的血压。

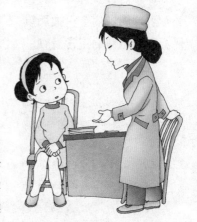

（四）糖尿病

如果有糖尿病的家族史,在怀孕前应到内科诊断。糖尿病是遗传性较强的疾病。即使母体在怀孕前没有表现出病症,但实际上,婴儿在出生时就已携带了糖尿病的发病基因。孕妇患糖尿病,会引起流产、早产、妊娠中毒症、羊水过多和胎儿巨大等。

（五）肺结核

患过肺结核的妇女,怀孕后很容易复发。因此肺结核痊愈的妇女,决定生育前最好到医院复查病灶有没有复发倾向,然后由医生决定是否妊娠。

（六）阴道炎

如果你平时有阴部发痒,阴道分泌物为豆腐渣状,阴道口周围发红,类似湿疹的症状时,要检查是否为真菌性阴道炎。阴道炎患者最好是先治愈后再生育,否则会影响疾病的治疗,影响怀孕。而且分娩时可在产道感染胎儿,引起新生儿患鹅口疮。

（七）牙周炎

美国几乎有12%的宝宝都是在37周前出生的早产儿,其中一些就是由于乳母患牙齿疾病所引起的。资料显示,重度牙周炎孕妇早产的风险是牙周健康者的8倍之多。孕周不足增加了这些宝宝出生后的死亡率和先天缺陷率,如智障、脑瘫、视力和听力缺乏等。

研究证实,牙周炎患者牙周的细菌可以产生足够的内毒素,激活淋巴细胞并产生大量的炎性因子,进入孕妇的血液循环,甚至进入胎盘,使孕妇在怀孕晚期出现比正常情况更快的阵痛,并且程度增加,因而导致胎儿在未发育完全前就过早出世。

怀孕后,由于体内激素的变化,牙龈容易充血肿胀。如果孕前存在牙周疾病,怀孕后牙周炎症会更加严重,不得不使用药物。但此时用药有很多限制,稍有不慎便会影响胎儿的正常发育。

>> 高龄产妇注意事项

为了预防怀孕期间所产生的并发症,妇产科医师建议高龄产妇考虑在怀孕以前做一个全身性的、基本的、以抽血为主的健康检查,看看自己是不是有血压高、糖尿病、肾脏等方面的问题。如果确定都没有问题,就不要太担心,只要在妊娠期积极配合检查,并且做好保护措施,即可放心。若是检查出来有问题者,建议要做适当的治疗,通常在有效的治疗后,大部分的妈妈都能很安全的受孕。

五、孕前免疫计划

每个准备做妈妈的人都希望在孕育宝宝的 10 个月里平平安安地度过，不受疾病的干扰。而通过加强锻炼，增强机体抵抗力，防病于未然，是根本的解决之道。但有些疾病的发生是我们无法通过自身的努力来避免的，因此针对这些疾病，最直接、最有效的办法就是注射疫苗。但目前，我国还没有专为准备怀孕阶段的女性设计的免疫方案。准妈妈可根据自身情况，向医生咨询，做出选择。

（一）风疹疫苗

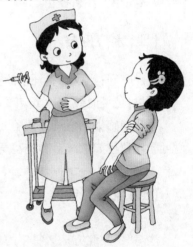

注射时间：至少在孕前 3 个月。因为注射后需要 3 个月的时间，人体内才会产生抗体。

效果：疫苗注射有效率在 98%，可以达到终生免疫。

风疹病毒可以通过呼吸道传播，25% 的早孕期风疹患者会出现先兆流产、流产、胎死宫内等严重后果。如果被感染的胎儿侥幸存活，出生后也会出现先天性畸形、先天性耳聋等问题。因此，如果孕妇在妊娠初期证实存在风疹病毒感染，医生很可能会建议做人工流产。而对此最好的预防办法就是在怀孕前注射风疹疫苗。

（二）乙肝疫苗

注射时间：按照 0、1、6 的程序注射。即从第一针算起，在此后 1 个月时注射第二针，再在 6 个月后注射第三针。加上注射后产生抗体需要的时间，最好在孕前 9 个月进行注射。

效果：免疫率可达 95%，免疫有效期在 7 年以上。如果有必要，可在注射疫苗五六年后再加强注射一次。

我国是乙型肝炎高发地区，乙肝病毒感染的人群传染率高达 10%。而除了血液途径传播外，母婴垂直传播也是乙型肝炎的重要传播途径之一。如果新生儿存在感染，他们中 85%~90% 会发展成慢性乙肝病毒携带者，其中 25% 的婴儿在成年后可能会转化成肝硬化或肝癌。

（三）甲肝疫苗

注射时间:至少在孕前 3 个月。

效果:免疫时效可达 20 ~ 30 年。

甲型肝炎也是我国常见传染性疾病之一,甲肝病毒可以通过水源、消化道传播。而妊娠期因为内分泌的改变和营养需求量的增加,肝脏负担加重,抵抗病毒的能力减弱,极易被病毒感染。因此我们建议高危人群(经常出差或经常在外面吃饭)应该在孕前注射疫苗。

（四）水痘疫苗

注射时间:建议准备怀孕的女性至少应该在受孕前 3 个月注射水痘疫苗。

效果:免疫时效可达 10 年。

早孕期感染水痘可导致胎儿先天性水痘或新生儿水痘,如果怀孕晚期感染水痘可能导致孕妇患严重肺炎甚至危及生命。

（五）流感疫苗

注射时间:北方地区每年的 10 月底或 11 月初,南方地区每年的 11 月底或 12 月初。打算怀孕的女性最好在孕前 3 个月注射流感疫苗。

效果:免疫时效 1 年左右。

这种疫苗属短效疫苗,且只能预防几种流感病毒,适于儿童、老人或抵抗力相对较弱的人群。准备怀孕的女性可根据自己的身体状况自行选择。

（六）狂犬疫苗

注射时间:咬伤后立即注射第一针,而后第三天、第七天、第十四天、第三十天各注射一针。

效果:各种疫苗不尽相同,一般价格越高,效果越好。

属于事后注射疫苗,也就是在被动物咬伤后再注射。在孕早期尽量避免注射狂犬疫苗。只有在被动物咬伤极为严重的情况下,征求妇产科医生的意见后,才能考虑注射。

（七）其他疫苗

另外，卡介苗、脊髓灰质炎糖丸疫苗、百白破三联疫苗、乙型脑炎疫苗（简称乙脑疫苗）、流行性脑脊髓膜炎疫苗（简称流脑疫苗）都已被纳入免疫计划，应该在成年之前注射完毕。无论注射任何疫苗，都应遵循至少在受孕前 3 个月注射的原则。而且疫苗毕竟是病原或降低活性的病毒，并不是打得越多越好。保持良好的身体状况才是防病、抗病的关键。

>> 科学小贴士

原先一直不把孕妇作为季节性流感疫苗接种人群，原因是担心其免疫状况较差，可能造成流产以及其他情况，中国也未做孕妇的临床疫苗试验。但是美国对一批志愿者孕妇进行临床疫苗试验的数据显示，孕妇接种甲流疫苗后的不良反应与一般人群是一样的，不会导致流产。也有专家表示，孕妇可能耐受性更为良好，因此不会出现与疫苗有关的安全性隐患。

六、停用避孕药计划

关于避孕药对胎儿的影响，医学界一直争论不休，目前还没有定论。

从优生的角度考虑，如果准妈妈常年服用避孕药，为了让药物成分彻底代谢出体外，最好停药 6 个月后再怀孕。在这期间，最好采用其他避孕方式如使用安全套。

这一点对于 30 岁以上准备怀孕的女性尤为重要，因为其机体本身代谢的速度较慢，而且由于年龄的影响，其卵子质量也有所下降，在停药后需要足够的恢复期以保证妊娠的质量。有些女性停止服用避孕药一个月后，卵巢就可以恢复排卵功能，而有些女性可能需要等上好几个月。一般情况下，最好经过 3 次正常的月经周期才能表明卵巢真正恢复排卵。

七、健身计划

计划妊娠前半年，准妈妈最好给自己制订一个健身计划，每天进行不激烈的有氧运动30分钟，可中速跑步、游泳，也可以做瑜伽，这样能保持正常身体的健康，有利于顺利度过妊娠期，而且对顺利分娩也十分有好处。

八、服用叶酸计划

叶酸具有抗贫血的性能，能有效地降低胎儿神经管畸形的概率，还有利于提高胎儿的智力。因此准妈妈应该从打算怀孕的前3个月起，每天就要补充400毫克的叶酸，一直需要补充到妊娠后3个月。因为准妈妈体内叶酸的缺乏也是造成早产的重要原因之一。

>> 准妈妈早知道

近年来世界上的科研成果证明，妇女在孕前和孕早期及时增补叶酸，可有效地预防大部分神经管畸形的发生。目前世界上已有美国、英国、澳大利亚、中国等十多个国家采用了这一措施。育龄妇女和孕妇每日增补0.4毫克叶酸就可以满足身体需要。但每日增补的叶酸不应超过1毫克。具体到每一位育龄妇女、孕期妇女究竟应该如何增补叶酸，还要在医生的指导下进行。

九、构建友情计划

在此期间准妈妈应该多和周围那些已经做了妈妈的，或是和你一样想做妈妈的人培养起良好的友谊。这样可以在怀孕时，在被晨吐、激素水平骤变等情况带来的种种不适所困扰的时候，准妈妈可以从这些朋友身上获得避免不适的经验或安慰，赶走孤独或者沮丧。

另外，准妈妈也可参加一些专门为孕妇开设的学习班，在一个充满关爱的团体中结识更多朋友，分享做母亲的宝贵经验和幸福感觉。

第三章

改变孕前生活

父母都希望生育一个健康聪明的宝宝,但很多决定性因素从受孕之初就已经确定,精子带着爸爸的基因遇到卵子,这一刻生命诞生了。一旦怀孕,你未来宝宝的性别、长相、身高甚至脾气秉性都不会再发生太大的变化。因此,孕前的准备功课尤为重要。高龄孕妈妈更要在孕前做足准备,以孕育出健康漂亮的宝宝。

一、一些有争议的问题

虽然近几年来医学得到了进步,孕产保健工作逐渐完善,但目前仍有很多问题尚没有明确的答案。而由于妊娠本身的特殊性,很多假设不能通过直接的临床实验进行验证,因此医生往往也很难给出一个明确的答案。这里介绍一下准妈妈在计划妊娠后的日常生活中可能遇到的几个令人困惑的问题。

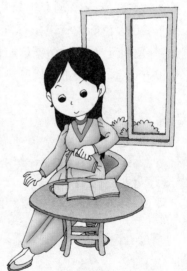

（一）咖啡是否会影响胎儿的发育

咖啡现在已经是很多职业女性的日常饮品了,很多人甚至已经到了离开咖啡生活难以继续的程度。确实,在繁忙的工作之余,冲一杯咖啡,放松一下紧张的情绪,松弛一下疲惫的大脑,似乎已经成为了生活的一个组成部分。但对计划妊娠的准妈妈来说,情况就有所不同了。

咖啡是否对胎儿有害还有待确认。但已有几篇研究报告提出孕妇每天饮咖啡在 7~8 杯,可能有发生死胎、早产、低体重儿或者流产的危险。但这些研究也有不

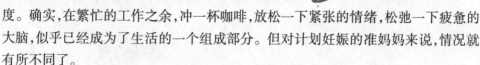

足,因为很多饮咖啡的人同时也吸烟。随后一项研究对吸烟进行了探讨,认为胎儿出现这些问题是由烟草引起的而不是咖啡。虽然孕期过量饮用咖啡是否对新生儿有害还不清楚,但为安全起见,建议准妈妈还是少饮咖啡为妙。

(二)电脑辐射对宝宝是否会产生影响

很多准妈妈在妊娠期间还在继续工作,对 30 岁以上的准妈妈而言,由于年龄段的特殊性,在单位中往往都起到中流砥柱的作用,所以在计划怀孕甚至妊娠之后,都无法完全脱离自己的工作环境。但工作环境中潜在的可能对宝宝产生的不利影响,也会让准妈妈产生一些困扰。比如长时间地面对电脑会不会对胎儿有害呢?

以前很盛行的一些观点认为:电脑的辐射对胎儿有一定的影响,在早期可造成胎儿畸形,发生流产、死产的风险也会增加。以致很多准爸爸和准妈妈总结出了"戒烟、戒酒、戒电脑"的孕前三部曲。近年来,国内外的长期调查研究结果表明,电脑工作时其周围的确存在一定程度的电磁辐射,包括 X 射线、紫外线、可见光、红外线,以及特高频、高频、中频及极低频电磁场等。但它们发射的强度都很微弱,远低于我国及国际现行卫生标准要求的数值。通过测量电脑的电磁辐射量我们得知:其累积量对人体,包括孕妇在内,都是安全的;对精子、卵子、受精卵、胚胎、胎儿也没有危害。如果准妈妈不放心,市场上有多种防辐射服装可供选择。

>> 科学小贴士

央视在《真相调查》节目中曾经揭穿了防辐射服的"谎言"。记者请来专业电子检测实验室的专家对防辐射服进行检测,得出的结果显示,防辐射服对来自于单一方向的辐射源确实有九成以上的屏蔽作用。但对于像现实生活中的复杂的、来自不同方向的电磁辐射来源,防辐射服不仅没有起到防护作用,反而会让防辐射服内的辐射强度变大。

二、高龄准妈妈请远离"危险职业"

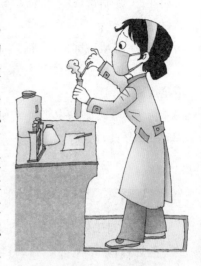

职业危害也是高龄准妈妈不可忽视的问题。如果孕妇孕前所从事的是可能对胎儿造成危害的职业，有些特殊职业不仅会使孕妈妈的孕期不适加剧，而且会威胁胎宝宝的健康成长。如与汞、铅、乙烯、氯乙烯等及放射性物质密切接触的职业，应该调离或暂时调离原岗位，同时还要加强自我保健。另外，从事高温或井下作业的孕妇，也应暂时调离原来岗位，以确保孕期母子平安。正在孕育着可爱宝宝的你，一定不愿意做任何对宝宝可能产生伤害的事吧！这里我们对孕期"危险职业"进行了全方位搜索，如果你正从事着这样的工作，请立即停止，并请你从现在开始回避那些可能对胎儿和妈妈自身造成危害的场所。

所谓"危险职业"如下：

（1）危险职业一：放射科医护人员、核能发电站、抗癌药物研究人员、电器制造业、程控操作人员、石材加工基地。孕妇如果过量接受放射线，可能影响胚胎发育，增加流产的危险性。

不少电器都含有少量放射线，但积少成多，不得不防。在怀孕初期，应尽量减少接触这些物品，以免使正处于器官形成期的胎儿受到损害。除了微波炉、吸尘器的电磁波辐射，也不可忽视！

（2）危险职业二：化妆品研究、印刷业操作员、照明灯生产。通过和人体蛋白质相互作用，使其失去活性，影响机体新陈代谢，严重者致癌。可通过胎盘渗透，引起胎儿早产或发育畸形。

为了保持"孕味"，孕妇偶尔化淡妆倒也无妨，若是常常抹浓妆，这是很不适宜的。各种化妆品，如口红、指甲油、染发剂、冷烫剂及各种定型剂等，经过母体吸收并通过胎盘进入胎儿体内，危害很大，是隐含铅、镍、汞等重金属的"杀手"。所以孕妇应注意

> **>> 科学小贴士**
>
> 　　不是所有的鱼都利于高龄准妈妈们的身体健康。有些鱼，因为体内含汞量高，我们称为"水银鱼"，如金枪鱼、鲈鱼、鳕鱼、比目鱼等，而且重金属主要滞留于内脏如鱼头、鱼肠等部位，所以准妈妈们在吃鱼时要有所选择。

和避免职业性铅接触,此外,还应注意慎用化妆品。

(3)危险职业三:化工污染。通过吸收,进入孕妈妈中枢神经系统,可抑制造血功能,引起胎儿贫血,造血功能障碍,引发畸形或流产。

孕妈妈一定要远离这些不安全的工作环境,少接触各类含有害化学物质的东西,如劣质的塑料玩具、奶瓶等,不使用刺激性强的染发剂、烫发剂和化妆品。

(4)危险职业四:物理污染。影响血液循环、造成脑部缺氧,而引起胎儿血供不足或缺氧。

为了保护孕妈妈和胎儿的健康,在怀孕期间应该尽量避免接触超过卫生标准(85～90分贝)的噪声。

三、改掉坏习惯

坏习惯对于任何人来说都是应该杜绝的,更别说高龄准妈妈了。高龄准妈妈的一些坏习惯,不但会影响到自己的身体健康以及生活,更会影响到腹中宝宝的健康。

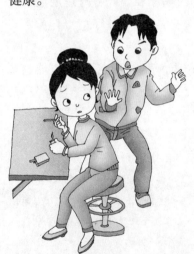

然而,现代人往往生活方式随意而自由,所以坏习惯更多。为了让我们的准宝宝有个健康的身体,高龄准妈妈要改掉坏习惯,改变不良的生活方式。

要想改掉不良习惯,需要做到以下几点:首先,准妈妈需要制定一个详尽的作息时间表。尽量做到早睡早起,过上有规律的高龄准妈妈生活。虽然"爬格子族群"已经习惯于夜猫子一样的生活模式,熬夜是家常便饭,但是对于要怀孕生子的准妈妈们来说,让宝宝一出生就过这种黑白颠倒的生活是非常错误的。

其次,要坚决杜绝如抽烟和喝酒这样的不良习惯。烟、酒对胎儿有不良影响。香烟在燃烧过程中所产生的有害物质有致细胞突变的作用。至于咖啡和茶,也不宜过度饮用,有节制地饮用为好。

再次,养成适应新生活的生活习惯。多喝牛奶,多吃蔬菜水果,粗粮细粮搭配着吃,讲卫生,勤洗澡勤换洗衣物及床上用品,保持生活环境的整洁,免受疾病的侵袭。

　　最好到医院做一个全面健康体检,掌握自己的身体状况和营养指数。如果有问题也能及时发现,而且对自己的营养补充也是一个必要的指导,还可在医生的帮助下制定科学营养日餐表。在医生的指导下补充科学组合的维生素和矿物质,使体内的营养素达到均衡,服用符合中国人配方的产品。

　　慎用或不用化妆品,因为有的化妆品过量使用不仅会对自己的皮肤产生不良影响,甚至还会对胎儿产生不良作用,因此,还是不用为好。

　　睡眠不好也应谨慎使用安眠药,安眠药的毒性会伤害你的身体,给怀孕带来不利影响。

　　经常运动,锻炼良好体能。怀孕前的运动方式和运动量可根据自己的实际情况来定。这样可以避免剩余能量转化为脂肪,减少怀孕后妊娠肥胖症发生的可能。

　　保持新陈代谢的通畅。食物被人体充分吸收后,形成大量废物,这些废物在人体内多停留一分钟就会多产生一些毒素,对身体健康非常不利,所以新陈代谢是人体健康很重要的一个条件。如果新陈代谢不好,也不要吃泻药,那对身体是有害的,而要多吃含纤维素丰富的蔬菜和水果。

> >> 准妈妈早知道
>
> 　　为了有一个健康的宝宝,准妈妈要督促你的丈夫做到以下几点:
> 　　①不要再留胡须;②不要再听摇滚乐;③不要再晚归;④不要再当"瘾君子";⑤不要还不做家务;⑥不要总是走在妻子身后;⑦不要特别介意宝贝的性别;⑧不要还保持口味偏重的嗜好;⑨不要在天气热时让空调温度过低。

　　同时督促丈夫和你一样,在生活方式上做同样的努力,改掉一切不良习惯,为迎接健康的宝宝做准备。

四、建立有规律的生活习惯

　　开始妊娠计划之后,一项最为重要的内容就是建立有规律的生活习惯。有规律的生活可以使准妈妈体内的各个重要器官的生理活动更加协调和统一,从而增强身体的免疫功能,提高抗病能力,这对妊娠十分有利。如果生活没有规律,必然会对准妈妈和宝宝的健康造成影响。因此,准妈妈的起居、饮食、睡眠、工作、娱乐和学习等都要定时定量,有规律地进行,做到起居有时,进餐有时,工作有时,休息有时,娱乐有时,运动有时。

　　第一,保证充足的睡眠。睡眠不足会增加疲劳感,准妈妈每天应该保证8小时的睡眠,准爸爸要对准妈妈进行监督,确保准妈妈的睡眠时间。但也不要睡得太多,做到劳逸结合,没有疲劳的感觉就可以了。

第二，坚持午睡。准妈妈每天都应该坚持午睡，即使在春、秋和冬季中午也应当适当休息。午睡可以使准妈妈的精神放松，消除疲劳，恢复体力。但午睡的时间最长不要超过2小时，一般半小时到1小时即可。午睡要有规律，不要什么时候想睡就睡，或者时间太长，应适当安排在午后固定的时间。如果没有午睡的条件，可以躺下稍微休息，而且晚上要早些入睡。

第三，看电视时间不要过长，电视机在工作的时候会产生少量的X射线，但电离辐射的标准远远低于国家规定的标准，这说明看电视不会造成危害。但看电视不应过久，一次看电视不应该超过1～2小时，避免用眼过度。同时，看电视时室内空气不流通，容易使人缺氧，产生头痛、胸闷。看电视的节目应避免刺激性强烈的恐怖、紧张、悲剧性的内容，以免产生疲劳和情绪的较大波动，这些容易造成孕早期的流产。另外，看电视的时候不能离荧屏过近，因为电视机工作时释放出来的正离子可以吸附空气中的灰尘，若长时间近距离看电视，这些灰尘会附着于人的皮肤，造成色斑。因此，看电视时间不宜过长，距荧屏至少2米，而且不要边看边吃零食，那会造成饮食结构的异常，影响整个妊娠过程。

> **>> 科学小贴士**
>
> 研究表明，胎儿对声音具有分辨能力，对不同的声音，有着不同的反应，对不同的音乐，表现不同的喜恶。研究证实，舒缓轻柔音乐和强节奏的音乐对胎动和胎心的变化有不同的影响。如果给胎儿节奏强的音乐刺激，胎动次数明显增加，胎动的幅度也变大；当给胎儿舒缓的音乐刺激的时候，胎动次数明显的减少，心率也逐渐减慢，胎儿看起来像处于安静的睡眠状态。

第四，创造有利的工作环境。在准备妊娠的过程中，要避免接触刺激性和有毒的化学物质，避免接触农药、放射线以及电磁波，同时要避免高温、低温、湿度过大以及有强烈噪声的工作环境，避免长时间的站立。

第五，慎用化妆品。有些化妆品内含有潜在的致畸功能，所以对准备怀孕的准妈妈来说，最好在这一时期开始停止使用化妆品。准妈妈应选用刺激小、添加剂少的护肤品。

五、高龄准妈妈的营养小食谱

1. 清炒血豆腐

功效：猪血可补充父精母血，它是胎儿孕育的基础，孕前夫妻多吃猪血有利于形成优良的受精卵。

配料：猪血 500 克，鲜姜一小块，植物油 25 克，料酒、盐少许。

制作：猪血切成大块放入锅里用开水汆一下，捞出滤干水后切小块；鲜姜洗净后切丝与油一起入锅，烧至七成热时下入猪血及料酒、盐、翻炒、起锅。

2. 冰镇甜山药

功效：山药可补肾强身，补气益精，适合夫妻在孕前食用。

配料：山药 500 克，红糖 50 克。

制作：先将山药切成块，锅里加水后将山药块倒入、煮熟，放入凉水中浸泡；把红糖溶化，加清水烧开、过滤、晾凉，放冰箱里稍冷冻后取出；山药沥干水后放在盘中，放入冷却的糖汁即成。

3. 雪里蕻炒豆腐

功效：豆腐可以提供丰富的蛋白质，且是很好的低胆固醇菜肴，适宜孕前食用。

配料：豆腐 2～4 块，雪里蕻干菜 100 克，酱油，高汤、葱、姜末、植物油，淀粉各少许。

制作：把豆腐切成小方丁，用开水汆一下，沥干水。炒锅中加油，用葱、姜末爆出香味，加入雪里蕻煸炒。下入高汤，放进豆腐、酱油，烧开后转小火焖烧数分钟，用水淀粉勾芡淋上，出锅即可。

4. 核桃奶酪

功效：核桃中含有不饱和脂肪酸、优质蛋白以及钙、磷、铁、胡萝卜素、维生素 B_2（核黄素）、维生素 E、磷脂、鞣质等营养物质。

> **>> 科学小贴士**
>
> 受精的完成，除了卵细胞之外，精子的数量、质量、活动度都起着重要的作用，其中精子的质量尤为重要。男方的身体素质、生殖器官的健康和功能状况及某些外界环境因素，都影响着精子的质与量。男方每次排的精液量少于 1.5 毫升、精子数少于 2000 万个、精子畸形率超过 20%、精子死亡率超过 50%、精子活动力低于 60%、精液半小时内不液化等，都可引起不孕。

配料：核桃仁 250 克，牛奶 250 克，琼胶 10 克，白糖适量。

制作：将核桃仁洗净，用小火炒熟，然后磨成细浆。将牛奶注入核桃浆内，搅拌均匀。将琼胶放入锅内溶化，加入牛奶核桃浆、少量白糖、适量水，搅匀，煮沸。过滤后倒入盘中，凉后放入冰箱内凝冻，再用刀切成块状，即可食用。

六、准爸爸要戒烟、戒酒

烟酒对健康的影响是众所周知的。作为准备跨入准爸爸行列的男性们，更应该认识到这一问题，长期吸烟饮酒会对精液的质量造成一定的影响，增加畸形精子的比例，造成不孕、不育或胚胎异常等问题。

那么，准备怀孕前何时戒烟戒酒比较合适呢？男性的精液生成周期为 80～90 天，也就是说每 3 个月生成一批新的精子。因此，为了保证精液质量不受烟酒的干扰，至少应该在准备怀孕前 3 个月戒掉烟酒，从而保证正常的精液孕育后代。

有责任心的准备做父亲的男性，在其妻子准备怀孕前 5 个月左右，就应严格规范自己的行为，避免接触那些对精子有害的物质。因为从生精细胞到精子成熟需要长时间的发育过程，高质量精子的生成绝非是一朝一夕的。

七、准爸爸育前营养

准爸爸们的饮食应该尽量均衡、有营养。具体来看，准备做爸爸的你应该：

吃大量富含维生素 C 和抗氧化剂的食物，因为维生素 C 和抗氧化剂能减少精子受损的危险，提高精子的运动性。一杯橙汁含有 124 毫克维生素 C。每天至少摄取 60 毫克维生素 C。或者，如果你吸烟，那么你应该摄取更多的维生素 C，每天至少 100 毫克。饮食中增加锌的摄取量，每天至少 12～15 毫克。研究表明，即使是短期锌缺乏症也会减小精子体积和睾丸激素含量。富含锌的食物包括瘦牛肉（1 两牛肉含 4.5 毫克锌）、乌鸡肉（1 两乌鸡肉含有 2.38 毫克锌）。

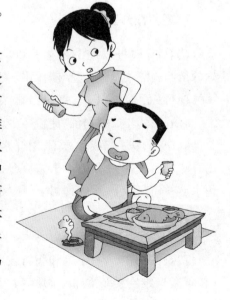

　　提高钙和维生素 D 的摄取量。威斯康星州大学的不育症研究人员暗示说，每天服用 1000 毫克钙和 10 微克维生素 D 能提高男性生育能力。富含钙的食物包括低脂牛奶、奶酪。牛奶和鲑鱼中含有大量维生素 D。

　　戒酒或者减少饮酒量。虽然通常认为偶尔饮酒是安全的，但研究表明，每日喝葡萄酒、啤酒或者烈酒，会减少睾丸激素含量和精子数量，增加射精中的变态精子的数量。

　　停止服用兴奋剂，例如大麻和可卡因。大麻会降低精子的运动性，可卡因会影响大脑中决定释放生殖激素的化学物质。吸毒还会导致胎儿畸形。

第四章

抓住最佳孕育时间

任何一对夫妻都想生个既聪明又健壮的孩子,除了男女双方要注重对各自体质锻炼和健康的维护外,选好受孕时间也是十分重要的因素。最佳受孕时间对于优生来说是十分重要的,在受孕前就做好准备的女性可以充分提高优生的概率。

一、避开"黑色"受孕期

(一)什么是"黑色"受孕期

所谓"黑色"受孕期,是指精子和卵子在人体不良的生理状态下或不良的自然环境下相遇,形成受精卵。这样的受精卵容易受到各种干扰,质量受到影响。

(1)"黑色"受孕期一:在人体生理节律低潮时受孕。每个人从出生起一直到生命终止,身体内一直存在着体力、情绪及智力三方面的周期性变化,这种周期性的变化为人体生理节律。

人体处于生理节律低潮期或低潮与高潮期临界日时,身体易疲倦,且情绪不稳、做事效率低、注意力难以集中或健忘、判断力下降。同时,身体抵抗力下降,易被病菌侵扰,感染疾病的概率增大。受孕时,如果夫妻一方处于高潮,另一方处于低潮,易生出健康和智力情况一般的孩

>> 科学小贴士

一直以来大家都认为未准妈妈补充叶酸就可以了,其实未准爸爸也不能忽略叶酸的补充。对未准爸爸来说,叶酸是提高精子质量的重要物质,当叶酸在男性体内呈现不足时,精液的浓度及精子活动能力下降,会使得受孕机会减少。此外,由于叶酸参与了体内遗传物质 DNA 和 RNA 的合成,所以传递着你遗传信息的"种子"也离不开叶酸。

子；如果夫妻双方都处于低潮期或低潮与高潮期临界时，易生出体弱、智力有问题的孩子。

（2）"黑色"受孕期二：在身心不佳或同房次数不恰当时受孕。经过证实，在夫妻双方身体不疲劳并且情绪愉快时无忧无虑地同房受孕，才是身心俱佳的状态。这会使内分泌系统分泌出大量有益于健康的酶、激素及乙酸胆碱等，使夫妻双方的体力、智能处于最良好的状态中。这时，性功能最和谐，非常容易进入性高潮，形成优良的受精卵。反之，夫妻双方或一方身体疲惫或心情欠佳，都会影响精子或卵子的活力，不利于形成优良的受精卵，并影响受精卵的着床和生长，导致流产或影响胎儿脑神经的发育。

（二）如何避开"黑色"受孕期

第一，找出夫妻双方生理节律高潮时间。一般来讲，体力生理节律周期为23天，情绪生理节律周期为28天，智力生理节律周期为33天。每一种生理节律都有高潮期、临界日及低潮期。三个生理周期的临界日分别为11.5天、14天及16.5天，临界日的前半期为高潮期，后半期为低潮期。如果夫妻能在3个节律的高潮期受孕，孕育出的孩子往往身体健康，智力较好。

第二，可通过万年历计算人体节律周期。人体生理节律周期的计算，是从出生那天起一直计算到受孕那天为止的总天数，还需加上闰年所增加的天数。然后，分别除以23，28，33这三个数字，通过所得余数大小便可得知身体分别处于三个节律周期的哪一阶段。余数等于临界日的天数为临界日，余数小于临界日为高潮期，余数大于临界日为低潮期。

第三，准备受孕前几天，夫妻双方一定都要充分注意休息，放松心情。同时，最好停止性生活5~7天，以保证精子的活力。

第四，准备受孕前，既不要性生活过频，也不要性生活过疏，这样都不利于受孕。过频会使精液稀薄，精子数量少；过疏会使精子老化，活力欠佳。

二、珍惜好排卵期

（一）什么是排卵期

排卵期指育龄妇女在排卵前后的一段时间，一般情况下，排卵前 5 天至排卵后 5 天为排卵期。在排卵期同房，可增加受孕概率。女性通常每月排卵一次，排出的卵子存活时间只有 12～24 小时，只有此时同房才有可能受精怀孕。根据月经周期的"排卵期"过性生活，怀孕的概率会大一些，而且不用每隔两天就做爱，因为短时间内频繁地过性生活，会对身体有一定的影响，而且采用"排卵期"过性生活既可增加怀孕的概率，又可以让准妈妈在非"排卵期"期间适当休息。在排卵期，一般会有如下症状：

一是食欲下降，这几天大部分女性食欲不好，饭量变小。

二是精力旺盛，在排卵期，女性的本能，使她们更加喜欢表现自己。

三是性欲较强，因为这几天是可能怀孕的时候。

四是身体的抵抗力会较差。

（二）排卵日期自测

1. 测量基础体温

在 1 个月经周期内，女性的基础体温（在没有进行任何活动之前所测量到的体温）会有周期性变化，排卵后基础体温升高能提示排卵已经发生，排卵一般发生在基础体温由低到高上升的过程中，在基础体温处于升高水平的 3 天内为易孕阶段，但这种方法只能提示排卵已经发生，不能预告排卵将在何时发生。

测量基础体温时，必须要经 6 小时充足睡眠后，醒来尚未进行任何活动之前测量体温并记录，任何特殊情况都可能影响基础体温的变化，要记录下来，如前一天夜里的性生活、近日感冒等。

2. 推算法

大部分妇女在下次来月经前 2 周左右（12～16 天）排卵，所以可以根据自己以前月经周期的规律推算排卵期。由于排卵期会受疾病、情绪、环境及药物的影响而发生改变，应与其他方法结合使用。

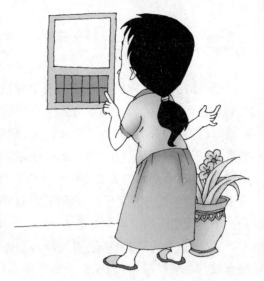

3. 用排卵预测试纸测试

首先确定通常的月经周期，即从每次月经的第 1 天到下次月经的第 1 天的天数，从月经周期第 11 天开始测试，每天一次，可以进行家庭自测，以便安排家庭生育计划，择期怀孕。

4. 观察宫颈黏液

月经干净后，宫颈黏液常稠厚而量少，甚至没有黏液，称为干燥期，提示非排卵期。月经周期中期，随着内分泌的改变，黏液增多而稀薄，阴道的分泌物增多，称为湿润期。接近排卵期时，黏液变得清亮滑润而富有弹性，如同鸡蛋清状，拉丝度高，不易拉断，出现这种黏液的最后一天的前后 48 小时之间是排卵日，因此，在出现阴部湿润感时即为排卵期，也称为易孕期。

计划受孕应选择在排卵期前的湿润期。

>> 高龄孕妈妈注意事项

　　生孩子的态度应建立在稳固的家庭婚姻关系基础上，夫妻双方都愿意有一个小宝宝，并愿意肩负起做父母的责任，这是最基础的。有些夫妻，婚后关系不融洽，婚姻处于危险的边缘，而想以生孩子来改善双方的关系，结果很可能是孩子的到来并没有给摇摇欲坠的婚姻带来转机，反而起反作用，这对孩子来说是极不公平极不负责的。

三、情绪佳易受孕

受孕时夫妻双方的心理状态与孕育最棒的一胎有密切关系。当夫妻双方处于良好的精神状态时，各自的精力、体力、智力、性功能都处于高潮，精子和卵子的质量也高，此时受精容易使受精卵着床，胎儿的先天素质也好。做丈夫的要重视妻子的感受并使妻子达到性高潮，这对于得到一个健康聪明的宝宝非常重要。

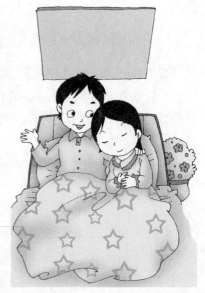

另外，宜人的气候、整洁清爽的环境也能使夫妻双方心情舒畅，有利于精子和卵子的结合。一位妇产专家说过：人才的培养不是从上学时开始的，也并非从出生时开始，而是从胎儿时期甚至从受精就开始了。古人也曾说过："良宵佳境、夫妻心情平和、舒畅交媾而孕者，其后代不仅长寿，而且智慧过人。"如果说生宝宝也讲究天时、地利、人和的话，那就让准爸爸、准妈妈选择一个"良辰吉日"，孕育一个聪明、健康的宝宝吧。

四、最佳受孕月份

关于年龄。我们在第一章已经说得再明白不过——三十几岁做爸爸、妈妈正当时！那么选择在哪个月份受孕最好呢？专家普遍认为受孕的最佳月份是每年的七八月份。

>> 科学小贴士

研究人员的一项调查发现，在春天受孕的妇女较之在其他季节受孕的妇女更容易在妊娠时间不足37周时就生下早产儿。美国的专家组研究人员对在1995年到2005年在同一家妇产医院分娩的75 399名妇女的分娩记录进行了分析，他们按照这些妇女受孕的时间将她们分组。结果发现，春天怀孕的妇女生下早产儿的概率是9.2%，而夏、秋及冬天怀孕的则分别为8.4%、8.8%及9.1%。

　　在这个时候受孕，首先，可以保证胎儿在最初的三个月中能有更多的营养来源。因为这时天气凉爽，可以增加孕妇的食欲和睡眠。秋天是各种新鲜蔬菜和水果上市的季节，鸡、鱼、肉、蛋的供应也很充足，有利于孕妇改善饮食结构，摄入更多的营养物质，从而保证自身营养充足和胎儿健康发育。其次，在七八月份受孕，还可以帮助体质敏感的孕妇在孕早期避开污染较严重的冬季，减少胎儿畸形的概率。有资料统计，在冬季受孕出生的婴儿缺陷率为0.78%，是夏、秋季的5倍。再次，在七八月份受孕的孕妇，将在来年的四五月份生下宝宝。此时正值春末夏初，阳光明媚，气候宜人，无论妈妈还是宝宝，穿单衣也不容易着凉。经常去户外走走，晒晒太阳，呼吸新鲜空气，不仅可以预防宝宝得佝偻病，也可以让妈妈心情愉悦，奶水更加充足。待到七八月份盛夏来临时，母亲和孩子的抵抗力经过3个月的调整都已得到加强，更容易顺利度过酷暑。

　　当然，我国幅员辽阔，各地气候差异也很大，最佳月份也是相对的。

　　有一点值得注意，基于我国的教育现状来说，每年9月1日前满6周岁的孩子才能入学，哪怕孩子是9月1日当天出生的，也只好委屈地等到下一年，谁让你差一天不满6周岁呢！好多妈妈到这个时候才发现自己当初真是欠考虑、少算计了，因此，好好为宝宝规划一下出生月份吧，生在前半年可以替孩子在时间上捡一年的"便宜"呢！

五、最佳受孕日期

　　一般来说，精子在女性体内最多只能存活4天，而它们在前48小时里是生命力最旺盛的，然后就开始老化。也就是说，准妈妈排卵日的前两天及排卵当天都是"播种"的良辰吉日，这样才能保证精子在最有活力的时候遇到自己的"爱人"——卵子，从而揭开一个新生命的序幕。

　　女性排卵日的推算并不麻烦，有推算法、观察宫颈黏液、测量基础体温等几种方法。

六、最佳受孕时刻

选择好了日期,还要选时间,这可不是迷信上所说的"黄道吉时",而是选择人体功能最好的时刻。科学家对人体生物钟的研究表明,人体的生理功能状态在一天24小时内是不断变化的。早上7～12点,人的身体功能状态呈上升趋势;下午2点左右是白天里人体功能最低的时刻;下午5点再度上升;晚上11点后又急剧下降,因此,晚上9～10点是同房的最佳时刻。

>> 专家温馨提示

准备怀孕的夫妻注重排卵期固然重要,但是也不要过分关注,除非为了监测排卵功能或寻找排卵规律,一般只要有月经中期排卵的概念就可以了。过分关注会增加焦虑紧张的情绪,反而会降低受孕的机会。

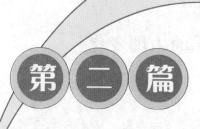

第二篇

高龄准妈妈
精心呵护孕早期

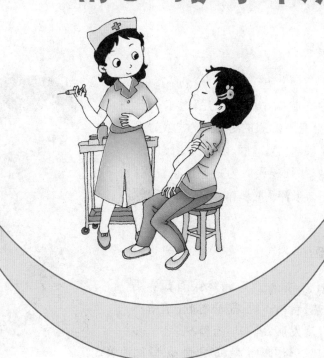

第一章

孕早期孕妇、胎儿的生理变化

　　孕早期是一段期待幸福与甜蜜时刻到来的开始,是喜悦、紧张与不适并存的3个月,也是女人一生中重要的生命旅程。孕早期的营养与检查对妈妈和宝宝来说非常重要,为了小生命的健康成长,应该要早早做好准备。当然,因为胎儿还比较"脆弱",你需要给予婴儿更密切的关注。

一、孕早期孕妇的生理变化

1. 第1个孕月

　　这时期因为胚胎太小,母体的激素水平较低,因此一般不会有不舒服的感觉,较敏感的人身体可能会有畏寒、低热、慵懒、困倦及嗜睡的症状,粗心的孕妈妈往往还误以为是患了感冒呢!这时子宫的大小与未怀孕时基本相同,只是稍软一点。

2. 第2个孕月

　　在第2个月内,妊娠反应始终伴随着孕妈妈,身体慵懒发热,食欲下降,恶心呕吐,情绪不稳,心情烦躁,乳房发胀,乳头时有阵痛,乳晕颜色变暗,有些人甚至会出现头晕、鼻出血、心跳加速等症状。

　　怀孕的惊喜被随之而来的不适所代替,这些都是妊娠初期特有的现象,不必过于担心。

在第 2 个月里,孕妈妈的子宫如鹅卵一般大小,比未怀孕时要稍大一点,但孕妈妈的腹部表面还没有增大的痕迹。

3. 第 3 个孕月

这个月仍然会出现孕吐现象,除恶心外,胃部情况也不佳,同时,还会感到胸闷。腹部仍然不算太大,但由于子宫已如拳头般大小,会直接压迫膀胱,造成尿频。腰部也会感到酸痛,腿足浮肿。此外,分泌物增加,容易便秘或腹泻。乳房更加胀大,乳晕与乳头颜色更暗。

(1)尿频与便意感。怀孕后,子宫逐渐变大,会压迫膀胱,膀胱的内容量会越来越小,所以当尿液积累到某一程度时,便有尿意感,须勤跑洗手间,造成尿频。同样的情形也发生在大肠,大肠一被刺激,就有便意感。这种情形会持续 3 个月,当超过 3 个月后,骨盆腔便容不下胀大的子宫,子宫往上升到腹腔内,对膀胱、大肠的压迫逐渐消失,尿频及便意感也将消失。

(2)下腹痛。首先要排除病态因素,如流产、膀胱炎、肠胃炎、子宫平滑肌瘤(子宫肌瘤)等。如果非病态因素,孕妈妈两侧腹痛的原因有可能是胀大的子宫拉扯了两侧固定子宫位置的圆韧带。通常发作于某些姿势后,如突然站立、弯腰、咳嗽及打喷嚏等。

> **>> 准妈妈早知道**
>
> 孕妇要养成良好的睡眠习惯,早睡早起,不熬夜,以保持充沛的精力。还要改变以往不良的睡眠姿势,如趴着睡觉或搂抱一些东西睡觉,因为趴着睡觉或搂抱东西睡觉可造成腹部受压,导致胎儿畸形,更严重的会导致流产。一般来说,怀孕的第一个月很难察觉。因此,最好在计划怀孕前就要养成良好的睡眠习惯,以免影响到胎儿的生长发育。

(3)腰酸背痛。孕妈妈腰酸背痛大多是由于姿势改变所引起的。当子宫日益增大,为了克服突出的腹部,孕妈妈身体会不自主地往后仰,因而造成局部肌肉的拉扯。如果腰酸背痛较为剧烈,要咨询骨科医师,诊断是否有椎间盘突出的可能性。

(4)头痛。由于荷尔蒙的作用,易导致孕妈妈脑部血流发生改变,因此会引起头痛。鼻窦炎、视力不良、感冒、睡眠不足等,也可能引起头痛。如果持续头痛,服用药物也无改善,就应考虑有无脑瘤的可能性。

(5)白带增加。由于荷尔蒙的作用,孕妈妈阴道的酸碱度会发生改变,血管扩张会造成局部的温热效果,因此孕妈妈容易发生霉菌感染。白带增加、局部瘙痒、烧灼感、尿频是霉菌感染最常见的症状。一般利用阴道栓剂及药膏进行治疗。

二、孕早期宝宝的生理变化

怀孕的早期,除了一些只能自己体会到的早孕反应之外,准妈妈表面上没有什么明显的改变,但是体内已经发生了神奇的变化。

1. 第1个孕月

当精子遇到卵子,生命就开始了。受精卵几乎片刻没有喘息地开始细胞分裂,并在子宫里面找到自己的位置,安家落户。此时受孕才真正完成,这个小生命体的名字叫"胚胎"。

在这个月里,胚胎的体积增加了7000倍,细胞的快速分裂过程需要大量携带有父母遗传基因的脱氧核糖核酸。脱氧核糖核酸的生成需要大量的叶酸参与。若孕妇缺乏叶酸,便会引起胚胎细胞分裂障碍,导致胚胎细胞分裂异常、胚胎细胞发育畸形。这个时期大脑已经开始发育了,胎儿的大脑发育与孕妇早期的营养状况密切相关,营养不良会影响脑细胞及神经系统的发育。

到这个月末胚胎有0.5厘米左右,像苹果籽那么大。

2. 第2个孕月

在这个月里,胚胎仍然快速成长,它所有的主要内脏器官都初步形成了,虽然这些器官的外形和位置还没有固定;鼻子、口腔、舌头、内耳也都在形成。指与趾由皮肤的蹼连接着,上下肢已经长得很长,很多部位的关节已经能看出来了。

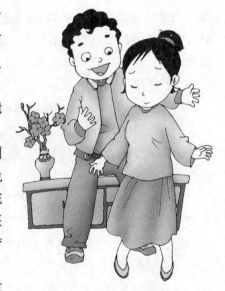

此时心脏、血管系统最敏感,最容易受到损伤,因此禁止接触X射线及其他射线。避免感冒、受凉,多吃有营养的食物,并及时去医院做早孕检查,这时你应该选定一个妇产科医院,使孕期身体检查系统化,并保证孕期医疗手册各项内容都完整有序。

胚胎也由一个小"苹果籽"长成一颗"草莓"了,到了本月末,它大概有2.5厘米长了。

3. 第 3 个孕月

从现在开始,你的宝宝可以被称为"胎儿"了,他已经很像个小人儿了。在这个月他身体所有的部分都会初具规模,但是这些器官还处于发育阶段,尚未发育成熟。

现在你的身体变化依然不大,但情绪变化会很剧烈,所以你要注意调整心绪,让自己快乐起来,当然争取到家人的理解和宽容也很重要。很快你就会告别早孕反应,做一个轻松的孕妇。到本月末,胎儿已经有 6.5 厘米长,重 18 克。

>> 专家温馨提示

医院类型多样,大小不一,要判断哪家医院比较合适,需要综合很多因素,比如医院的伙食是不是很合胃口;接生人员是否充满爱心;医院的设施先不先进等。可以自由选择去哪家医院生产,在做决定之前,可以走访当地的产科、咨询你信任的医生、助产士或最近刚生过孩子的朋友。但是如果你的宝宝需要特殊监护,就得找一家比较大型的医院了。

第二章

破解高龄早孕时的"零零碎碎"

在怀孕最初的 3 个月,你的身体变化还不怎么明显,你看上去和普通女子一样。但是这一阶段的你已经出现了各种早孕反应,有些早孕反应是妊娠正常反应不需要治疗,但是高龄孕妈妈不能因此忽视这些反应,而应该及时关注,并且通过饮食等调整来改善早孕反应。

一、孕早期高龄妈妈如何应对早孕反应

1. 高龄早孕反应是否需要治疗

早孕反应不是病,它的发生原因目前还不清楚。一般认为与下列因素有关:绒毛膜促性腺激素的刺激;胎盘毒素的影响;对精子这种异性蛋白质过敏;孕妇的自主神经功能失调;精神因素等。由于这些因素的影响使孕妇对妊娠不能很好适应而出现失调现象。

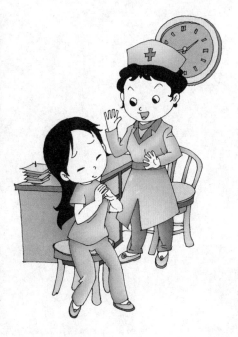

早孕反应的时间、症状、程度因人而异。部分孕妇无明显反应,多数孕妇(约 80%)有较轻的反应。出现早孕反应时,只要自己想些办法,如身心放松,注意休息,不愿做的家务就暂时不做。吃一些自己爱吃的东西,而不用担心胎儿的营养问题,因为此时胎儿很小,所需营养不多。还可参加一些自己爱

好的娱乐活动。一般不必治疗,经过数周后,早孕反应即可消失。仅有少数孕妇反应严重,不能进食,频繁呕吐,甚至吐出胆汁及血,出现皮肤干燥,眼窝下陷等,这叫作妊娠剧吐,对孕妇及胎儿会造成不良后果;应及时就医,进行治疗。

2. 高龄早孕反应时饮食上应注意什么

早孕反应的症状是各种各样的,每个孕妇的表现都不一样。但大多数有胃部沉重感、食欲不振、恶心甚至呕吐。为了不使母亲的健康及胎儿的成长受较大影响,就得想法摄取营养。饮食上应注意以下几点:

(1)饮食不要求规律化,想吃就吃。每次量可以少一点,可以多吃几次,不必考虑食物的营养价值,只要能吃下去就可以。待早孕反应过后再恢复饮食规律。

(2)对空腹即感觉胃部不适、恶心者,应事先准备一些孕妇爱吃的食物,如饼干、点心、蛋糕等,放于床旁随时食用,恶心、呕吐能得到缓解。

(3)想办法增进孕妇食欲,根据其爱好进行调味。如爱吃酸者,可准备些酸梅、酸柑橘或在蔬菜中加醋;喜食凉者,可予凉拌菜,如凉拌豆腐、黄瓜、西红柿及冰糕、酸奶等。不断改进烹调方法亦可增加食欲。

(4)避免刺激性气味,如炒菜味、汤味及油腻味等。

(5)避免便秘。因便秘可使早孕反应加重。可多食蔬菜、水果及含纤维素的食品。对已有便秘者,应多吃植物油、蜂蜜等,以保持大便通畅。

(6)补充水分。除进食水果、汤菜、牛乳外,还可饮淡茶水、酸梅汤、柠檬汁甚至糖盐水以补充水分,并可通过利尿而将体内有害物质从尿中排出。早孕反应过去后,就不必过多饮水,以免引起水肿。

> **>> 科学小贴士**
>
> 便秘一般可分为弛缓性、痉挛性、直肠性三种。孕妇在孕期中的便秘多为弛缓性便秘。怀孕后,几乎所有的准妈妈的运动量都会减少,这是导致便秘的最常见原因。另外,有少数准妈妈到了孕晚期后,排便时总是担心会导致胎儿掉出来,不敢用力,这也是便秘的原因之一。

3. 减轻孕吐有哪些良方

孕吐如果不严重的话,就不需要进行治疗,过一段时间这些症状就会自然消失了。很多生过孩子的人和医生都会告诉你,过了3个月就好了,你可以尝试以下方法来减轻孕吐带来的不适。

(1)远离敏感气味。此阶段的准妈妈可能对某些气味或者食物的味道十分敏感,别说闻到、吃到,就连看到、想到都会让她们觉得恶心。尽量避免接触这些令人不愉快的东西,如在家人炒菜的时候,把自己的房门关好。

（2）避免空腹。空腹更容易引起恶心、呕吐，所以很多孕妇都是早上呕吐比较严重。临睡前以及早起时，都吃上一点东西，可以有效地缓解晨吐。

（3）转移注意力，保持好心情。一些合适的休闲娱乐项目可以让你暂时忘掉孕吐的痛苦，比如看一段搞笑小电影，读一本幽默漫画书，到户外呼吸新鲜空气、散步，或者跟老公玩一局飞行棋，都会让人觉得孕吐的日子没那么难熬。但是要注意消遣时间不要太长，以免引起劳累。

（4）少吃多餐。怀孕早期，为了缓解孕吐症状需要少吃多餐。怀孕后期胃部上抬，为了给胎宝宝提供良好的生长空间以及缓解胃的压力。

 ## 二、孕早期高龄妈妈怎样解决身体的不适

1. 高龄孕妇白带增多是否需要治疗

正常情况下，妇女的白带是阴道渗液和子宫颈黏液的混合物，内含阴道杆菌及生殖道黏膜的脱落细胞，以阴道和宫颈上皮细胞为主，间有输卵管黏膜及子宫内膜的细胞，呈乳白色，排卵期量多、质稀，如蛋清样。

> **>> 专家温馨提示**
>
> 如果白带的量增多而且质地异常，呈豆渣样或凝乳块样，灰黄色，有臭味，伴有不同程度的外阴及阴道瘙痒，则属病理情况，应及时到妇科就诊，查明原因，进行治疗。

孕妇子宫颈管被稠厚的黏液栓堵塞，此时白带主要是阴道的渗液及脱落细胞。妊娠期生殖器官发生充血、组织增生等变化，阴道皱襞增多，松软而富于弹性，表面积增大。此外，胎盘分泌的大量孕激素，阻断了雌激素对阴道上皮细胞的增生及角化作用，使细胞停留于中层的阶段，阴道黏膜变薄，故渗液比非孕时明显增多。渗液呈乳白色，此乃正常生理变化，不需要治疗。分泌物增多使外阴部经常处于潮湿状态，对局部皮肤有一定刺激。应常用温水清洗，保持外阴部干燥；最好穿质软、透气的棉织内裤。

2. 高龄孕妇的小便次数增多是否正常

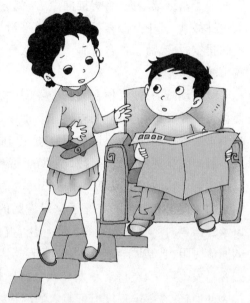

妇女的子宫位于小骨盆腔的中央,其前方为膀胱,后方为直肠,子宫体可因膀胱和直肠充盈程度的不同而改变位置。正常情况下,膀胱储存尿液达400毫升时方可使人产生尿意,平均4小时排尿1次,饮水量多则时间相应缩短。

妊娠后,由于胎儿的发育,子宫逐渐增大。3个月左右的妊娠子宫尚未升入大腹腔,在盆腔中占据了大部分的空间。妊娠8个月后,胎头与骨盆衔接,此时由于妊娠子宫或胎头向前压迫膀胱,膀胱的储尿量比非孕时明显减少,因而排尿次数增多,每1～2小时排尿1次。此种尿频现象,不伴有尿急和尿痛,尿液检查也无异常发现,属于妊娠期的生理现象,不必担心,也不需要治疗。若小便次数增多不是发生在上述妊娠阶段,或伴有尿急、尿痛,则是异常情况。最常见的是膀胱炎,应及时到医院就诊,查明原因,进行治疗,以防炎症上行蔓延引起急性肾盂肾炎。

>> 高龄产妇注意事项

厨房中放出的有害气体要比室外空气中的浓度高出好多倍,加之煎炒食物时产生的油烟,使厨房被污染得更加严重。更为有害的是,在同时释放的粉尘和煤烟中,均含有强烈的致癌物——苯并芘。当孕妇把这些有害气体吸入体内时,它们通过呼吸道进入到血液之中,然后通过胎盘屏障进入到胎儿的组织和器官内,由此,胎儿的正常生长发育就受到干扰和影响。高龄产妇由于自身的特殊性,对此更要谨慎。

3. 高龄孕妇容易发生腹胀、便秘及痔的原因是什么

怀孕的妇女子宫逐渐增大,妊娠3个月后子宫升入到腹腔,在腹腔内占据一定空间。子宫继续增大,将胃推向上方,肠管则被推向上方及两侧。此外,胎盘分泌大量性激素,其中孕激素可使胃肠道平滑肌的张力减低,蠕动减弱,延缓了胃内容物的排空时间,故孕妇常有腹上区饱胀感。妊娠中、晚期妇女应防止饱餐,少食多餐可减轻饱胀感。

肠蠕动减弱,使粪便在大肠中停留的时间延长,水分逐渐被吸收,粪便干结而便秘。便秘又进一步影响肠道功能,加重腹胀。孕妇应多饮水,多吃蔬菜、水果及含丰富纤维素的食品;也可加用蜂蜜,以利于肠蠕动,防止粪便干结;更重要的是建立每日定时排便的良好习惯。严重的便秘,可用开塞露滑润通便,不能滥用泻药,以免引起子宫收缩造成流产或早产。

由于便秘和增大的妊娠子宫对直肠的压迫,以及性激素对血管平滑肌的扩张作用,直肠静脉的回流受阻,造成局部静脉曲张而形成痔,故孕妇容易发生痔,原有痔者孕期症状加剧。若能保持大便通畅,在一定程度上可使痔的症状减轻。

4. 高龄孕妇为什么经常出现小腿抽筋的情形

半数以上的正常怀孕妇女在孕期中可发生小腿抽筋。最早在怀孕2个月,最迟在怀孕8个月以后,绝大部分在怀孕3~8个月。该症状实质上是由于小腿后部腓肠肌痉挛性收缩而产生的剧烈疼痛,俗称小腿抽筋或腿肚子转筋。

正常情况下,血中钙离子浓度平均为1.19毫摩尔/升(2.38毫克分子/升),其波动幅度甚小,是维持肌肉神经稳定性的重要因素。孕妇为满足自身及胎儿生长发育,对钙的需要量明显增加,但由于膳食中钙及维生素D含量不足或缺乏日照,胎盘、子宫循环建立后,自怀孕3个月开始母体血容量增加,血液被稀释等因素,导致血钙水平下降,增加了肌肉及神经的兴奋性。夜间血钙水平比白天要低,故小腿抽筋常在夜间及寒冷季节发作。小腿抽筋属于轻度缺钙,严重时可引起手足搐搦。

>> 科学小贴士

由于孕妇处于怀孕这个特殊时期,大部分都不会选用药或手术治疗痔疮,因此,孕妇应在日常生活中多吃容易消化的、粗纤维的新鲜蔬菜,以利大便通畅,不要吃刺激性的调味品。同时每天坚持做提肛运动1~2次:并拢大腿,吸气时收缩肛门,呼气时放松肛门,如此反复,每次做5~6下,以增强骨盆底部的肌肉力量,有利于排便和预防痔疮发生。

抽筋引起小腿局部剧烈疼痛时,只要将足趾用力扳向头侧或用力将足跟下蹬,使踝关节过度屈曲,腓肠肌拉长,症状便可迅速缓解。

通过摄入含钙丰富的食品,适当的户外活动,接受日光照射,便可以预防缺钙引起的小腿抽筋,必要时还可服用钙片及维生素 D。

需要指出的是,在当前孕妇膳食中,缺钙现象还是普遍存在的。由于个体对缺钙所能耐受的阈值有差异,故部分缺钙的孕妇并无小腿抽筋的症状,可见仅以小腿抽筋作为需要补钙的指标是不全面的。孕妇应积极参加营养咨询,力求做到有针对性地补给。

5. 高龄孕妇容易发生晕厥的原因是什么

无明显诱因突然发生头晕、跌倒,即晕厥,是早孕期常见的现象。发生的原因有:血管舒缩中枢不稳定,久立、久坐时,血液淤滞于下肢及内脏,在高温环境或沐浴的水温过高时,皮肤血管扩张,均可使回心血量减少,导致低血压及暂时性脑缺血。此外,还可见于妊娠反应伴发的低血糖情况。

如能避免久坐、久立及剧烈的下肢活动,防止突然的体位改变(如由蹲或座位突然站立),不在高温环境中久留及避免沐浴时水温过高,实行少食多餐或正餐加以辅助餐,则可保持血压及血糖水平稳定,减少晕厥的发生。

头晕时应就地蹲、坐或躺下,以免发生意外损伤。晕厥为一时性的,一旦发生,不必惊慌失措。有条件时可针对原因处理,如由于低血压引起者,可饮用咖啡或茶水;低血糖引起者喝糖水。若发作频繁或伴有其他症状时,应查明原因。

6. 高龄孕妇容易发生鼻出血的原因是什么,如何采取应对措施

两鼻孔中间的隔板称为鼻中隔,将鼻腔分为左、右两部分。鼻中隔前下方黏膜的血管丰富,位置表浅,当气候干燥或局部外伤时,便容易破损出血,是最常见的出血部位。

鼻出血(鼻衄)是日常生活中较为常见的情况,孕妇更容易发生。这是因为妊娠后体内的雌激素水平较未怀孕时增高数十倍,受该激素的影响,鼻黏膜肿胀,血管扩张充血之故。

一旦发生鼻出血,不要惊慌。坐下来,将头部微仰,立即用手指将出血侧的鼻翼向鼻中隔方向紧压;双侧出血时,则用拇指及食指分别将两侧鼻翼压向鼻中隔,以压紧鼻中隔前下方最常发生出血的部位;若有干净棉花塞入鼻孔后再压更好,一

般压迫 5 分钟以上均可止血,这是一种简便易行的止血法。在额部敷冷毛巾可以促进局部血管收缩,减少出血,加速止血。经压迫仍不能止血时,应及时到医院诊治。当头部微仰时,鼻内流出的血液可自鼻后孔流入咽部,应吐出。

孕妇若反复、多次发生鼻出血,应给予重视,须到医院进行详细检查,看是否存在局部或全身性疾病,以便针对原因,彻底治疗。

7. 高龄孕妇刷牙时为什么容易引起出血

齿龈是包绕牙齿基底部的粉红色牙肉。由于孕妇内分泌的变化,使齿龈组织中的毛细血管扩张、弯曲、弹性减弱、血流淤滞及血管渗透性增加,造成局部肿胀、脆软,牙齿之间的龈乳头更为明显,可呈紫红色的瘤状突起,刷牙时,即使动作很轻,也容易引起出血。当局部存在炎症或孕妇缺乏维生素 C 时,症状更重。分娩后可以自愈。

上述变化虽然与妊娠有直接关系,但多发生于口腔卫生不良或牙齿排列不齐的孕妇。为防止其发生及减轻症状,孕妇应注意:保持口腔清洁,餐后用软毛牙刷,顺牙缝刷牙,清除食物残渣,避免伤及牙龈;选用质软又容易消化的食品,减轻齿龈负担;多吃新鲜的水果及蔬菜或补充维生素 C,以降低毛细血管的渗透性。

>> 准妈妈早知道

怀孕期间刷牙易引起牙龈出血的说法,没有科学依据。怀孕本身不会引起牙龈炎,但由于怀孕期间雌激素及助孕酮增加,会促使牙龈中微小血管丛的扩张、扭曲及循环滞留,使牙龈对机械刺激较为敏感,破坏牙龈肥大细胞,引起一些出血现象,这是正常的生理现象。如果怀孕期间不刷牙,一些污垢会长期留在牙缝里,这样很容易导致牙龈发炎、肿胀的现象。因此,孕妇应该坚持正确、有效地刷牙。

8. 高龄孕妇为什么容易发生静脉曲张,有何危害

怀孕妇女的腿部或大阴唇部位有时出现纡曲索状或蜷曲成团的青筋,即下肢或外阴部静脉曲张。

由于逐渐增大的妊娠子宫压迫下腔静脉,引起盆腔和下肢的血液淤滞,静脉压增高,再加上孕期内分泌的变化,静脉血管平滑肌张力减低,而致外阴或下肢的静脉充盈、纡曲,突出皮面,体重超重者更使之加重。病情随妊娠进展日益明显,活动后加剧,卧床休息后减轻。局部可有瘙痒或钝痛感。外阴部病变可引起下坠感。

妊娠晚期或分娩时可能发生破裂出血。产后血栓性静脉炎也容易在静脉曲张的基础上发生。

凡有下肢静脉曲张的孕妇应避免长时间站立,重者可在患肢由下而上缠以弹力绷带;培养良好的坐姿,二郎腿坐姿可影响下肢静脉回流;睡眠时宜侧卧并抬高下肢,促进静脉血回流。外阴部静脉曲张患者睡时宜抬高臀部,局部可设法加压。

9. 高龄孕妇发生头晕、眼花是否需要治疗

早孕期可发生头晕,甚至晕厥,但多无不良后果。而中、晚期妊娠,若出现上述症状则不可等闲视之,它常是某些严重并发症的征兆。最常见的并发症有以下两种:

(1)贫血。孕妇饮食中铁、维生素 B_{12} 及叶酸供应不足时,容易引起缺铁性或巨细胞性贫血。由于血红蛋白浓度下降,血液携氧能力降低,脑组织缺氧而产生头晕及眼前发黑,还常伴有乏力及皮肤、口唇、睑结膜和甲床色浅或苍白。

(2)妊娠高血压综合征。由于脑部及眼底小动脉痉挛性收缩,引起局部缺血、缺氧,甚至水肿,而致头晕、眼花、眼前冒金星或有闪光亮点,这是疾病发展到严重阶段的预兆。通常伴有头痛、水肿等症状。

妊娠中、晚期一旦出现头晕、眼花应及时就诊,查明原因,进行治疗。否则可发展成重度贫血或发生先兆子痫甚至子痫,对孕妇和胎儿均有危害。

>> **高龄产妇注意事项**

高龄妊娠的女性,孕期容易发生妊娠高血压综合征。妊娠高血压综合征的主要临床表现就是高血压和蛋白尿。如果血压达到140/90mmHg(1mmHg<0.133KPa),就可以怀疑是此病了。另外如果孕妇24小时尿蛋白定量≥0.5克也可以做如上判断。蛋白尿的出现量的多少,反映肾小动脉痉挛造成肾小管细胞缺氧及其功能受损的程度,应予重视。

10. 高龄孕妇小腿水肿是否需要治疗

妊娠晚期约40%的妇女出现小腿水肿。用手指重压足踝内侧或小腿胫骨前方便出现局部凹陷,午后明显,经常站立的工作人员更为突出。若水肿范围局限在膝盖以下,经过一夜睡眠可以消退,且不伴有血压升高或蛋白尿者,仍属于正常现象,不必治疗。水肿是由于孕期中内分泌的改变,以致体内有水分及盐潴留。另外,妊娠子宫压迫盆腔及下肢静脉,阻碍血液回流,使静脉压增高,故水肿经常发生在下肢末端,以足部及小腿为主,站立的工作人员更明显。孕妇若能避免长时间站立,白天有适当的休息,睡眠时抬高下肢,不吃过咸的饭菜,则可减少水肿的发生与发展。

当水肿范围向上发展超过膝盖,甚至累及全身则为异常,必须查明原因,进行治疗。

11. 高龄孕妇为何有时也会感到心慌气短

孕中期母体的各种变化及胎儿生长发育,增加了全身各组织、器官的工作量。由于新陈代谢增快,需要更多的氧气,故孕妇通过加深呼吸来增加肺的通气量,以获得足够的氧气及排出二氧化碳。在肺泡中交换的氧气经血液循环被输送到组织、器官及胎盘中。

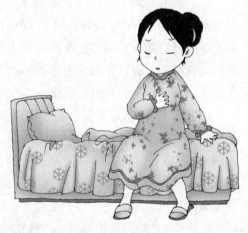

孕期母体血容量比非孕时平均增加1500毫升。血浆增加的比例远超过红细胞的增加,出现妊娠期生理性贫血,致使血液携氧能力下降,再加上增大的子宫使心脏向上、向左移位,心脏处于不利的条件下工作。上述种种因素都加重了心脏的负荷。机体通过增加心率及心搏出量来完成超额的工作,一般情况下尚不至于出现症状,但遇活动量稍多,氧气需要量增加,再进一步加重心肺负担时,便容易出现心慌及气短现象,若心脏没有器质病变则无大碍。妊娠中、晚期时应为孕妇安排适当的休息,白天如能有1~2小时的午间休息最好。此外,应避免剧烈的活动。

12. 高龄孕妇为何容易发生腰背疼痛

妇女怀孕后,由于胎儿发育,子宫逐月增大,妊娠中、晚期腹部逐渐向前突出,身体的重心随之前移。为保持身体的平衡,孕妇经常需要双腿分开站立,上身自然性后仰,致使背伸肌处于紧张状态,当腰椎过度前凸时则更明显。此外,孕期内分泌的变化所引起的脊柱及骨盆各关节、韧带松弛,失去正常的稳定性等,均是造成腰背疼痛的原因。由于腰背疼痛是由肌肉过度疲劳所致,因此平时体质瘦弱者更易发生。此种疼痛于休息后便可减轻。若疼痛严重,影响活动或向其他部位放射,应到医院检查有无其他疾病。

此种肌肉疲劳引起的疼痛,若能纠正过度的代偿性姿势,开展适当运动以加强脊柱的柔韧度;避免提重物;睡硬床垫及穿轻便的低跟鞋,便能得到不同程度的缓解。

13. 高龄孕妇为何容易患坐骨神经痛

坐骨神经痛是指沿坐骨神经通路及其分布区域的神经性疼痛。妊娠子宫增大,特别是晚期胎头下降入盆腔时,可引起对途经盆腔的坐骨神经机械性压迫而产生坐骨神经痛。坐骨神经痛多见于一侧,常发生在步行及活动后。其主要临床表现为:疼痛自臀部或髋部开始,向下沿大腿外侧、腘窝、小腿至足背外侧,呈放射性疼痛、持续性钝痛或有阵发性烧灼痛,严重时下肢肌肉痉挛,活动受限,甚至走路呈跛行。但症状严重者不多,且常不典型。其治疗无特殊方法,口服或肌内注射维生素 B_{12} 可能有帮助,症状严重时应予休息。至产后压迫解除,疼痛自然会随之消失。

>> 科学小贴士

睡眠质量影响母体身体健康,进而会对宝宝产生影响。不过,请你放心,因为腹中胎儿在你不睡觉的时候照样也能睡觉,他可不是在你睡的时候才睡,在你醒的时候就醒着。目前为止,没有专家确切地知道为什么胎儿的睡眠独立于母体睡眠的原因。但是如果睡眠严重不足影响了你的身体功能,那么胎儿的健康就会有风险。如果你开车时睡着了,或者因为极度疲劳而步履蹒跚,甚至跌倒,你的宝宝就可能会跟着你遭殃了。

14. 高龄孕妇为何容易发生情绪不稳定

一般说来,妊娠对一个盼望做母亲的妇女来说是一件喜事,因此大多数孕妇在妊娠期情绪是乐观的。但由于妊娠也给妇女带来一些问题,致使部分孕妇会发生情绪不稳定现象。如早孕反应使孕妇进食受到限制,严重者可出现恶心、呕吐等不适。孕中期以后腹部逐渐增大,给孕妇行动带来了不便。孕期如出现一些合并症涉及母儿的安全,则更给孕妇带来对继续妊娠及分娩的担忧。此外,对今后生活安排的考虑也会使孕妇的情绪不稳,严重者甚至烦躁、失眠。

要解决这些问题,只有坦率地向医生请教,了解孕期应掌握的必要的医学知识,并与医生配合进行治疗。在生活问题上应多与丈夫、家人商量,求得合理安排。总之,孕妇要积极对待妊娠及分娩,尽量克制自己不稳定的情绪,以愉快的心情及做母亲的希望和责任感,度过妊娠及分娩期。

第三章

高龄准妈妈的孕早期产检

孕早期产检是重中之重,但有的准妈妈可能会感到紧张不安,最主要的是怕检查会给胎儿带来隐患,所以不太愿意配合。其实这种担心是多余的,孕早期检查主要是看看胎儿的生存环境怎么样,并不会对胎儿造成影响。孕早期产检包括很多项目,高龄准妈妈要认真对待这些检查项目,从而使产检结果正确有效。

一、初次产检

准妈妈应该在停经 6 ~ 8 周去医院进行妊娠实验,以尽早确定怀孕、计算预产期并进行必要的检查。有些准妈妈过于心急,在停经还未满 4 周时就去医院检查,这样做会影响检查结果的准确性。

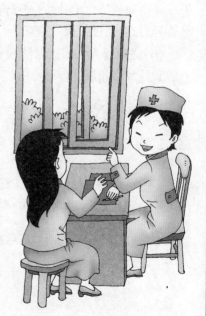

在进行妊娠实验确定怀孕的同时,医生可能还会和准妈妈介绍建立孕妇保健手册的相关事宜,进行血压、心律、体温、体重的测量和血尿常规、超声、妇科等相关检查,这些都是初次产检的主要内容,但是大多数医院不会安排准妈妈在进行初次产检时进行上面提到的所有检查,而是选择其中的几项,其他的项目会安排在以后的定期产检时进行。由于不同地区、不同医院的习惯不同,初次产检的检查项目安排也会有所差别。

1. 孕早期产检的基本项目

(1)尿液检查。通过检查尿液,可知泌尿系统是否存在感染,是否患有糖尿病等。泌尿系统的感染可能会导致流产、早产等后果,糖尿病导致死胎和畸形的发生率也很高。

(2)弓形虫检查。通过接触猫的粪便及食用未熟透的肉,孕妇可能被弓形虫感染,这对新生儿与成长中的胎儿威胁极大。通过简单的血液检查可以确认是否感染弓形虫。

(3)风疹免疫抗体的检查。60%~70%的女性都会感染上风疹病毒,一旦感染,特别是妊娠前3个月,容易引起流产和胎儿畸形。

(4)血压检查。孕妇如果患有高血压的话,生产过程中发生问题的概率很大,针对具体情况可以制订计划,从而较好地把握和管理怀孕期的血压。

(5)性病检查。患有梅毒的女性怀孕会生出残疾婴儿或在孕5~6个月时发生流产,并且易导致死胎。梅毒会导致生育低能儿、聋儿、发育不良等残疾儿。但如果在怀孕前或怀孕14周内发现并治疗的话,对胎儿不会产生不良影响。为了确认是否异常,需要进行血液检查。

(6)血液检查。通过血液检查可以了解准妈妈的血型,并可以检查是否有贫血或其他异常状况。

>> 专家温馨提示

对你来说正常的数据可能与下一个测量的准妈妈会有所不同,所以,不要和别人比较测量结果。医生或护士定期给你测量血压的原因是为了建立一个对你来说正常的图示。这是很重要的,因为某个单一的高读数可能证明不了什么。也许你只是压力过大或者来医院的路上走得很急。如果医生或护士怀疑你的血压升高了,他们会隔一会儿对你再测一次,以便确认。

2. 胎儿成熟度的检查

当孕妇本身的身体状况不允许她继续妊娠,而孕妇怀孕不到 36 周,需要进行胎儿成熟度的检查。因为此时胎盘功能低下,如提前引产,就会生出一个不成熟的早产儿而发生胎儿死亡。如果了解胎儿的成熟度,采取一些措施以改善胎儿的成熟情况,经检查测定,了解胎儿确已提早成熟,这时可以进行引产,达到提高早产儿存活率的目的。

胎儿成熟度的测定方法,一般临床采用测量子宫底高度和腹围,按公式计算胎儿体重,估计羊水来推测胎龄,对照末次月经日期,判定胎儿的大小及成熟度。另外通过 B 型超声波检查,测定双顶径等一系列指标,判定胎儿的大小及成熟度。此外还可通过检查母血中的胎盘泌乳素、雌三醇等生化指标的测定,了解胎儿成熟度及胎盘老化的情况。

但近些年来采用生化方法进行羊水胎儿成熟度测定,采用测羊水卵磷脂/鞘磷脂含量的比值(L/S)和羊水泡沫试验法,了解胎儿肺的成熟情况。当 L/S≥2 时,或羊水泡沫试验阳性时,说明胎儿肺已成熟。当羊水中的肌酐值≥2% 毫克(176.8 微摩尔/升)时,说明胎儿的肾已发育成熟,若羊水中胆红素完全消失,说明胎儿肝功能已成熟。

 ## 二、了解检验室或其他的检验内容

孕妇接受一连串不明所以的检验之后,或许会有点不耐烦,但如果了解了检验内容,为了自己和宝宝的健康,一定会兴致盎然地配合各项检验。检验的项目如下:

（1）血容积或血色素。此项检验可提供诊断是否有潜在性出血、铁质摄取不足、贫血等。

（2）血细胞计数。

（3）血型。做 ABO 和 RH 血型测试,可确定是否含有少见之 RH 型因子。以备分娩时输血参考。

（4）抗体筛检。此测验是查看是否具有任何对抗临床上重要抗原的抗体存在。这些抗原还包括胎儿有无核红细胞症。

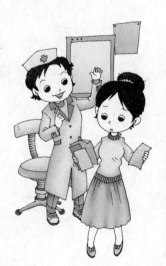

（5）尿液分析。检验是否患有泌尿系统的感染疾病,或蛋白尿的情形。

（6）血清学。测试是否患有梅毒菌体,以便及早发现和治疗,避免胎儿受到影响。

（7）子宫颈涂片检查。又称为子宫颈癌试验。其实每位妇女,不论怀孕或未怀孕都应每年检查1次。

（8）麻疹筛检。

（9）血糖筛检。孕妇最容易罹患糖尿病,因此必须在怀孕第6个月末时做血糖试验,以控制和预防此疾病。

（10）超声波检查。检查胎儿发育是否正常。亦可诊断出子宫外孕、葡萄胎、多胎妊娠等异常现象。

以上各种检查项目,孕妇均须配合各种准备手续,如:空腹或大量喝水等,以免妨碍检查、检验结果。当然,孕妇亦有权了解检查结果,若遇到不明白之处,应主动要求医师讲解清楚,医师才能切实了解你的疑问与需要。

>> 高龄孕妈妈注意事项

妇女贫血除铁营养不足外,月经过多、功能性子宫内膜出血、子宫内置节育器、多次妊娠、多次流产等因素有关;慢性肠炎及消化吸收不良、疟疾、肠寄生虫感染（蛔虫、钩虫、绦虫）及包括艾滋病在内的慢性感染性疾病也是造成贫血的原因,以上疾病除营养补充外,必须要到医院诊治。

第四章

孕早期的异常状况

孕早期是准妈妈们要特别重视的时期,高龄孕妈妈更要特别注意,因为怀孕最初的 3 个月是最容易失去宝宝的 3 个月,为了留住宝宝,高龄准妈妈的一举一动一定都要格外当心。为此,高龄准妈妈要时刻关注自身的身体变化以及不适症状,从而使一些突发和危险状况得到及时处理。

一、高龄准妈妈须辨明哪几种孕早期出血

高龄准妈妈在怀孕期间都会密切关注小宝宝的动态,最令人担心的事莫过于不明原因的出血。在不同的时期有不同的出血原因,只要弄清楚出血的原因,并找出相应的对策,大部分的准妈妈都可以安然地度过这段日子。

妊娠早期最常见的异常情况是阴道出血,出血量大,带有血块,并伴随阵阵腹痛。引起妊娠早期出血的原因主要有以下几种:

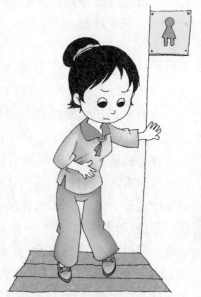

1. 先兆流产

主要表现是在妊娠早期出现阴道出血和腹痛。根据流产发展的不同阶段,流产可以分为先兆流产、难免流产、不全流产和完全流产。一般在先兆流产阶段,阴道出血较少,腹痛轻。如果没有胚胎发育异常,经过保胎治疗,出血就会停止,可以继续妊娠。如果出血量多于月经,伴有较重的腹痛,则流产势必发生,需要进一步治疗。

2. 异位妊娠

异位妊娠也称宫外孕,是指受精卵未能正常进入子宫腔内,在子宫其他位置(输卵管、宫角)、腹腔或卵巢着床。而这些部位壁薄、狭窄,当受精卵逐渐长大就会穿过壁管,破坏血管造成大出血。一般在停经40天左右出现阴道流血,多伴有下腹部的隐痛、胀痛、坠痛等。此时进行尿妊娠检查可为阳性,而超声检查宫腔内见不到妊娠的胚囊,往往在输卵管的部位可以发现异常的肿物。长到一定程度,因着床周围的组织被破坏而出血。若异位妊娠已经破裂,则可发生一侧下腹部的撕裂样疼痛,同时伴有头晕、恶心、呕吐,严重的还会危及准妈妈的生命。

3. 葡萄胎

葡萄胎是畸形胎的一种。在胚胎发育的初期,孕妇的胎盘绒毛滋养细胞异常增生,转变成水泡相连成串,外观上看去有点类似葡萄一样的形状,所以称为葡萄胎。患葡萄胎出现阴道流血的时间晚于流产和异位妊娠,多发生在3个月左右。出血量开始较少,以后逐渐增多,甚至反复大量出血。葡萄胎患者的子宫增长速度一般大于相应的怀孕时间。如在妊娠后出现此类异常情况,应及时到医院就诊。

二、谨防宫外孕

受精卵的正常受精部位是输卵管,通过游走,最后着床在子宫腔内,子宫腔为受精卵的生长发育提供充足的空间和丰富的血供。受精卵因某些原因在子宫腔外"安营扎寨"就叫宫外孕。95%的宫外孕在输卵管,也有在卵巢和腹腔的。

停经、阴道流血、腹痛下坠是宫外孕的典型表现。如果下腹疼痛加剧,伴有恶心、呕吐、头晕、出汗、面色苍白、肛门下坠或者有大便感,说明可能有内出血,是危险之兆,应及时就诊,不能延误治疗。

宫外孕的主要原因是输卵管狭窄或功能不全,导致受精卵不能进入子宫腔,而在输卵管等部位发育,但这些部位供血差,组织

> **>> 科学小贴士**
>
> 在中国,葡萄胎的发生率大约是0.5%。如果你属于以下情况中的任何一种,那么你怀葡萄胎的概率就会略微高些:①年龄低于20岁或大于40岁;②以前发生过葡萄胎;③有过2次或2次以上流产。有葡萄胎史不会影响你的生育能力或下次正常怀孕的能力,即使你做过化疗也没关系。再次怀葡萄胎的概率只有1%~2%。当你再次怀孕时,你需要做怀孕早期的B超检查,以确保一切正常。

薄,不适于妊娠,容易剥离流产或者破裂出血,严重者还能危及生命。

在此提醒孕妈妈注意以下情况:

(1)当妇女下腹痛时,尤其是孕妈妈出现腹痛时,一定要警惕宫外孕。

宫外孕是比流产更严重的疾病,随着胎儿长大,输卵管会破裂而引起大出血。不仅胎儿保不住,更重要的是威胁乳母的生命。

(2)当出现停经、月经明显少于以往月经、阴道不规则出血、腹痛等征象时,就要去看医生,因为宫外孕的症状不很典型,患者要把发病以来的细节仔细向医生讲明,让医生帮助你判断是不是患有宫外孕。

(3)宫外孕也易和其他一些腹痛的毛病相混淆,应注意区分。肠套叠的症状是阵发性的剧烈腹痛,大便带血;阑尾炎产生的疼痛是从上腹部开始,逐渐移至右下腹,可伴有发热;肠扭转的症状是突然出现腹痛、腹胀;胆石症的症状是右上腹痛,有胆结石的历史。而宫外孕产生的疼痛症状是下腹剧痛,可偏于一侧,伴有失血的征象。

(4)应早期诊断、早期发现、早期治疗宫外孕,否则会给孕妈妈带来生命危险。如何早期发现宫外孕呢? 已婚育龄妇女一旦月经超期,发现不规则阴道流血,伴有剧烈的下腹一侧疼痛时,应立即到医院诊断治疗,不要耽误时间,以免流血过多而危及孕妈妈生命。

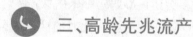

三、高龄先兆流产

1. 发生先兆流产有哪些原因

有些是有明显诱因的,如过分暴露在放射线下、病毒感染、服用某些药物、接触某些有害物质等,引起孕多日或胚胎发育异常是早期流产的常见原因。妊娠 8 周内的自然流产中,胚胎发育异常约占60% 。对于能找出明显诱因的先兆流产,患者及家属不要盲目保胎。

有些是没有明显诱因的,如因过度疲劳、体力劳动、腹部外伤、腹部手术等引起的先兆流产,只要经医生判断胚胎是健康的,就可以保胎。患

> **>> 科学小贴士**
>
> 一般先兆流产发生于 2 个月之内,而先兆流产的病因则很复杂。有60%的患者原因不明;有5%的患者则是因为卵子、精子的质量不过关而自然淘汰;20%以上的患者属于复发性流产,需要治疗。而之所以如今先兆流产的人越来越多,主要与生育年龄推迟、环境污染和生活压力太大等因素有关。

者除了卧床休息、严禁性生活外,应保持心情稳定、避免紧张气氛的环境,以及补充

足够的营养等。

2. 怎样处理先兆流产

（1）先兆流产。先兆流产是指有流产先兆，如少量阴道流血、腰酸、阵发性下腹痛，但胎盘与胎儿并未排出，子宫大小与停经月份相符的情况。

如果准妈妈被医生诊断为"先兆流产"，应注意以下方面：

①根据出血量及腹痛情况，随时了解先兆流产的发展。注意阴道的出血量和流出物的性质，随时观察流出物中是否有组织物。保留24小时内的会阴垫以供医生观察。

②如下腹阵痛加剧，而出血量不多，应考虑是否有患其他并发症的可能，并及时到医院就诊。

③如有组织物排出或出血量增加，应随带排出组织物去医院就诊。

④如有阵发性下腹剧痛并伴出血量增多，应立即医院就诊。

（2）先兆流产的护理方法。先兆流产的处理原则是以安胎为主，如果准妈妈被医生诊断为"先兆流产"，应注意以下方面：

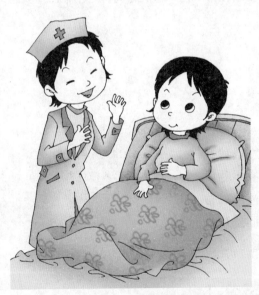

①卧床休息。被诊断为先兆流产的准妈妈不宜做较重的体力劳动，医生大多会建议准妈妈卧床休息。

②禁止性生活。此时的性生活会刺激子宫收缩，进而引起流产的发生，所以一定要禁止性生活。

③减少不必要的检查。很多被诊断为先兆流产的准妈妈，此时都希望可以通过各种检查的结果了解胎儿的情况，但是过多的检查有可能刺激子宫，医生往往会建议您不要做不必要的检查。

④根据医生的建议合理使用保胎药物。由于地区、医院条件和医生习惯的不同，可能医生对准妈妈的建议有所差别。一般情况下，按照医生的建议，合理的使用保胎药都会对缓解先兆流产有所帮助。

四、怎样预防流产

众所周知,流产会对女性造成巨大的伤害,而对高龄产妇来讲更是致命一击。如何预防流产呢?

首先,要做好孕前保健。结婚前要检查是否身患疾病或者遗传病。除遗传病外,如发现其他疾病也要治好再怀孕。例如患有糖尿病,若是用口服降糖药者需改用胰岛素控制血糖,控制达到标准了才能要孩子,因为血糖控制不好,很容易导致胎儿畸形或者容易流产。另外还要检查有没有甲状腺功能亢进,或者甲状腺功能亢进性功能低下,它们也容易导致流产。

其次,要懂得如何避孕。不少流产的高龄孕妇透露曾有流产经历,并用事后避孕药当避孕药吃。每个月事后吃避孕药,排卵期将延后,药物无法达到抗着床作用,因此依然有可能怀孕。多次人工流产后,免疫性流产概率会增高。专家建议,如果因为种种原因暂时不想要孩子,应该采取避孕套或宫内节育器等比较有效的避孕措施。

>> 高龄产妇注意事项

有些高龄准妈妈在怀孕后拒绝医生的盆腔检查,其实这是非常错误的。正常的盆腔检查是安全的,不会引起子宫异常出血,也不会引起流产。与此同时,通过盆腔检查可及时发现怀孕时生殖器官有无异常,及时提出治疗建议。不适宜妊娠者可于孕早期终止妊娠,减少对母体的损害,也可避免孕期或生产时对宝宝造成伤害。但是在孕早期,少数夫妇认为盆腔检查可能引起流产,其实这种想法是错误的。早孕检查"三部曲"是不可缺的。

五、放宽心对待自然流产

大多数的妇女认为自己一旦怀孕,在经历了"十月怀胎,一朝分娩"之后,就能顺顺当当地做母亲了。但是如果流产,便像是美梦被打破了一样,感情上就难以接受。或许人们不愿谈及自己的"失败",将其视为一种隐私,其实这不利于育龄妇女和夫妻从中吸取经验和教训。

对于高龄孕妇,在妊娠早期,也就是说,头 3 个月的时候,经常会出现一些情况,容易发生自然流产。

高龄准妈妈自然流产的原因:首先,是由于她本身的年龄,导致了人类的遗传物质非常容易发生畸形或遗传物质的异常,所以高龄孕妇发生自然流产的概率要比最佳育龄妇女大。其次,35岁左右的妇女,容易有一些内外科合并症,比如说甲状腺功能亢进,或者是慢性高血压、糖尿病,这样也会使得她的孕期变得不那么顺利,就是说,高龄孕妇在妊娠早期,相对于25岁左右的孕妇容易发生流产。

其实,自然流产属于"正常的生理淘汰",医疗技术难以、也无须扭转这一自然现象。所以高龄准爸爸、准妈妈们也不要因为这个而留下心理阴影,长期抑郁。

流产后心理上的不快是难免的,但不要因一次自然流产而背上不必要的心理负担。通常,在经历了流产的痛苦以后,女性会产生抑郁、沮丧、哭泣、烦躁、失眠等一系列精神症状。这是由妊娠前后体内激素水平发生变化所引起,多数人会不治而愈。然而,流产后的调养对女性身心能否尽快恢复也有重要作用。

那么,为了尽快从伤痛中恢复过来,该如何进行流产后的调养呢?

首先是要保证充分的休息。应于流产后1~2周内安排一些轻松的工作或放慢工作节奏,使身心得到休息。

其次是心态上的调整。要正确认识和接受流产后的恐惧、悲痛及内疚等情绪变化,了解到这种变化会随着时间消退。目的是为了缓解情绪变化给自己带来的不适,度过心理恢复期。

再次是可以寻求适当的发泄方式。如哭泣和倾诉等。

最后是,选择正规的医院进行流产和产后复查。寻求医生的帮助,以确保流产后恢复良好,这是对以后再次妊娠的保证。

第五章

高龄准妈妈孕早期的营养

由于高龄孕妇要比普通孕妇承担的风险更高,所以对于高龄孕妇的营养补给也要更加被重视。如何通过营养的补给,降低因年龄而带来的健康隐患,孕育健康的宝宝是高龄孕妇们所关心的问题。高龄孕妇应该特别注意孕期的饮食,避免食用那些对身体不利的食物。

一、母亲和宝宝都需要营养

怀孕以后,有一个"坐享其成"的娃娃在腹中生长,身体需要的营养比未怀孕时肯定要多得多。试想一下,足月分娩的婴儿体重,为受精卵的 10 亿倍,在妇女"十月怀胎"的过程中,胚胎经历了一个多么迅猛的生长过程呀!又需要多少种类复杂、数量庞大的滋养物质和能量呀!这全部原料只能从母亲的血液中,经由胎盘、脐带血管而取得。此外,母亲还要维持自身日益增加的营养需求,并且要适应怀孕后引起的生理上的变化(新陈代谢的增强)以及为分娩和哺乳作必要的储备,这一切都需要丰富的营养。如果孕期营养不良,不仅母体会受到损害,胎儿发育也会受到不良影响。因此,孕期膳食营养的好坏,是关系到母子两代人健康的大事。

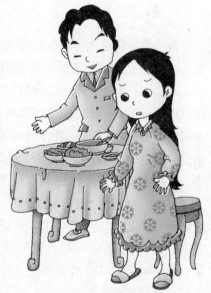

二、高龄准妈妈早期营养

在怀孕期间吃什么对胎儿有利是很令孕妇发愁的事。一些人认为,价钱高的东西就一定营养丰富,于是就找山珍海味等食品来吃。也有人讲,吃什么都有营养,爱吃什么就吃什么。这些都是不正确的。从科学上来讲,孕妇所需要的营养成分主要有碳水化合物(糖类)、蛋白质、脂肪、维生素、无机盐和微量元素等。

1. 碳水化合物

碳水化合物是供应人体能量的主要物质,为人体的能源物质。人体所需热量的 60% ~ 70% 是由碳水化合物所产生的。孕妇对热量的需要,从受孕开始至妊娠的 30 周,是一个渐升的趋势,此后,就缓慢下降。通常,要比孕前增加 25% 左右。含碳水化合物较多的食物主要有五谷、土豆、白薯和食糖等。孕妇每日食用的米、面等主食有 400 ~ 500 克就足够了。

2. 蛋白质

蛋白质是构成人体组织细胞的主要物质,是生命的物质基础,是建造和修补身体的重要原料。因此,对孕妇来讲,就显得特别重要。如果蛋白质供应不足,就会使孕妇体质衰弱、胎儿发育迟缓、产后恢复缓慢、乳汁分泌不足。含动物蛋白丰富的食物有瘦肉、鱼虾、蛋类、乳品、家禽等。含植物蛋白较多的食品有豆类及各种豆制品、果仁等。但动物蛋白较易为人体所消化、吸收和利用。通常,孕妇每日需要蛋白质 80 ~ 90 克,怀孕末期还要多一些。营养学家提倡,动物蛋白和植物蛋白可以搭配着吃,这样在营养成分上可以互相补充。

>> **科学小贴士**

一般来说,孕妇和乳母是成年人中在生理上需要增加蛋白质的人群,建议额外补充一些蛋白质。怀孕早期可在正常摄入量的基础上增加 5 克(相当于加鸡蛋一个);怀孕中期增加 15 克(相当于加鸡蛋一个、牛奶 250 毫升、果仁 15 克);怀孕晚期增加 20 克(相当于加鸡蛋一个、牛奶 250 毫升、果仁 15 克、肉类 25 克),哺乳期增加 20 克(相当于加鸡蛋一个、牛奶 250 毫升、果仁 15 克、肉类 50 克)。

3. 脂肪

脂肪既是人体热量来源之一,又是人体的重要组成成分,在调节各种生理功能方面也是不可缺少的。脂肪多含于动、植物油及豆类食物之中。妊娠时期体内吸收和储存脂肪的能力增强,所以脂肪的供给量与平时大体相同就可以了。

4. 维生素

维生素的种类繁多,它们是人体内一系列生理活动所必不可少的营养素。由于孕妇和胎儿的双重需要,因此,摄入量应比平时要大得多。其中维生素 A 可有助于增强机体的抵抗力,还可促进生长发育,对胎儿成长很有好处。含维生素 A 丰富的食物有奶类、蛋类、肝脏、鱼肝油等。新鲜蔬菜如胡萝卜、菠菜、苋菜中也含有一些。B 族维生素能参与多种营养物质的代谢活动,并与人体许多器官和系统的功能有着密切的关系。含 B 族维生素较多的食物有小米、面粉、豆类、猪肝等。维生素 C 能预防坏血病和增加人体对疾病的抵抗力。如果缺乏,孕妇容易发生齿龈、皮肤以及骨膜出血,同时骨质疏松。在新鲜瓜果、蔬菜及动物肝脏中含维生素 C 丰富。然而,蔬菜如先切后洗、或煮沸过久、或是加碱都会使食物中的维生素 C 遭到严重破坏。维生素 D 能促进食物中钙质的吸收。人体一旦缺少维生素 D 就会使人缺钙。乳类和鱼肝油中含有较多的维生素 D。人体的皮肤经日光照射也能合成一部分维生素 D,供人体利用,经过胎盘还可输送给胎儿,所以孕妇应多晒阳光。

5. 无机盐和微量元素

人体还有许多必需的无机盐和微量元素,这是维持正常的生理功能所不可缺少的物质。妊娠期如果膳食调配不当,或者机体代谢不平衡,就会引起无机盐缺乏的疾患。无机盐的种类虽很多,但与孕妇关系密切的主要是钙、磷和铁。钙是人体含量最多的一种金属元素,也很容易缺乏。作为骨骼的生长发育不可缺少的成分,孕妇的需要量可达普通妇女的三四倍。磷是构成人体骨骼、肌肉、神经、脑和脊髓组织的重要原料。而铁是造血的主要元素。食物中如果缺少这些成分,不仅胎儿的发育受到影响,母体也会受到很大的损害。例如胎儿从母体中转运吸取了大量的钙质,若是母体得不到及时的补充,就会发生腰腿痛、牙齿脱落、抽筋,甚至骨质软化、骨盆变形而发生难产。含钙较多的食物有豆类、谷物、果仁和动物的肝、肾及鱼类等。含铁较多的食物有黑木耳、紫菜、海带、黄豆等。此外,人体还需要一些微量元素如碘、锌、铜等。碘是合成甲状腺素的重要成分,甲状腺素具有调节机体代谢及蛋白质、脂肪的合成与分解作用。医学研究证实，孕妇缺碘，会造成胎儿大脑皮质中主管语言、听觉和智力的部分分化、发育不全，胎儿出生后就可能表现为不同程度的聋哑、痴呆、智力低下及先天性克汀病；缺锌不仅会导致孕妇味觉失常、伤口难以愈合以及流产、死胎等，而且会造成核酸及蛋白质合成障碍，影响胚胎的生长发育，出现无脑儿、脊柱裂、尿道下裂、软骨发育不良性侏儒等先天性畸形。因为锌是生物催化剂——酶的组成成分之一，参与核酸和蛋白质的代谢活动。孕妇缺铜，则会影响胚胎及胎儿的正常分化和发育，导致胎儿大脑萎缩、大脑皮质层变薄、心血管异常等。这些微量元

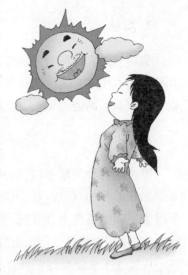

素都存在于各种食物之中，并与各个地区水土中的含量有密切关系。如果缺少，可在医师的指导下，作适当的补充。不要随意用药，以免补之不当，反受其害。

上述营养成分是要通过多种食物来提供的，为使孕妇能全面地吸取各种营养，膳食就应注意平衡，调配得当。

虽然说"孕妇一个人吃两个人的饭"，不能说没有一点儿道理，但并不意味着孕妇每顿都要吃双份或加倍的食物。

也许你需要一张具体的食谱菜单，但是，这样做未必能切合实际，因为每个人的情况不同，各地饮食习惯也不一致。一些专家曾提出"四类基本膳食"，既科学，又方便，值得你考虑。所谓四类基本膳食，即以四大类食品为饮食的基础，每天你可以随意选择四类食物中的任何一种或多种，但最好在四类食物中，都各有一点，才容易使膳食均衡，营养合理。

>> 专家温馨提示

其实，怀孕的妈妈即使进食量加倍，也不等于宝宝在妈妈的肚子里就可以吸收妈妈比以前多吃的那些食物的全部营养，准妈妈多吃的那部分，很可能大都变成了自己身上的脂肪。孩子的营养是否足够，关键在于准妈妈对食物的科学性选择，而不是靠盲目多吃来达到。孕妇要多吃富含叶酸、维生素的水果和蔬菜，少吃油炸食品和经食品工业加工处理过的食品，还要保证适量的脂肪供给。

这四大类基本食物是：

1. 荤腥类

只要是荤腥的食物，都是可以的。如猪肉、牛肉、羊肉、鱼虾、家禽、蛋类等。当然瘦肉最好。

2. 果菜类

瓜果，以新鲜的为好；蔬菜，尤其是绿叶菜类，对人体有益。

3. 奶豆类

各种奶类，都是营养丰富的食品。不习惯喝奶的，豆类也不错，如豆浆、豆腐等豆制品。

4. 主食类

各种粮食，尤其是粗粮，营养全面，蛋白质及维生素含量都高，几种粗细粮食混着吃，更具营养价值。

我国旧的风俗，妇女产后要大补，鸡、蛋、鱼、肉等营养品都放在产后短期内集中滋补。其实如果把这些营养品放在产前，尤其是放在妊娠四个月以后，胎儿生长最快的时期均匀搭配着吃，效果要好得多。

不要迷信高级补品。一提起补品，人们常会联想到人参、鱼翅、银耳、燕窝、桂圆、莲子等。其实，无论多么高级的补品都无法包括全部的营养素。如果仔细分析一下，这些补品的营养价值并不高，仅从蛋白质含量来看，银耳、桂圆、莲子中的含量都不如黄豆。因此，孕妇选择营养品时，还要首先考虑食品中实际含有的营养成分，以满足妊娠期的特殊营养需求。

> **>> 准妈妈早知道**
>
> 孕妇补充维生素C可以帮助提高机体抵抗力，预防牙齿疾病。如果孕妇想使胎儿的皮肤变白，可以补充维生素C。因为维生素C对皮肤色素的生成起到干扰作用，从而减少黑色素的沉淀，使日后生下的婴儿皮肤光滑细嫩。孕妇时常补充维生素C可以增加血色素，不仅能使皮肤细白红嫩，更对贫血的孕妇有极好的补益效果。

此外，人参、桂圆之类的补品无论对于孕妇还是胎儿都是有害无益的。人参属大补元气之品，孕后久服或用量过大，则会使得气盛阴耗，阴虚则火旺，所谓"气有余，便是火"，会出现头晕、头痛、体温升高和流鼻血等，并且可以加重妊娠呕吐、水肿、高血压等症候。桂圆虽有益心脾、补气血、镇静安神的作用，但由于其药性甘温，易于化火生痰，致使胃气上逆，恶心呕吐，甘温助火，火动阴血，血热妄行，势必诱发各种出血，甚至发生流产。除了人参和桂圆外，鹿胎胶、鹿茸、鹿角胶等也属温热大补之品，怀孕后也不宜服用。如果确需补品，中医认为"产前宜凉，产后宜温"，妊娠期间，宜酌情选用清补、平补之品，如百合、山药、生白术、杭白芍、太子参、北沙参等。

第六章
高龄准妈妈孕早期保健

孕早期保健是指怀孕 1~3 个月的保健。这个时期是受精卵胚胎层层分化发育形成各器官的重要阶段,对来自各方面的影响特别敏感,如不注意保健,可致流产或新生儿畸形。如果孕妇对于孕早期保健注意事项不够了解,很容易对母胎造成不良影响,那么孕早期注意事项究竟有哪些呢?一般而言,孕早期保健注意事项主要为孕早期不适与用药方面。

一、高龄准妈妈孕早期心理调整

(一)孕早期准妈妈需要特别关怀

大多数夫妇会在他们觉得合适的时候才开始自己的妊娠计划,准备迎接新生命的到来,比如年纪大了,有了一定的经济基础,可以给下一代一个比较宽松的环境,或者是双方的老人催得比较紧等。毕竟有一个小宝宝一起成长,是生命中最有意义的事情。况且还有长辈的殷切目光——这恐怕也是开始妊娠计划的主要原因之一。

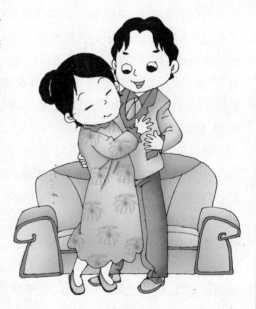

很多准爸爸和准妈妈的感受是:一旦怀孕事情就变得截然不同了。无论是夫妻关系,与父母的关系还是社会角色的变化,都从方方面面影响到准爸爸和

准妈妈的心情。所以,不仅要做好迎接新生命到来的准备,还要学习如何为人父母。了解妊娠期间准妈妈的心理变化是所有准爸爸的必修课程之一。

妊娠对夫妻感情会产生巨大的影响,可以促使和睦的夫妻关系进入到一个崭新的、更深厚的层面上。当然,也可能使原有的细微的摩擦被无限放大,导致恶性循环。因此,在怀孕后夫妻双方要不断进行沟通和交流,以调整适应新的情况。怀孕会逐渐改变自己和家庭成员之间的关系。这些变化都是压力的来源,直接或间接导致准妈妈产生一系列的心理变化。准妈妈如果能够适应并调整妊娠期心理变化,在怀孕期间享有良好的夫妻关系与和睦的家庭气氛,对胎儿的健康成长有着很大的益处;反之,则会影响妊娠期母子健康,导致各种妊娠期并发症的出现,甚至影响产后的家庭生活。准妈妈的心理状态受其心理承受能力、教育文化背景以及是否为计划内妊娠等各方面因素的影响。

在妊娠之初,不论要孩子是不是期盼已久的事情,大多数准妈妈在面对这一事实的时候都会产生一种困惑:现在怀孕是否合适? 现在养个孩子是否会严重影响原来的生活质量? 诸如此类的问题会立刻出现在准妈妈的脑海里,特别是处于事业上升期的职业女性,尤为担心怀孕生子可能对以后的工作、生活产生不良影响。自己似乎还没有做好为人母的准备。这种矛盾的心理通常在日常生活中也会有一定的表现,比如周期性的情绪低落,总是抱怨身体不适,认为自己会变丑,不再引起丈夫的注意等。严重时准妈妈还可能做出一些对自己和胎儿健康不利的事情,比如吸烟、酗酒、厌食等,从而导致流产的发生。

> **>> 准妈妈早知道**
>
> 根据临床研究发现,如果孕妇精神状态突然变化,如惊吓、恐惧、忧伤等,会使大脑皮层与内脏之间的平衡关系失调,引起循环系统功能紊乱,导致胎盘早期剥离等。此外,孕妇的情绪起伏会刺激神经系统分泌不同的激素,透过血液进入胎儿体内,从而影响宝宝的身心健康。所以孕妇的情绪波动对胎儿是有很大影响的,为了宝宝的健康,孕妇应该克服以上的心理疾病。

即使不在妊娠期,相比男性而言,大多数女性的情绪都不够稳定。而进入妊娠期,准妈妈对周围的事情更加敏感,更容易激动,可能因为极小的事情产生强烈的情绪变化。所以在妊娠早期,进行一定的心理调整十分重要。准妈妈在这一时期,由于早孕反应及身体上的各种变化,会出现各种意想不到的不适感,这时更要放松自己,多培养积极方面的情绪,进行一定的知识学习,了解各种不适感产生的原因,消除心理上的紧张。可以调整生活习惯,尽量放松自己,听一些舒缓的音乐,在空气新鲜、环境静谧之处散散步,保持一个平静的心态。准爸爸们在这一时期对准妈妈的心理有着重大的影响,由于准妈妈孕早期经常出现焦虑的情绪,这种情况有时会让准爸爸不知所措,或者心生厌烦,久而久之会严重影响夫妻感情,所以准爸爸必须清楚地知道这些反应都是正常的,准爸爸应该在心理上接受并开导准妈妈,饮食应多变化菜式,调动准妈妈的食欲。多陪伴准妈妈散步、聊天,舒缓准妈妈的不安情绪。平时准爸爸还要注意营造积极情绪所需的条件和环境,比如布置房间、买一些可爱的毛绒玩具,和准妈妈一起看动画片等。

当双方情绪不好时,不应把所有的东西埋在心里,要把所有的话说出来,不要随便发脾气或故意找难题考验对方。夫妻之间如果有什么需求,不要觉得难以开口,应及时与对方沟通,共同战胜困难。

(二)孕期缓解压力五方法

(1)戴上耳机,调暗灯光,找个舒适的地方坐着或躺着,静静地听音乐。

(2)用一段时间平静下来,抚摸腹中的宝宝,深呼吸,给宝宝更多的氧气。

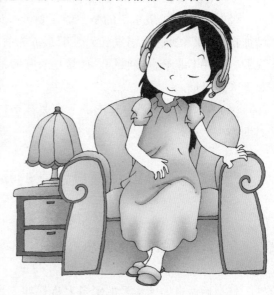

(3)口微微张开,皱紧面部肌肉,然后放松,反复几次。

(4)坐在床上,伸直大腿,伸展脚趾,感到牵拉力,保持 5 秒然后放松,反复几次。做完后,轻轻甩动自己的大腿。

(5)坐直身体,尽力向上提肩,保持几秒钟,然后放松,反复几次。但注意动作不要太猛烈,尤其在孕晚期,因为腹压的骤然变化可能导致胎膜早破。

准妈妈可以每天抽出 20 分钟的时间,放松自己的肌肉和心情。

(三)准爸爸的功课

(1)注意准妈妈性情和心理变化,为之创造一个和睦、温馨的生活环境。多体贴照顾准妈妈,主动承担家务,不与准妈妈斤斤计较,注意调节婆媳关系,尽量多花些时间陪妻子消遣娱乐。

(2)帮助准妈妈创造一个良好的胎教环境。环境的绿化、美化、净化是胎儿健康发育的必要条件,应力求排除环境污染和噪声危害。因为强烈的噪声或振动,会引起胎儿心跳加快和痉挛性胎动。为准妈妈创造一个安静的自然环境,是准爸爸义不容辞的责任。

(3)准爸爸的职责是随时去买孕妇想要吃的东西。怀孕初期理解妻子的身体与心理,不让妻子因家务事而感到劳累,丈夫必须积极地面对,帮助妻子提重的物品,帮助妻子从高的地方拿东西或者放东西,打扫易滑的浴室等。在妻子怀孕期间,丈夫必须尽好自己的一份责任,尽最大的努力帮助妻子顺利、愉快地度过妊娠期。

(4)妊娠反应严重的人不仅本人不能吃饭,而且连饭的味道都不爱闻。因此,为了妻子,丈夫应该亲自做饭或者寻找适合妻子妊娠期间吃的菜谱,一起到外面就餐也很好。为了让不喜欢吃饭的妻子能摄取各种营养,有时需要在一边劝食。

(5)不管怎样,最重要的是不能在妻子旁边抽烟。众所周知,怀孕期间吸烟会增加自然流产的发生,引发先天性畸形或发育延迟。问题在于间接吸烟对胎儿造成的影响并不亚于直接吸烟。戒烟是最好的,但如果很难的话,准爸爸至少不要在妻子旁边吸烟。

(6)有时间与妻子一起读一下有关怀孕与生产的书籍,为以后怎样度过怀孕时期作一个很好的计划。

二、孕早期保健应注意的事项

(一)孕妇做家务的禁忌

怀孕后做点力所能及的家务对准妈妈来说也是一项有益身心的运动,但是比以前多了很多禁忌。

有些家务会对腹部造成压力,这样的活儿最好不做,常见的有以下几种:

(1)需要弯腰、下蹲的,如除草、擦地。

(2)需向上举或抬的,如向高处的架子上放东西,或者晾晒衣服。

(3)耗时长的活儿最好不要做,或者做做歇歇。

(4)因为孕妇的身体平衡很难掌握,所以做家务过程中要避免踩凳子登高取物。

（5）站立时间久的活儿对腹部、腰部以及下肢的血液循环都会造成影响。

（6）不提重物，不搬重物。提东西也要让双手提的物品重量相仿。

（7）不清洗地毯。因为地毯中藏污纳垢，里面不乏铅、镉等容易使胚胎发育畸形的有毒物质，还有大量的螨虫、灰尘等，极易引发孕妇过敏性哮喘。

（8）北方天气寒冷时，不要直接接触冷水，以免引发感冒或受凉导致流产。

（9）有条件的话，孕妇应尽量少进厨房，因为煤气或煤炭燃烧产生的物质都对孕妇和胎儿不利，并且炒菜的油烟味也会让孕妇不舒服。

> **>> 专家温馨提示**
>
> 　丈夫们可与妻子开开适度的玩笑，幽默风趣的话会使妻子的感情更丰富；陪妻子观看喜欢的影视剧；让妻子与亲人们多多聚会；让妻子参与社交生活；陪妻子短途旅游等；在妻子心情不好时，要多开导、安慰她，尝试一切方法让她快乐起来。

（10）不要侍弄宠物，以免感染弓形虫病或其他传染病，会引发流产或胎儿畸形。

（11）慎用洗涤剂。

（二）高龄妊娠与人工免疫

免疫是人体的一种保护功能，具有抵抗传染病的侵袭和稳定机体的能力。生来就有的免疫功能叫先天免疫；在机体被病原微生物感染后，可产生的免疫功能叫后天免疫，它有利于消除以后的感染。

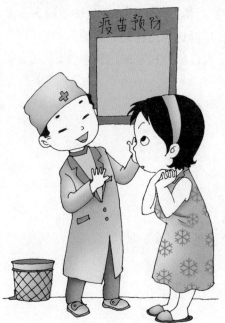

传染病对孕妇和胎儿有很大威胁，特别是病毒感染。由于病毒体积小，此细菌容易穿过胎盘，产生胎儿病毒血症，直接对胎儿造成危害，甚至干扰正常胚胎发育，导致胎儿异常。

对于一般人来说，为了防止传染病的感染，采用菌苗、疫苗、类毒素做预防接种和免疫球蛋白的注射。

孕妇一般不做预防接种，因为有些疫苗除了可能产生过敏反应外，还有可能通过胎盘侵犯胎儿。因此在考虑孕妇是否进行预防接种时,应权衡利弊,必须接种时,方可进行接种。

一般情况下:孕期禁止接种风疹、麻疹和流行性腮腺炎疫苗;脊髓灰质炎疫苗,孕妇最好不接种;流行性感冒疫苗、天花疫苗、伤寒菌苗,只有在流行期间,孕妇才可以接种;破伤风类毒素和抗毒素血清以及多价气性坏疽抗毒素血清,可以用于孕妇;免疫球蛋白制品为了预防某些病毒感染,孕妇可以使用。

(三)高龄准妈妈生活禁忌

1. 孕早期忌性生活

高龄准妈妈在妊娠的前3个月最好禁止性生活。因为此时胚胎正处于发育阶段,特别是胎盘和母体子宫壁的连接还不紧密,如果进行性生活,很可能会因子宫收缩等原因造成胎盘脱落,引发流产。并且怀孕后孕妇的内分泌功能发生了改变,对性生活的要求也较低,这也是机体的一种自我保护。准爸爸应及时了解这一点,为了准妈妈顺利进入较为稳定的孕中期,在怀孕的前3个月应尽量控制或禁止性生活。

2. 孕早期外出旅行要慎重

很多准妈妈在孕早期选择外出旅行来放松心情,缓解压力,但是怀孕的头3个月是流产的高发期,要慎重选择旅行的方式。选择让自己感觉舒适的旅行,日程尽量宽松,可根据自己的需要来安排。记得带上自己妇产医院的病历本,以下几点需要多注意:

(1)不宜选择自驾车的方式(孕妇本人开车)。

(2)不宜选择以锻炼或探险为目的的旅行。

(3)不宜参加行程安排紧凑的旅行团。

(4)妊娠呕吐严重时期,不宜乘车旅游。

(5)不宜选择路途颠簸的旅行路线。

(6)不宜长时间旅行,最好不要超过3日。

(7)不宜选择特别冷、特别热或空气稀薄的地方。

3. 孕早期忌戴隐形眼镜

孕妇应尽量避免戴隐形眼镜,否则引发角膜炎和结膜炎的可能性比平时大。孕期若戴隐形眼镜应先到眼科检查,听取眼科医生的建议。有统计资料表明,约5%的孕妇不宜戴隐形眼镜。

孕妇在妊娠期间,因生理改变,角膜组织发生轻度水肿,使角膜的厚度增加,而隐形眼镜本身就会阻隔角膜接触空气。如果戴隐形眼镜,容易因缺氧而造成角膜水肿。此外,一旦隐形眼镜不洁滋生细菌,将会因为感染造成角膜发炎、溃疡,甚至失明。

一些妊娠并发症也会造成眼睛的变化,如妊娠毒血症所引发的高血压,会导致视网膜血管收缩,必须及时进行治疗。

另外,即使是适合戴隐形眼镜的孕妇,如果患有感冒,也不宜在此时戴隐形眼镜。因为手上往往带有大量病原体,它们很容易在取戴隐形眼镜时进入眼中,而且许多感冒、止咳或止痛药物中都含有抑制眼泪分泌的成分,泪液分泌量减少会使隐形眼镜过于干燥。还有,过敏的患者戴隐形眼镜易引起并发症,最好只在白天使用,且每周至少有一天暂停使用,如果出现炎症,应马上停用。

4. 尽量避免接触洗涤剂

洗涤剂中的直链烷基碘酸盐、酒精等化学成分可破坏或导致受精卵的变性和坏死。特别是在孕早期,尽量少接触各种洗涤剂,如洗衣粉、洗发水、洗洁精等。这些化学成分会被皮肤吸收,在体内蓄积,从而使受精卵外层细胞变性,导致流产。

5. 孕早期忌接触花草

准妈妈怀孕后,浑身散发出迷人的母性魅力,准妈妈和丈夫将体会到更多孕前没有的浪漫。但是,在这里要提醒准爸爸,在未来的十个月之内都不要送花(包括盆栽的花卉)!因为有些花草可对孕妇产生不良的影响。

香味浓郁的花草如丁香、水仙、木兰等会造成孕妇的食欲减退,甚至引起孕妇头痛、恶心和呕吐。有些花草还容易引起孕妇皮肤过敏,或者不小心接触后会造成皮肤瘙痒、皮疹等过敏现象,如万年青、仙人掌、报春花等。孕妇新陈代谢旺盛,需要充分的氧气,但有些花草会吸入新鲜的氧气并呼出二氧化碳,夺走室内的氧气。这些都对孕妇和胎儿的健康不利。

6. 孕早期忌烫发、染发

染发剂对胎儿到底有没有影响，目前没有非常明确的结论。

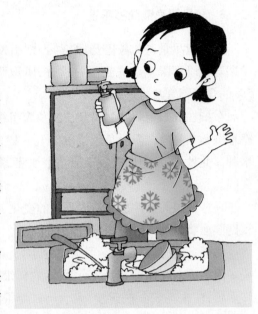

但烫发和染发的过程本身是不适合孕妇的，一来烫发、染发的时间都很长，每次都要 3 个小时以上，孕妇不适合在气味浓重、环境嘈杂的环境中逗留这么久，另外，染发剂和烫发水也可能会引起过敏，严重的会对胎儿产生不良影响。

尽管目前尚无烫发、染发会造成胎儿畸形或是引起不良影响的证据，但是准妈妈们染发、烫发还是应该把握下面的一些原则：

（1）染发、烫发最好等到怀孕 3 个月以后，因为怀孕最初的 3 个月正值胎儿器官发育期，最容易造成畸形。应尽量减少染发的次数，以免累积的药物造成影响。染发或烫发可以只处理头发中、尾段的部分，减少头皮对药物的吸收。

（2）以前没有染过发的准妈妈，最好不要在怀孕中尝试，以免肤质不适合造成过敏。发质不好的人最好不要染发、烫发，可以适当使用护发剂来修护头发。

7. 准妈妈忌长时间看电视

电视机的显像管会发射高速电子流，同时也能产生 X 射线。尽管这种 X 射线是很微弱的，但长期接触也可能会使细胞核内的染色体受到损伤，而染色体是胎儿正常发育的遗传基因的载体，一旦受损，容易导致流产、早产或畸形。

电视机显像管释放出大量的正离子，正离子能吸附空中带负电的尘埃。荧光屏周围漂浮着含大量微生物的灰尘，这些微生物、灰尘会附在距离电视较近的人的皮肤上。由于正离子吸附了空气中的负离子，改变了人体健康所需的电离环境，使孕妇感到头痛、胸闷，对准妈妈和胎儿的健康都不利。

首先看电视时应尽量远离电视，看完电视后洗洗脸也是很有必要的。另外，每次看电视的时间不宜过长，因为久坐本身就不利于孕妇的血液循环。

>> 高龄孕妈妈注意事项

虽然花茶越来越受到女性的追捧,但是花茶跟中药一样,具有一定的药用价值,有一定的适应人群。所以喝之前需要了解"茶"性,稍不留神就会把花茶喝成"毒茶"。一些具有活血作用的花茶,如红花具有活血化瘀的作用,但若用法不当,会造成"经血不止"或心脑血管疾病,尤其是孕妇会导致流产。因此怀孕的女性一定要谨慎对待花茶。

8. 高龄准妈妈忌穿高跟鞋

白领准妈妈的衣柜里肯定少不了各种各样的高跟鞋,但怀孕以后,准妈妈就要暂时跟它们说再见了。

身体的重量主要靠足部的韧带来负担,但准妈妈怀孕后,韧带软化,足部肌力不足,不能长时间负重。尤其是怀孕后期,孕妇大腹便便,身体的重心前移,只有背部向后仰,才能保持平衡,脊椎骨的弯曲度明显增加,这时再穿高跟鞋就更加危险,很容易摔倒,同时会让孕妇非常劳累,下肢与腰背疼痛也会加剧。

但也不能穿无跟的平底鞋,因为无跟鞋的重心落在足后跟上,直立或行走时间稍长,也容易引起足跟痛及腰痛。因此,穿鞋跟为 2~3 厘米的低跟鞋为宜。

除此之外,鞋的安全性也很重要,鞋要合脚,不易脱落;鞋底最好有防滑纹,避免摔倒;鞋要柔软,弹性良好;穿脱方便。

9. 忌天冷睡电热毯

专家指出,孕妇睡觉时使用电热毯可导致胎儿畸形。这是因为电热毯通电后会产生电磁场,这种电磁场可能影响母体腹中胎儿的细胞分裂,使其细胞分裂发生异常。胎儿的骨骼细胞对电磁场最为敏感。现代医学研究证实,受孕后 15~25 天胚胎的神经细胞组织开始发育,心脏组织于受孕后 20~40 天开始发育,四肢于受孕后 24~26 天开始发育。因此,孕妇如果在这段时间内使用电热毯,最易使胎儿的大脑、神经、骨骼和心脏等重要器官、组织受到不良的影响。由此可见,为了宝宝的健康,在寒冬季节中,孕妇不要使用电热毯。

在这段期间(怀孕第 0~3 周),首要任务便是生活要规律化,尽量避免不必要的熬夜和应酬。此外,营养要均衡,不可偏食,避免刺激性的食物(包括烟、酒),也不要随便吃药,不提重物,不穿高跟鞋,注意身体的清洁等。基本上,仍然可以照常工作和维持正常作息,不必因怀孕而做太大的变化。

>> 专家温馨提示

　　夏天,孕妇在选鞋时要注意选用防滑底的鞋,以免雨天或遇到水渍时被滑倒,坡型泡沫底凉鞋不适宜孕妇,虽然它的弹性好,也比较适合脚的形状,但它存在的缺陷也很明显,即鞋底很滑,容易摔跤。冬天,最好穿温暖舒适的布棉鞋,布棉鞋的弹性好,还可以适合多种脚型,由于在怀孕中、后期孕妇的脚容易发生浮肿,脚型发生变化,孕妇穿的棉鞋最好宽松一些,而怀孕前的鞋子会显得很小,不宜再穿。

(四)高龄准妈妈易发生的病症

　　这段时期孕妇的体质当然不同往日,所以仍应注意和预防其他疾病的侵扰,以下便是几种容易发生的病症:

1. 不可避免的流产

　　流产包括自觉与不自觉。此种"必要性"的流产或可视为造物主自然的筛选和淘汰。否则产下畸形儿所造成的悲剧更大。因此,若遇到这种情形时,孕妇不应伤心自责,因为这乃是生理上一种自动过滤的功能。

　　但是此时期,若从事太剧烈的活动而导致流产的话,就不属此类,而称为"不可避免的流产"了。

　　造成"不可避免的流产"的原因有:

　　(1)胎儿因素。胎儿基因不良、胎儿抗原。

　　(2)母体因素。子宫发育畸形、子宫内粘连、黄体素分泌不足、子宫颈松弛、糖尿病、系统性红斑狼疮。

　　(3)其他。抽烟、喝酒、毒瘾者。

2. 子宫外孕

　　一旦发现怀孕,应立即做超声波检查有没有子宫内妊娠囊或其他病灶。而多数子宫外孕破裂的时间在怀孕第6~8周,因此必须及早发现和治疗。高危险人群有以下五种类型:

（1）以前曾经罹患子宫外孕者。

（2）以前曾经罹患骨盆腔炎者。

（3）曾经接受输卵管整形或接通手术者。

（4）使用子宫内避孕器，却意外受孕者。

（5）接受试管婴儿或精卵植入术的不孕症治疗者。

3. 孕期牙周病

在怀孕期间，生理的变化最易引发牙周病。因此，孕妇在这段期间须做好牙周诊查，及早处理，以免造成日后牙科医师处理上的困扰，例如照 X 射线的顾虑。孕妇可多摄取含钙质的食物和注意口腔卫生，以加强牙齿的健康。怀孕期间不适合拔牙，如果你是计划性怀孕最好在怀孕前，将牙病先处理好。

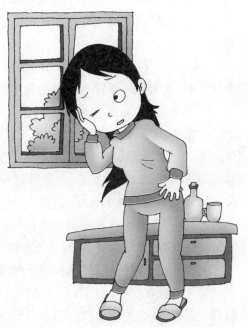

4. 孕妇膀胱炎

据统计患此症者，有 70%～75% 是由大肠杆菌感染引起的，因此孕妇最好做例行性的尿液检查，以求对症治疗，防范怀孕中的重复尿路感染。因为如果不经治疗的话，有 1/4 将发展成肾盂肾炎，婴儿体重不足的概率将会增高。预防的方法如下：

（1）养成随时喝水、排尿的好习惯。

（2）注意房事前后阴部的卫生。

（3）避免职业上或工作上的过度紧张、劳累，避免吃辛辣等刺激性食物。

（4）可定期服用维生素，保持尿液酸化以防止感染。

(五)高龄准妈妈孕早期应注意的问题

1. 孕早期准妈妈感冒对胎儿的影响

准妈妈怀孕以后,由于要满足自身及胎儿对氧的需求,常常过度换气,进而吸入更多的尘埃,发生感冒等呼吸道感染的概率增大。孕后准妈妈自身的免疫功能发生了变化,体内细胞免疫功能减弱,因而更易感染病毒。所以,孕期预防感冒很重要。

在治疗感冒过程中,准妈妈常担心药物对胎儿的影响,其实有的感冒本身对胎儿的影响也很大。一般来说,普通感冒极少引起胎儿畸形,但流感病毒体积小,能畅通无阻地通过胎盘屏障,进入胎儿的血液中。在妊娠前3个月感染由流感病毒引起的流行性感冒,很容易造成胎儿畸形。已知与人类有关的流感病毒有300多种,目前已知其中13种病毒在感染母体后可影响到胎儿的生长发育,出现低能、弱智及各种畸形。

所以准妈妈略感不舒服时,应及时服用家庭中常备的一些食疗佳品。当自己感到受凉时,不妨吃一点姜、葱之类的食物。当自己觉得受热侵袭时,不妨饮用一点金银花茶、野菊花茶。预防感冒,最根本的是要加强身体锻炼,提高自身的抗病能力。此外还应适当补充维生素C,以增加机体的抵抗力。

>> 科学小贴士

下面介绍几种不用吃药打针就能治疗感冒的办法:

(1)感冒初起喉头痒痛时,立即用浓盐水每隔10分钟漱口及咽喉1次,10余次即可见效。

(2)喝鸡汤可减轻感冒时鼻塞、流涕等症状,而且对清除呼吸道病毒有较好的效果。经常喝鸡汤可增强人体的自然抵抗能力,预防感冒的发生。

(3)咳嗽者可用鸡蛋1个打匀,加入少量白砂糖及生姜汁,用半杯开水冲服2~3次即可止咳。

在周围有感冒患者或感冒大流行时,尽可能避免与患者密切接触。感冒病毒在空气中只能存活30分钟,30分钟以后便失去了传染性。所以经常保持室内空气流通,进行室内空气消毒,如用醋熏蒸房间。保持良好的心境,增强对疾病的抵抗能力。一旦患了感冒也不要惊慌失措或乱服药物,应及时到医院找医生咨询。

2. 高龄孕妇孕早期服药应注意什么

恩爱夫妻都希望爱情的花朵能结出丰硕的果实。谁都盼着能顺顺当当生个聪明、健康的胖娃娃。然而,若高龄孕妇在怀孕期滥用药物,则可引起胎儿发育障碍,导致流产、早产、胎死宫内，或形成各式各样的畸形，甚至引起"医源性"宫内胎儿病或新生儿疾病。

随着药理学的发展及临床实践的经验积累，人们对多种药物对胎儿、新生儿的影响有了更深刻的认识。

药物对胎儿的影响程度取决于药物的种类，用药的剂量，毒性大小，用药开始与持续的时间长短，药物在母、儿体内分布的比例，胎盘对药物的通透性以及胎儿遗传素质对药物的敏感性等综合因素。

在妊娠的不同时期，同一种剂量的同一种药物，对胎儿的危害程度也不相同。妊娠早期，用药不当，可阻止胚胎发育，妨碍其着床，死于宫内而流产；怀孕 2 ～ 4 个月时，是胎儿脏器发生、发育的关键时期，易受药物的影响，引起胎儿脏器畸形、功能异常，重者可致胎儿死亡；妊娠晚期，由于胎儿大部分脏器已发育定型，即使用药不当，也不致引起畸变，但可导致其脏器功能障碍，如耳聋、呼吸功能不全等。

为什么同种药物在妊娠的不同阶段影响不同呢？主要是由于胎儿在各阶段对药物的敏感程度不同。胎盘对药物的透过性取决于绒毛间隙内母亲血液与绒毛内胎儿血液两者间隔的组织的薄膜，其越薄，药物越容易从母血到达胎儿体内。孕早期，母血与胎血间隙的滋养细胞层约 25 微米，随着妊娠的进展，会变得越来越薄，至妊娠足月，仅有 2 ～ 3 微米厚。因此，同一种药物的相同剂量，在足月时进入胎儿体内的量最多。

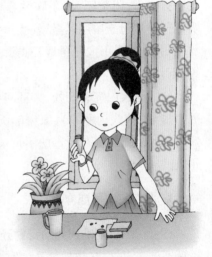

药物进入胎体后易引起胎儿中毒的原因，是由于胎儿肝脏功能尚不健全，缺乏解毒的酶，使其对各种药物的解毒功能不足。胎儿的血、脑屏障（保护脑和脊髓的膜）渗透性强，许多药物易在脑内积聚；而且，胎儿肾脏的过滤功能低下，药物排泄缓慢，易在体内储存，这就更加重了蓄积中毒。

孕期应用哪些药物会对母儿有不良反应呢？

常用的消炎药物中，长期、大量应用庆大霉素、卡那霉素可导致胎儿听力障碍；红霉素可损坏胎儿肝脏功能；四环素除可致胎儿肝脏功能障碍外，还可抑制骨骼发育，牙釉质发育不良，乳齿黄染；肾功能不全的孕妇需每日静脉输入 2 克左右的四环素便可引起严重的肝损害、黄疸、昏迷甚至死亡；磺胺药（俗称消炎片）可导致胎儿黄疸、血小板减少;氯霉素对胎儿的毒性最大,可使胎儿的白细胞下降,发生"灰婴综合征"。

解热止痛药中,阿司匹林、水杨酸可引起胎儿骨骼异常、腭裂、血小板和凝血因子缺乏、黄疸、动脉导管提前关闭等。

妊娠期间大量应用镇静剂苯巴比妥,对胎儿的大脑影响严重,可导致胎儿在成熟期间的性腺激素分泌失调,使其长大成人后无生育能力。怀孕4个月内服用甲丙氨酯(眠尔通),会发生胎儿口唇愈合障碍,形成唇腭裂。氯丙嗪(冬眠灵)可导致胎儿骨骼畸形、脑积水、心脏畸形。

怀孕后服用男性激素或合成黄体酮可导致女胎男性化,阴蒂肥大、阴唇融合粘连,形成"假阴茎";孕期母亲服用雌激素,生出女孩青春期时易患阴道癌;服用大量考地松类激素可发生腭裂等畸形。

妊娠后服用抗癌药物,如环磷酰胺、噻替哌、更生霉素(放线菌系 D)、氟尿嘧啶等,对生长旺盛的胚胎组织细胞有严重的不良反应,可引起胎儿眼睛、脑等畸形。

> >> 专家温馨提示
>
> 孕妇可以吃以下几种降压药:
>
> 甲基多巴:是妊娠期常用的降压药物,也是唯一一种已经被证明是安全的药物。
>
> 柳胺苄心定:是α、β受体阻滞剂,不影响子宫、胎盘的血循环,已广泛用于妊娠期高血压的治疗。
>
> 肼苯哒嗪:是一种血管扩张剂,降低舒张压的效果明显,也不影响子宫胎盘的循环,对胎儿无不良影响。
>
> 硝苯地平、尼莫地平:是钙拮抗剂,治疗妊娠高血压时疗效明显,而且使用简便、安全。

3. 准妈妈孕早期穿衣要求

尽管在孕早期准妈妈的身材还没有发生太大的变化,但是孕前的衣服多数已经穿不进去了,而穿孕妇装又为时尚早。为了给自己和小宝宝一个舒适的外部环境,准妈妈的着装还是要花点心思的。要点就是宽松舒适、质地柔软、穿脱方便、方便行动,可以参考以下几点建议:

(1)可以向生过宝宝的朋友借穿。因为这个阶段时间比较短,借穿比较经济实惠,而且有经验的姐妹会给你很多实用的建议。但是也可能会因为怀孕的季节不同而很难借到合适的衣服。

(2)休闲装或运动装。宽松舒适的休闲装或运动装是孕妇理想的服装,穿起来舒适而且活动方便。并且不受尺码的限制,肚子稍微大一点、再胖一点也可以穿。外出家居穿着都一样方便。在小宝宝出生后的几个月内,你的身材可能还没恢复到孕前的状态,这些衣服刚好穿,而且几乎适合各种季节。

（3）下摆宽松的新潮款式。现在的服装款式非常丰富,只要精心挑选,孕妇也可以穿一些很时尚的衣服。比如时下流行的韩版服装,多数是下摆比较宽松的,只要选好胸部的尺码,穿上去既漂亮,又不容易让人一眼就看出你怀孕了。

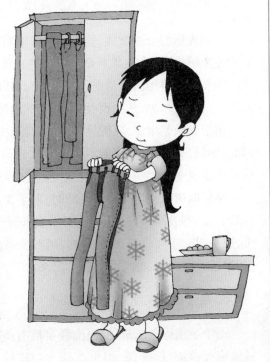

（4）裤子。最好选择连衣裙、背带裤等对腹部没有压力的服装。如果选择裤子,就要选择腰部有松紧带的,否则没多久就会被淘汰不说,还会勒着肚子。那种多层松紧带或者松紧带很硬的裤子也不合适。尽量选择裤腰高一些的裤子。

（5）内衣内裤。在怀孕期间,增大的不仅仅是肚子,还有胸部,内衣的选择也很重要。可以选择孕妇内衣或者及时更换尺码合适的内衣。内裤在孕早期不要选择低腰的款式,因为子宫底在一点点地升高,这个阶段子宫底刚好在耻骨联合上面一点的位置,而低腰内裤的松紧刚好也在这个位置,可能让孕妇不舒服,也会影响胎儿的发育。

（6）鞋子。怀孕之后应该穿舒适方便,不容易摔跤,鞋底有摩擦纹的轻软低跟的鞋子。也不要选择完全平跟的鞋子,它会使身体重心更加后倾,形成"企鹅步",会加重腰腿疼的症状。最好选择后跟 3 厘米左右的鞋子,可以矫正重心,使步伐矫健。

4. 高龄准妈妈应注意乳房护理

怀孕后,除了子宫以外,变化最大的莫过于乳房了。乳房受雌激素、孕激素及胎盘泌乳素的影响,逐渐发育增大,有时还会出现乳房胀痛。可能准妈妈也听身边的朋友说过,哺乳初期问题很多,也很让人头痛,如乳头皲裂、涨奶、乳腺炎、乳头内陷等。如果在孕期勤于做乳房护理,分娩后就会少很多烦恼。

应穿松紧适宜的纯棉乳罩,以防因为紧束而让乳腺管不通畅,又可防止乳房过于下垂。

孕妇皮脂腺分泌旺盛,乳头上常有积垢和结痂,孕 5 个月后应经常用清水和柔软的毛巾清洗乳头,注意不要摩擦。结痂难以清除时,可先用植物油涂在乳头上,等结痂软化后再用清水清洗,洗后涂上润肤油,以防皲裂。经常擦洗可使乳头及根部皮肤的韧性增加,从而耐吸吮,减少产后哺乳时皲裂的发生。

由于雌激素增多,乳腺导管增生,脂肪沉积,乳房此时的体积和重量都增加了。因此,准妈妈睡觉时尽可能不要经常性地侧向固定一边,要两边替换侧睡,以免产后乳房变成一边大一边小,也可适当多按摩较小一侧的乳房。

孕后期应做乳房按摩。按摩时,两手拇指、食指自乳房根部向乳头方向按摩,每日 2 次,每次 20 下。也可用纯齿的梳子自乳房根部向乳头轻轻梳过多刺激乳头,以免引起子宫收缩。如果准妈妈有乳头内陷的话,应经常用手指将乳头向外牵拉,坚持一段时间,即可将乳头拉出来。

5. 高龄准妈妈注意皮肤的保养

由于孕期体内激素的变化,怀孕后有些孕妇皮肤会变得细腻、光滑,但也有些孕妇皮肤变得非常敏感、粗糙。准妈妈的皮肤在怀孕时可能会产生很多变化,需要格外的照顾。

(1)防晒。怀孕期间,皮肤的黑色素比较活跃,因此应该尽量避免长时间日晒,并加以防护。防护装备有遮阳伞、宽沿太阳帽、抗紫外线系数 SPF 至少为 15 的防晒乳液。

(2)清洁。准妈妈全身新陈代谢活跃,出汗和皮脂分泌都很旺盛,皮肤很容易脏,所以清洁工作要做好,否则这些都会成为感染源,引起暗疮、湿疹、痱子等皮肤问题。尽可能少用碱性较强的洁肤用品,宜使用温和的、中性或弱酸性的沐浴露或洗面奶来洁肤、洁面。

> **>> 准妈妈早知道**
>
> 许多孕妇在怀孕期间,特别是在孕晚期,会开始分泌出少量的初乳(有时被称作"前乳")。也有一些孕妇不会出现这种乳头溢奶的情况。对孕妇来说,不管是否有乳头溢奶的现象都是正常的。如果你的乳头溢奶,你可以在胸罩里戴上防溢乳垫来保护衣服。很多母婴用品商店或网上都销售这类乳垫。

(3)保温。有的准妈妈认为油脂分泌旺盛,就不需要保湿了,其实这是个误区,很油的皮肤接触空气中水分的机会就少,也会缺水的。你需要喝大量的水,或者使用加湿器来增加房间的湿度。

(4)保养。准妈妈的皮肤能否随时获得充分的营养,这与你的肤质变化有很大关系。维生素 C 与 B 族维生素是皮肤再生重建最重要的营养素,所以保持营养均衡很重要,可使用成分安全的保湿乳液来滋润皮肤。

(5)透气。经常到户外呼吸新鲜空气,并且注意尽量穿着宽松、透气的棉料衣服。避免合成纤维的衣料,尽量少穿裤袜,透气不佳会造成部分皮肤因呼吸不畅而引起一些皮肤问题。

6. 高龄准妈妈应注意皮肤瘙痒

怀孕期间应该注意皮肤的保养,如不注意就会产生瘙痒的感觉。造成孕妇皮肤痒的原因有很多,如妊娠皮肤瘙痒症、妊娠皮疹、妊娠中毒性皮疹、妊娠丘疹性皮炎,都可造成孕妇皮肤瘙痒。

(1)妊娠皮肤瘙痒症。15%以上的孕妇可能会碰到这种皮肤病。全身都可能发痒,一般是在怀孕6~7个月时发作,皮肤除了有痒感之外,没有任何变化,不会出现皮疹和水疱。这是由于妊娠后肝脏和肾脏的功能降低造成的,对胎儿并无影响。

> **>> 专家温馨提示**
>
> 孕妇要特别注意防晒!怀孕期间肌肤黑色素本来就比较活跃,准妈妈的肌肤又对光特别敏感,因此无论是居家,还是外出都一定要防晒。选择防晒产品时应选择纯物理防晒产品,比如含有二氧化钛或氧化锌成分的防晒产品。这类产品通常不会造成皮肤过敏,安全性高,效果也好。防晒值不宜过高,一般选择 SPF15 就好,比较不会有油腻感。

(2)妊娠皮疹。2%的孕妇可能患该病,通常在怀孕4~9个月发生,皮肤上会出现小红疹,常发于四肢,看起来像虫咬。有些孕妇以为是宠物身上的虱子或跳蚤造成的,实际上是怀孕本身造成的,对胎儿并无影响。

(3)妊娠中毒性皮疹。患病率为1%,大都生在身材矮小、肥胖的孕妇身上,常在妊娠纹出现时发生。目前,认为可能和激素分泌不平衡有关,这种皮肤瘙痒并不会伤害到胎儿。

(4)妊娠丘疹性皮炎。发生率很低,全身各部位都可能发病。患病时,全身皮肤会出现疹子。该病发生的原因,现在仍不清楚,但可能会造成流产或胎死腹中,因此要特别小心。

如何预防或减轻孕期皮肤瘙痒的症状,可从以下注意:

①避免流汗,流汗后尽快擦干。

②衣着宽松舒适,尽量穿棉质吸汗的衣服。

③有些人喜欢用热水烫患部,这种做法可能加重病情,应该禁止。

④尽量少用消毒药水或肥皂等刺激皮肤或使皮肤干燥的化学物质。

⑤不要用指甲大力搔痒,以免刮伤皮肤造成感染。

7. 妊娠斑不只长在脸上

通常到了孕中期,准妈妈会发现脸上莫名其妙地长出一些黄褐色的色斑,通常分布在鼻梁、双颊,也可见于前额部,呈蝴蝶形,这就是妊娠斑。这种色素沉淀是由于孕期雌激素和黄体酮分泌增加,刺激脑垂体分泌的促黑色素细胞激素分泌增加,致使皮肤中的黑色素细胞的功能增强。

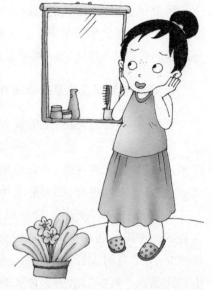

而且,准妈妈会发现这种黑色素加重,不仅仅是在脸上,还有乳头、乳晕、腹正中线、腋窝及会阴部皮肤,深浅的程度因人而异,也有的准妈妈发现原有的黑痣颜色随之加深了。

这些都属于妊娠期生理性变化,不必担心,也不需要治疗,但日光照射可使妊娠斑加重,因此夏日外出应戴遮阳帽,避免阳光直射面部。产后数月,皮肤上的色素沉着颜色多数会逐渐变浅,最终消失,也有人面部的妊娠斑消退不全,会留下淡淡的茶色痕迹。

>> 准妈妈早知道

准妈妈如何对待妊娠斑?

补充多种维生素,尤其是富含维生素 C 的食物,如柑橘、草莓、蔬菜等为主,还有富含维生素 B_6 的牛奶及其制品。不宜浓妆艳抹,避免阳光直接照射。保证充足的休息和睡眠,保持平和自然的心理状态。也可口服维生素 C(0.2 克,1 日 3 次),复合维生素 B(2 片,1 日 3 次),维生素 B_3(0.1 克,1 日 3 次),外用些 5% 白降汞膏或双氧水等。千万不要用一些内分泌制剂如考地松、雌激素等,否则将会影响小宝宝的发育。

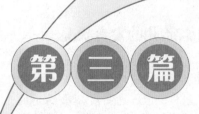

高龄准妈妈
顺利走过孕中期

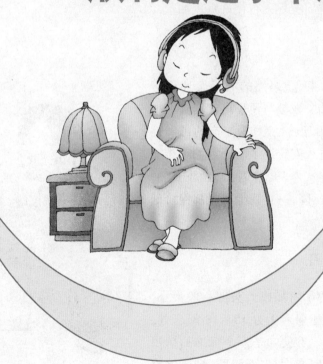

第一章

孕中期高龄准妈妈的身体、胎儿的发育状况

充满着担忧和焦虑的孕早期终于走完了,随后便进入了相对稳定的孕中期,高龄准妈妈可以轻松舒适一些了。这一时期准妈妈的身体已经发生了变化,能够从外观上辨别怀孕迹象,胎儿也慢慢发育。了解这些知识才有助于准妈妈正确对待这一时期自身以及宝宝的变化,并且做到正确应对。

一、孕中期孕妈妈身体的变化

1. 第4个孕月

孕吐已经结束,孕妈妈的心情会比较舒畅,食欲开始增加。尿频与便秘渐渐消失。这个阶段结束时,胎盘已经形成,流产的可能性减少许多,可算进入安定期了。子宫如小孩头部一般大小,已能从外表略微看出"大肚子"的情形。基础体温下降,一直到生产时都保持低温状态。

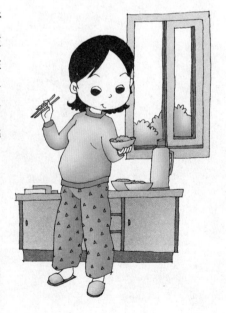

2. 第5个孕月

此时,母体的子宫如成人头部一般大小,子宫底的高度位于耻骨上方15～18厘米处。肚子已大得使人一看便知是一个标准的孕妈妈了。胸围与臀围变大,皮下脂肪增厚,体重增加。

若前一个月还有轻微的孕吐情形,此时会完全消失,食欲依然不减,身心处于安定时期。

此时微微可以感觉胎动,但刚开始也许不太明显,肠管会发生蠕动声音,会有肚子不舒服的现象。胎动是了解胎儿发育状况的最佳方法,孕妈妈应将初次胎动的日期记下,以供医师参考。

3. 第 6 个孕月

子宫变得更大,子宫底高度为 18~20 厘米。肚子越来越凸出,腹部更沉重,体重日益增加,行动更为吃力。乳房不但外形饱满,而且用力挤压时会有稀薄的淡黄色乳汁(初乳)流出。此时,几乎所有的孕妈妈都能清晰地感觉到胎动。

4. 第 7 个孕月

子宫底高 23~26 厘米,上腹部已明显凸出、胀大。腹部向前凸出成弓形,并且常会有腰酸背痛的感觉。子宫对各种刺激开始敏感,胎动日渐频繁,偶尔会有收缩现象,乳房更加发达。

二、孕中期胎儿的发育情况

1. 第 4 个孕月

在妊娠 15 周后期,胎儿的身长约为 16 厘米,体重 120 克。此时已完全具备人的外形,由阴部的差异可辨认男女,皮肤开始长出胎毛,骨骼和肌肉日渐发达,手、足能做些微小活动,内脏发育大致已经完成,心脏跳动活泼,可用超声波听诊器测出心音。

2. 第 5 个孕月

孕 5 个月时,胎儿的身长约为 25 厘米,体重在 250~300 克。头约为身长的1/3,鼻和口的外形逐渐明显,而且开始生长头发与指甲。全身被胎毛覆盖,皮下脂肪也开始形成,皮肤呈不透明的红色。心脏的跳动也有所增强,力量加大。骨骼、肌肉进一步发育,手足运动更加活泼,母体已开始感觉胎动。

3. 第 6 个孕月

妊娠 6 个月时,胎儿身长约 30 厘米,体重 600～700 克。骨骼更结实,头发更长,眉毛和睫毛长出。脸形更加清晰,已完全是人的模样,但仍很瘦,全身都是皱纹。皮脂腺开始分泌,皮肤表面长出白色胎脂。胃肠会吸收羊水,肾脏排泄尿液。此时用听诊器可听出胎儿的心音。胎儿在 6 个多月时就有了开闭眼睑的动作,特别是在孕期最后几周,胎儿已能运用自己的感觉器官了。当一束光照在乳母的腹部时,睁开双眼的胎儿会将脸转向亮处,他看见的是一片红红的光晕。从 6 个月起,胎儿就带着积极的情绪生活,不满意时也会发点小脾气。因此,胎儿并不是传统科学描述的那种消极的、无思维的小生命。研究表明,胎儿在子宫里不仅有感觉,而且还能对乳母相当细微的情绪、情感差异做出敏感的反应。

> **>> 科学小贴士**
>
> 　　母亲的情绪对胎儿的影响极为重要。母亲的焦虑、恐惧、愤怒和长久的不安所引起的一系列生理变化。经过调查妊娠过程中孕妇人际关系对胎儿的影响,发现夫妻吵架、邻里不和所导致的不良心境对胎儿影响最大。特别是孕妇发怒时,大声哭叫能引起胎儿不安和恐惧。

4. 第 7 个孕月

身长为 36～40 厘米,体重 1000～1200 克。上下眼睑已形成,鼻孔开通,容貌可辨,但皮下脂肪尚未充足,皮肤暗红色,皱纹较多,脸部如老人一般。脑部逐渐发达。男胎的睾丸还未降至阴囊内,女胎的大阴唇也尚未发育成熟。胎儿还没有完全具备在体外生活的适应能力,若在此时出生,往往因为发育不良而死亡。

第二章

准妈妈的孕中期产检

怀孕中期胚胎发育阶段完成,是准妈妈和胎儿都相对比较安定的时期。此时胎盘已形成,流产的危险性大大减少,早孕反应消失,准妈妈的心情变得轻松愉快。很多准妈妈认为在这一期间没有必要进行太多的检查,想顺其自然,等到 28 周以后再进行产前检查,实际上这种做法是十分不明智的,高龄准妈妈一定要杜绝这种思想。

 ## 一、孕中期检查的重要性

妊娠中期,怀孕对身体各组织造成的生理上的变化逐渐显现,心脏、肾脏、肝脏等器官的负担加重,如果这些器官原来存在功能异常的话,由于这一时期负担的加重,会逐渐有一定的外在表现,而这种表现在早期并不十分明显,只有通过系统的检查才能够发现。而且孕中期会进行很多特殊的检查,来发现一些潜在的远期影响。

所以在这里特别提醒所有准妈妈:这一时期即使没有任何不适的自觉症状,也要按时去指定医院进行产前检查。在妊娠中期,每次进行产检时,都要进行体重、宫高、腹围等的测定,来间接了解准妈妈和胎儿的"成长"情况,另外每间隔 1 个月要进行血、尿常规的复查,以了解准妈妈是否在这一时期因为胎儿的快速成长而出现了贫血。

二、孕中期的产检要点

在这一阶段,如果没有特殊情况的话,应该每 4 周到医院产检一次。在每次产前检查时,会进行血压、体重等基本身体指标的再次测量,同时会复查血常规和尿常规,以了解准妈妈出现了哪些身体变化。

1. 胎心听诊

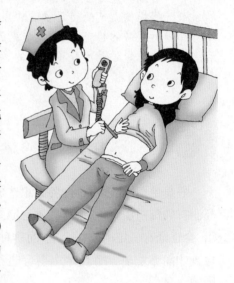

在妊娠 12 周左右,准妈妈子宫的底部会逐渐超出盆腔进入腹腔。医生在进行产前检查时,会轻轻触摸准妈妈的下腹部,来观察子宫底部的位置,初步判定胎儿在宫内是否长得"够大"。同时,用多普勒会听到胎儿心跳发出的"嘣嘣嘣"的声音。准妈妈在第一次听到胎儿心跳的时候往往十分兴奋,但同时又有一种担心:宝宝的心跳怎么这么快啊!是不是有问题啊!其实完全不用担心,胎儿心跳的频率比大人要快得多,一般在 120 ~ 160 次/分,只要宝宝的心脏跳动节律没有问题的话,准妈妈就可以安心的享受这最美妙的"音乐"了。

如果在妊娠 12 周的时候医生没有听到胎儿的心跳,那就要进行 B 超检查来看看胎儿在妈妈肚子里的状况了。此时进行 B 超检查一方面可以看看胎儿是否在发育上出现了问题,另一方面可以看看准妈妈的孕周是否准确,以便极早调整预产期,为以后的各项产前检查打下坚实的基础。

2. 胎动的测量

在这一时期准妈妈很难忘的一件事就是初次感到胎动了。其实胎儿在约 8 周起就会开始运动了,此时脊柱也开始有细微的小动作。胎儿逐渐发育长大后,会伸展弯曲的四肢,在羊水中翻滚,改变自己的姿势,或者进行相应的呼吸样运动,为诞生后顺畅的呼吸做好充分的准备。由于子宫越来越膨胀,宫壁越来越薄,胎儿的任何踢或蹬的动作都会被准妈妈觉察到,而这些动作可以有助于胎儿的肌肉发育。

自妊娠 16 周结束后,完全发育的四肢会开始活跃的运动,通常母亲在这个时候可以感觉到胎动,但有些准妈妈可能还是不知道这是什么感觉。胎儿的拳打脚踢、转身等动作,不仅能感觉得到,有时也能在腹部直接看到。随着胎儿渐渐生长,在妊娠 30 ~ 32 周胎动最为显著。在 30 周时,每日平均胎动的次数约为 200 次,而在 32 周时则增加至 375 次左右,每日的胎动次数可能介于 100 ~ 700 次。

并非每次胎动准妈妈都能感觉得到。刚开始时的胎动都很微弱,除非借助超声检查,否则没人知道胎儿何时睡觉,何时开始玩耍。只有子宫大到足以与腹壁接触时,准妈妈才能感觉到胎动。一般来说,10 次胎动中有 9 次准妈妈可以感觉得到,但有些女性 10 次当中只能感觉到 6 次左右。胎动与静息(清醒—睡眠)存在周期性交替。在活跃期有胎动,胎动时胎心率加速,在静息期无胎动,胎心率减慢。活跃期与静息期一般持续 20 分钟左右,也可能达到 40 分钟。如果静息期延长到 1 小时以上,提示胎儿宫内的状况不是十分理想,所以监测胎动应至少达到 1 小时。

> **>> 科学小贴士**
>
> 有关实验证明,不同类型的音乐对胎儿有不同的影响。外界音乐声波可以透入宫内,被胎儿感觉出来。而且,反映了强节奏的有突发中、低频打击乐的声音,对胎儿有引发惊吓反射的作用。给胎儿听这类音乐,不论是有意的或是无意的,对胎儿的大脑影响都是不利的。有时可和噪声相同,或者有超过噪声的不利作用。

妊娠后期胎儿有自己的醒—睡规律,且在昼夜之间次数、强弱也有一定的规律。胎动的强弱与方向和胎儿在子宫中的位置有关。举例来说,如果胎儿面朝着准妈妈脊柱方向踢打的话,准妈妈可能无法感觉到。只有当胎儿恰好面向腹壁活动时,那么不仅妈妈知道他在腹中玩耍,周边的人也会通过变形明显的肚子分辨出胎儿的动向,尤其是当准妈妈腹壁特别薄时这种现象更为明显。如果胎儿活动剧烈,影响休息的话,准妈妈可以找个舒适安静的地方坐下来安抚胎儿,边轻抚腹部边跟胎儿说话,放些轻音乐,唱唱催眠曲,或哼些小曲均可,这些都会让胎儿放松,胎动变得温柔些。

3. 唐氏筛查

在妊娠的 16 ~ 20 周,会进行的一项比较重要的检查,这就是唐氏筛查了。很多准妈妈在第一次听到这个字眼的时候难免一头雾水。前面进行的什么血常规啦、肝功能啦,起码从名字上就能够大概知道检查的目的,这个"唐氏筛查"是干什么的? 意义很大吗? 我现在感觉很好,前面所有的检查也都证明我和宝宝现在的状况没有问题,那我一定要进行这项检查吗? 而现实中医生又很难用几句话将这项检查的目的和意义完全讲清楚。所以经常给准妈妈的回答是："就是一项查傻孩子的检查，查不查都可以。"这恐怕会让更多的准妈妈产生疑惑：给我进行一次血液的检查就能看出宝宝以后是否聪明吗？太不可思议了。由于这项检查存在一定的特殊性，这里给大家详细的讲解一下。

所谓的唐氏筛查实际上是一项筛查宝宝是否患有先天性染色体异常的检查。这里所指的唐氏筛查是广义上的提法，其具体内容一般包括唐氏筛查、18-三体综合征筛查及开放性神经管畸形筛查三个部分。

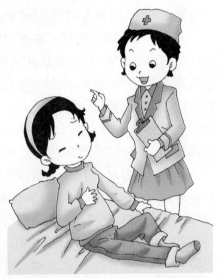

（1）唐氏筛查。进行该项检查的目的是极早发现唐氏综合征。在人体内，共存在23对共46条染色体。如果其中的21号染色体出现了问题，那么宝宝很可能在孕早期发生流产，即使侥幸存活，就属于先天性愚型儿，也叫作21-三体综合征。其特征主要表现为严重的智力低下，智商指数多为20~60，只有同龄正常儿童的1/4~1/2。并且有独特的面部和身体畸形，如小头、枕部扁平、项厚、眼睛小、眼距宽、马鞍鼻、口常半开、舌常口外、手指短粗、掌纹有通贯、小指内弯。先天性愚型儿童的寿命也比较短。先天性愚型儿是无法治愈的，所以在孕期一旦确诊为先天性愚型，医生通常会建议准妈妈进行选择性流产。当然，最终的选择还是要由准妈妈自己决定。

> **>> 科学小贴士**
>
> 先天性愚型又称伸舌样痴呆，是染色体异常的结果，是第21号染色体由正常的两条变为三条而导致的。怀有先天性愚型胎儿的孕妇在早期可能出现先兆流产、胎死宫内。分娩时可能有新生儿窒息或死亡，婴儿期易患肺炎死亡。即使成活，也是智力中度或重度低下（智商50），语言和生活自理都有困难，而且常伴有其他严重畸形，如先天性心脏病（35%）、消化系统畸形（6%）、听力或视力障碍（70%）、白血病（1%）等。

（2）18-三体综合征筛查。该项检查的目的是筛查出18-三体综合征。18-三体综合征是仅次于唐氏综合征的第二大常见染色体疾病，其发病率与母亲的生育年龄大小密切相关。患有18-三体综合征的宝宝容易出现宫内生长迟缓、胎动减少羊水过多等产科并发症。如果宝宝能够侥幸存活至降生，其体重通常较轻，发育状态如同早产儿，头面部和手足通常存在畸形，耳朵如同小动物的耳朵，全身的骨骼和肌肉发育也存在异常。手呈特殊的握拳状态，并且有摇椅样足，智力通常明显低下。由于新生儿往往存在很严重的畸形，大多在出生后不久便死亡。

（3）先天性神经管畸形筛查。该项检查的目的是筛查出先天性神经管畸形。这里所说的神经管是指胎儿的中枢神经系统。在胚胎形成的过程中，神经管应该完全的闭合，如果在闭合过程中出现任何异常，胎儿就会出现各种神经系统的畸形：无脑儿、脑膨出、脑脊髓膜膨出、隐性脊柱裂、唇裂及腭裂等。

4. 羊水穿刺检查

通过母体来检查胎儿，其安全性能够得到保证，只要取母亲的一次血就可以了，但是它只能告诉你一个风险，肚子里的胎儿到底有没有染色体方面的相关疾病，必须经过羊水检查。一般来说，对于唐氏筛查结果为高危的产妇，以及年龄大于35岁的高龄准妈妈，医生建议进行羊水检查，也就是要直接取胎儿脱落到羊水里面的表皮细胞，然后进行培养，培养以后再看这些细胞的染色体情况，看看它们到底是否存在异常，通过这种直接的染色体检查来诊断胎儿是否患有染色体相关的疾病。

在临床上，这个"取羊水"的过程被称为羊水穿刺检查。很多准妈妈不禁要问：自从怀孕之后，肚子连碰都不敢碰，更别提要在上面扎上一针了！做这种检查是否存在风险？这个风险有多大？做的过程中会不会扎到胎儿？我是否应该接受医生的建议进行该项检查呢？

羊水穿刺检查属于有创性产前诊断方法。之所以称为有创性检查，肯定就有一定的风险。但是它导致胎儿流产的总风险率，一般来说不超过1%。而且，现在能够进行羊水穿刺检查的大中型医院，是在B超的引导下进行穿刺，这样就可以避开胎儿和胎盘，对胎儿和准妈妈造成损伤的可能性就更小了。对准妈妈来说，相比于生出一个智力低下的胎儿而言，这个风险还是值得一冒的。毕竟，如果您不冒这个风险，将来不幸生出一个智力低下的孩子，不管是对社会还是家庭，负担会更重。

做羊水穿刺抽取羊水的最佳时间是妊娠16~20周。因为这时胎儿相对较小，羊水相对较多，胎儿漂在羊水中，周围有较宽的羊水带，用针穿刺抽取羊水时，不易刺伤胎儿。而抽取检查所需要的20毫升羊水，只占这一时期羊水总量的1/20～1/12，不会引起子宫腔骤然变小而流产。而且这个时期羊水中的活力细胞比例最大,细胞培养成活率高,可供制片、染色,做胎儿染色体核型分析、染色体遗传病诊断和性别判定,也可用羊水细胞 DNA 做出基因病诊断、代谢病诊断。

羊水穿刺步骤如下:医生先对具有适应证的准妈妈进行 B 超检查,确定胎盘位置、胎儿的情况,避免误伤胎盘。选好进针点后,消毒皮肤,铺消毒巾,进行局部麻醉。用带针心的腰穿针在选好的点处垂直刺入;针穿过腹壁和子宫壁时有两次落空感,而后取出针心;用 2 毫升注射器抽吸羊水 2 毫升,弃去,因为此段羊水可能含母体细胞;再用 20 毫升空针抽吸羊水 20 毫升,分别装在 2 支消毒试管内,加盖;取出针头,盖消毒纱布,压迫 2～3 分钟。准妈妈卧床休息 2 小时,如果没有特殊不适的话,医生会进行相关的检查,并听胎心。如果一切正常的话,准妈妈就可以回家休息了。取出的羊水离心 5～10 分钟,以上清液做生化试验,沉渣做细胞培养,或提取 DNA 用。

> **>> 准妈妈早知道**
>
> 羊水的作用:
>
> (1)保护胎儿,使胎儿能在稳定的压力和温度中成长。
>
> (2)预防外界细菌感染,即使已经感染,也可使其降低到最小限度。
>
> (3)具有润滑作用,分娩时,产道不会过于干涩。
>
> (4)减少子宫收缩时对胎儿的压迫,使子宫收缩压力较平均。
>
> (5)形成水囊,在生产时对子宫颈和产道有软化扩张的功能,减少对母体的伤害。
>
> (6)可以作为评估胎儿健康和性别的主要指标。

5. B 超检查

在妊娠 20 周左右,胎儿的各个组织器官都已经基本发育成形,此时,通过超声检查可以初步进行胎儿畸形或是发育异常的排查。比较明显的神经管畸形,如无脑儿、脊柱裂,都能够通过超声的检查在此时被发现,所以在这一阶段进行超声检查是非常重要的。

B 超是比较常见的影像学检查方法,许多产科医生都认为每个准妈妈孕期应至少进行一次 B 超检查以观察胎儿的发育状况是否正常。超生检查可分为两种:经腹部超声和经阴道超声。早孕期,进行经腹的超声检查前必须喝水以使膀胱充分充盈,其目的是使充盈的膀胱将子宫推出盆腔,这样才能够清楚地观察到子宫宫腔内部的情况。最早在妊娠 4～5 周时即可确诊怀孕。阴道超声检查不需要充盈膀胱,其灵敏度也比腹部超声高,但有些准妈妈会感觉将探头置于阴道内非常不适,而且并不是所有人都适合进行阴道超声检查,凡存在阴道异常出血或是存在流产可能的孕妇,最好不要进行此项检查,以免加重病情。

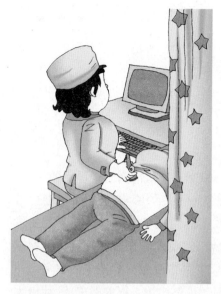

6. 孕中期乳房检查

在妊娠期间,准妈妈的乳房表面上的变化是变大变丰满,实质上则是由于在激素长时间的作用下乳腺腺管腺泡增生引起,整个身体处于高雌、孕激素水平。

如果孕前就患有乳腺增生或是纤维瘤,那么肿块极有可能在妊娠期间逐渐增大,病情发展甚至出现恶变。有些妊娠前乳房非常健康的准妈妈,也有可能由于激素水平严重失调,导致类似病情的出现。所以建议准妈妈在妊娠过程中,定期进行乳房自检。具体方法和非孕期的乳房自检差不多,可以平躺在床上,用一侧的手轻柔地对一侧乳房进行按压,从乳房的外上侧开始逆时针或顺时针旋转,然后更换为另一侧。如果触摸到任何肿块,及时到乳腺科就诊。

在怀孕期间,往往准妈妈很容易感觉到乳房胀痛不适,越接近分娩此种感觉会越发明显,这是一种完全正常的现象。我们可以通过轻柔的乳房按摩,帮助减轻痛苦,并且由于按摩作用,血液循环改善,有利于准妈妈在产后更早分泌初乳。对由于韧带松弛,乳房重量增加引起的乳房下垂,胸形改变也有改善作用。如果准爸爸协助准妈妈进行按摩,还能够增进夫妻感情,加强交流和沟通,让准妈妈感觉到备受呵护。如果在按摩过程中发现有某个特定地点产生剧烈疼痛,乳头渗血,或者有不活动的硬块存在,应立即停止按摩,及时咨询医生。

>> 专家温馨提示

出现以下情况时,请咨询医生:

(1)在早、中孕期出现乳头溢乳是不正常的现象,需要咨询医生是否患有乳房的乳头状瘤;如果在妊娠晚期出现,那么大多数情况下是由于临近分娩,促乳素分泌过多所致,属于正常现象。

(2)任何时间出现乳头渗液、渗血。

(3)出现乳房剧烈疼痛。

(4)有意外发生,硬物撞击乳房;或者由于跌倒、碰撞,伤及乳房。

(5)自检时发现乳房有硬块出现。

三、妊娠期特殊疾病的治疗指导

(一)妊娠期糖尿病的饮食治疗

如果你不幸被诊断为妊娠期糖尿病,也不必惊慌。就像前面已经提到的一样,虽然血糖控制不佳的话会对准妈妈和胎儿造成各种不良的影响,但如果血糖异常发现及时,在孕期血糖控制满意的话,可以有效地避免或极大地减轻并发症的发生。而妊娠期糖尿病的治疗包括饮食、运动和胰岛素治疗。作为患有妊娠期糖尿病的准妈妈,日常生活中饮食的调整在整个治疗过程中有着十分重大的意义。而医生们在治疗妊娠期糖尿病的过程中,对饮食控制虽然给予了很大的关注,却由于整个饮食控制内容繁复,有时不能全面的进行介绍和讲解,造成准妈妈在日常饮食调节中存在一定的困惑。这里简单介绍一下妊娠期糖尿病的饮食控制。

1. 饮食治疗的目的

(1)通过平衡膳食,配合运动和药物治疗,将血糖控制在理想范围。达到全面控制代谢。

(2)满足一般和特殊生理状态需要。

(3)达到或维持成人的理想体重,保证充沛的体力。

(4)有效防治各种糖尿病急、慢性并发症的发生。

(5)通过合理的饮食改善整体的健康状况。

2. 饮食治疗的原则

(1)合理控制总热量,热量摄入量以达到或维持理想体重为宜。

(2)平衡膳食,选择多样化、营养合理的食物。

(3)限制脂肪摄入量。

(4)适量选择优质蛋白质。

> **>> 高龄孕妈妈注意事项**
>
> 妊娠期糖尿病可直接影响胎儿发育,因为孕妇血糖升高的同时,多余的糖很容易透过胎盘到达胎儿体内,使胎儿发生高血糖,胎儿被迫要将过多的糖储存起来,一方面要消耗更多的氧,致胎儿缺氧易引起不良后果;另一方面多余的糖要变成脂肪储存在胎儿体内,使胎儿体重增加,成为巨大儿;胎儿高血糖可使肺成熟延迟,出生后易发生呼吸困难综合征。

（5）增加膳食纤维摄入。

（6）增加维生素、矿物质摄入。

（7）定时定量进餐。

3. 饮食治疗中的热量配置

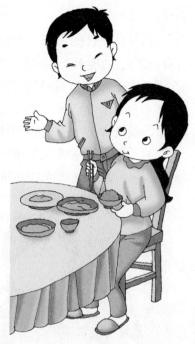

根据孕前体重及孕期体重增加来计算热量摄入。

对于孕前体重正常（体重指数在 20～26）的孕妇，每日供给热量为每千克体重 30 千卡。肥胖的孕妇（体重指数大于 27）应控制热量摄入在每天每千克体重 25 千卡，孕晚期每增加 1 孕周，热量供给增加 3%。

注意避免发生低血糖。

一般饮食的结构要求碳水化合物50%～55%，蛋白质20%～25%，脂肪20%～25%。

三餐的能量分配，一般早餐要占全天能量的 20%，午餐、晚餐各占 35%，另外每两餐间加餐占 5%。

这里还要给患有妊娠期糖尿病的准妈妈一个建议：如果通过饮食控制和运动，你的血糖仍然不能够控制在正常范围内，那么一定要听从医生的建议，尽早使用胰岛素治疗。可以明确地告诉准妈妈，妊娠期间正确使用胰岛素是安全的，胰岛素本身不会通过胎盘对胎儿造成不良影响，但如果准妈妈的血糖控制不佳，准妈妈较高的血糖会通过胎盘对胎儿产生各种不良影响。所以，听从医生的专业意见，对你和胎儿而言都是最明智的选择。

（二）给患有妊娠期高血压准妈妈的指导

妊娠期高血压疾病基本的变化是全身小动脉痉挛和水钠潴留。

1. 全身小动脉痉挛

全身小动脉痉挛，可能由于升压系统和降压系统平衡失调，血管壁对某些升压物质（如血管紧张素Ⅱ）的反应性增强，从而使全身小动脉特别是直径 200 微米以下的小动脉发生痉挛，导致各器官供血不足，外周阻力增高，产生高血压等一系列症状。

（1）子宫血管痉挛，胎盘供血不足，绒毛退行性变、出血、坏死、梗死等，导致胎盘提前老化，功能不全。病变进行缓慢时，可致胎儿宫内生长发育迟缓，病变急剧时，可致胎死宫内，严重时胎盘后小血管破裂，导致胎盘早剥。

（2）脑部血管痉挛，脑组织缺氧、水肿，严重时出血，出现头晕、头痛、恶心、呕吐，重者抽搐、昏迷，形成脑疝而致死亡。

（3）心脏血管痉挛，心肌缺血、间质水肿、点状出血及坏死，加之血液黏稠度增加，外周阻力增加，心脏负担加重，可导致左心衰竭，继而发生肺水肿。

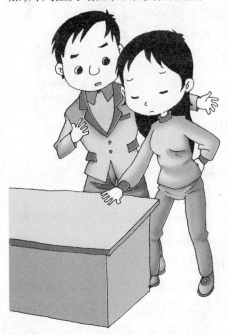

（4）肾脏血管痉挛，肾血流量减少，组织缺氧，血管壁通透性增加，血浆从肾小球漏出，出现蛋白尿及管型。肾小球毛细血管痉挛，肾小球内皮细胞肿胀，发生血管内凝血，纤维蛋白沉着，肾小球滤过率减少，出现尿少，严重者出现肾功衰竭。

（5）肝脏由于缺血，肝细胞线粒体内所含的谷丙转氨酶释放，可致血清谷丙转氨酶升高。如果患者出现黄疸，表明病情严重。肝脏主要病变为门静脉周围有局限性出血，继而纤维素性血栓形成，严重者肝实质缺血坏死、肝包膜下出血。

（6）眼底小动脉痉挛、缺血、水肿，严重时渗出、出血，甚至视网膜剥离，出现眼花、视物模糊，甚至失明。

2. 水钠潴留

水钠潴留，可能由于肾小球滤过率减少，肾小管对钠的重吸收增加，钠离子潴留细胞外而引起水肿。肾上腺皮质激素、抗利尿激素分泌增加，也可能是水潴留的另一个原因。由于水钠潴留，形成水肿，体重异常增加。

患有先兆子痫的准妈妈，如果病情较重，或者发病较早，都需要入院治疗。在入院后，医生会进行多项检查，来全面的评价准妈妈和胎儿的状况，以便及时采取措施，进行治疗。主要的检查项目如下：

（1）尿液检查。测尿比重，如果尿比重大于 1.020 表示尿液浓缩，反映血容量不足,血液浓缩。重点查尿蛋白,因为尿蛋白的多少可以直接体现病情的严重程度。如果尿液中存在红细胞,则表明肾脏损害严重。

(2)血液检查。病情较重的准妈妈要做必要的血液检查,包括血常规、血液黏稠度、红细胞压积、血清电解质 K^+、Na^+、Cl^-、Ca^{2+}、CO_2 结合力、肝肾功及凝血功能,用硫酸镁治疗者查血 Mg_{2+} 浓度,有助于了解病情严重程度,防止并发症的发生。

>> 准妈妈早知道

角膜水肿妇女怀孕后,因黄体素分泌量增加及电解质不平衡,容易引起角膜及晶体内水分增加,形成角膜轻度水肿。据观察,怀孕期间角膜的厚度平均可增加约3%,越到怀孕末期,水肿越明显,角膜厚度增加越多。角膜水肿对角膜反射及保护眼球的功能有一定影响,这种影响在产后6~8周即可恢复正常。

(3)眼底检查。眼底检查可作为了解全身小动脉痉挛程度的窗口,是反映妊娠高血压综合征严重程度的一个重要参数,对估计病情和决定处理具有重要意义。重症患者均应常规急诊检查。可发现小动脉痉挛,动静脉比例失常,视网膜水肿、渗出、出血等改变。严重者可发生视网膜剥离。

(4)心电图检查。重症准妈妈应作为常规检查,以了解心肌损害程度,有无低血钾或高血钾改变等。必要时做超声心动图测定,以了解心功能情况。

(5)B超检查。一是了解胎儿的发育情况,二是了解胎盘功能情况,患有妊娠高血压综合征的准妈妈的产科处理具有重要参考价值,为胎儿宫内生长受限的诊断提供客观依据。妊娠高血压综合征B超检查的特征是胎盘提前成熟、老化,并发胎儿宫内生长受限,羊水过多者多见。

(6)其他检查。如脑血流图、CT检查,对重症妊娠高血压综合征患者是否有颅内出血等亦有帮助,有条件者可酌情采用。通过胎动计数,胎心监护,胎儿成熟度及胎盘功能测定,了解对胎儿的影响和判断预后。

患有轻度妊高征的准妈妈可以在门诊接受治疗,重度妊娠高血压综合征则应该住院治疗。重度妊高征治疗原则:镇静、解痉、降压、扩容或利尿,必要时抗凝,适时终止妊娠,防治子痫及严重并发症。

准妈妈在日常生活中,要注意:

(1)左侧卧位休息。休息对先兆子痫的治疗极为重要,左侧卧位具有重要的治疗意义。

①左侧卧位可以纠正妊娠子宫右旋,减轻妊娠子宫对腹主动脉及髂动脉的压力,增加子宫胎盘供血量。

②减轻妊娠子宫对下腔静脉压力,增加回心血量,从而使肾血流增加,尿量增多。

③改善子宫胎盘供血,纠正胎儿宫内缺氧。

④临床观察自觉症状减轻,体重减少,水肿消退,有明显治疗效果。

(2)饮食。患有先兆子痫的准妈妈应该多选择高蛋白、高维生素、低脂肪、低碳水化合物、低钠盐的饮食。

(3)放松心情。患有先兆子痫的准妈妈应该尽量放松自己的心情,避免各种不良刺激,减少血压的波动。

3. 妊娠期高血压的药物治疗

治疗先兆子痫最经典也是最常用的药物就是硫酸镁,很多病情较重的准妈妈在入院后便会被静脉滴注硫酸镁。其实,硫酸镁并没有很强的降压作用,使用硫酸镁的主要目的是为了解除准妈妈全身小动脉的痉挛状态,前面已经提到,患有先兆子痫的准妈妈主要的身体变化便是全身小动脉的痉挛,而胎盘处的血管多为小动脉,所以小动脉痉挛不仅对准妈妈会造成各种影响,也会影响胎儿在宫内的状况。及时的使用硫酸镁对病情的控制有着重要的意义。

然而,使用硫酸镁会造成很多的不适,主要是恶心呕吐等胃肠道反应,而且初次使用的时候,准妈妈往往会感到全身乏力、干燥、口渴。这些不良反应一般不会很重,为了自己和胎儿的安全,只能暂时忍耐了。当然,如果硫酸镁使用不当,会出现很多比较危险的并发症,这些就可以交给专业的医生们去控制了。建议在使用硫酸镁期间,准妈妈如果病情允许,可以多喝些水,这样有助于硫酸镁从体内的排出,避免造成蓄积。

治疗先兆子痫的药物还包括镇静药物、降压药物、利尿药物等,由于使用时需要较多的专业知识。记住,听取专业医生的意见是最好的选择。

先兆子痫是妊娠期所特有的疾病,一旦终止妊娠,病情会迅速好转,所以准妈妈不必担心自己在产后仍然会持续存在高血压、水肿等症状。

> **>> 高龄孕妈妈注意事项**
>
> 哪些孕妇容易得先兆子痫?
>
> (1)有慢性高血压。
>
> (2)有某些凝血功能障碍、糖尿病、肾脏疾病或自身免疫性疾病(如狼疮)。
>
> (3)近亲(如母亲、姐妹、祖母、姑姑或姨)中有人患过先兆子痫。
>
> (4)肥胖(基础体指数在30或30以上)。
>
> (5)怀有2个或2个以上的宝宝。
>
> (6)年龄在20岁以下或40岁以上。

那么,患有妊娠期高血压疾病的准妈妈应该采用怎样的分娩方式呢?

对于宫颈条件比较好(也就是比较容易阴道分娩)的准妈妈来说,可以尝试进行阴道分娩,但在分娩过程中,应该注意保持平静。一般情况下,医生会使用适当的措施来缩短准妈妈分娩的时间,以防止较重的并发症的发生。如果在分娩过程中出现异常,就要及时地进行剖宫产分娩了。

如果出现以下情况,就要进行剖宫产分娩了:

(1)准妈妈病情比较严重,不能承受分娩过程的刺激。

(2)多次发生子痫,药物难以控制。

(3)宫颈条件不成熟,但需要立即终止妊娠。

(4)出现并发症,或者存在其他剖宫产指征,如:胎盘早剥、前置胎盘、初产臀位等。

(5)胎盘功能不佳导致胎儿缺氧。

第三章

高龄准妈妈孕中期的营养

由于胎儿生长发育迅速,对各种营养物质的需求会相应增加,所以孕中期的准妈妈需要补充丰富的营养,如蛋白质、维生素、碳水化合物、矿物质等。因此,必须适量增加这些物质的摄入,多吃一些蛋类、奶类制品、肉类、五谷杂粮、蔬菜及水果,以保证胎儿的发育。

(一)孕后4个月阶段

为了配合胎儿骨骼的发育和胎教的需要,准妈妈应当多吃鸡蛋、胡萝卜、菠菜、海带及牛奶等营养品,同时要补充足够的脂肪。这个时期对维生素的要求也是比较高的。

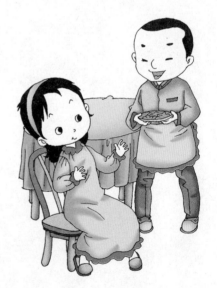

1. 营养豆腐

原料:豆腐、鲜肉、胡萝卜、黑木耳、鸭蛋、青菜梗、清油、食盐、鸡精、淀粉各适量。

做法:

(1)豆腐切成小块在沸水锅里焯一下捞出,鸭蛋做成蛋糕(蛋去皮放入容器内,加盐、鸡精打匀,上笼蒸或在锅中煎都可以),胡萝卜、青菜梗、蛋糕分别切成小片,黑木耳泡发后洗净。

(2)炒锅放入清油烧热,投入肉片煸炒几下后倒入青菜梗、胡萝卜、黑木耳,炒约二三分钟后加入清水烧滚,倒入豆腐及蛋糕,并加入食盐,约二三分钟,加入鸡精,勾薄芡,淋入明油出锅。

特点:柔嫩可口。

功效:色泽美丽,引人食欲。此菜的六味原料中,不但营养互补,而且具备了人体的多种营养素,可算是怀孕妇女菜桌上的极品。

2. 油焖茭白

原料:茭白 500 克,精盐、白糖、酱油、姜末、鸡精、花生油各适量。

做法:

(1)将茭白洗净,用刀削去皮,入开水锅里烫一分钟后捞出,小的剖成两瓣,大的剖成四瓣,用刀轻轻拍几下,再切成 3 厘米长的段。

(2)锅置火上,放入花生油烧热,下姜末,将茭白略炒几下,加入酱油,炒上色,放精盐、白糖炒匀,倒入开水,开锅后小火焖至汤汁将尽时,加鸡精后翻炒均匀即可。

特点:色泽酱红,软嫩爽口。

功效:茭白富含蛋白质、脂肪、维生素 B_1、维生素 B_2、维生素 C、维生素 B_3、粗纤维、钙、磷、铁等营养成分,有清热解毒、除烦止渴、通利二便的作用。特别适合准妈妈中期食用。

> **>> 专家温馨提示**
>
> 准妈妈饮食应该做到多样化,不偏食不挑食,吃饭时细嚼慢咽,少食多餐,每餐不能吃太饱,要忌食辛辣食品,要低盐偏淡,多摄取蛋白质、植物性脂肪、钙、维生素等营养丰富的食物。

(二)孕后 5 个月阶段

在准妈妈的妊娠进入第 5 个月的时候,准妈妈的子宫高度可达到肚脐,腹部的皮肤绷得很紧,体重平均会再增加 1~3 千克。在第 18~20 周,医生已经能听到胎音了。在此时,准宝宝的身长已经达到 25~30 厘米,体重为 225~450 克。

在这段时期,准宝宝的生长速度更快,内脏已经发育成熟,全身绒毛、头发、眉毛、指甲等均长出,并开始有皮下脂肪,已经有了规律的睡眠及清醒周期。

从怀孕第 5 个月起,准妈妈的基础代谢率增加,每天所需的营养也比平时多。孕妇的食欲增加,所以体重会明显上升,皮下脂肪的堆积会使准妈妈看起来胖了很多。如果平时饮食荤素搭配合理,营养一般不会有什么问题。由于食欲增加,孕妇的进食会逐渐增多,有时会出现胃中胀满。此时可服用 1~2 片酵母片,以增强消化功能。也可每天分 4~5 次吃饭,既补充相关营养,也可改善因吃得太多而胃胀的感觉。

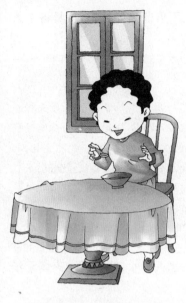

1. 脆皮咖喱奶

原料:奶粉60克,白糖15克,咖喱粉30克,沙姜粉10克,青椒15克,红椒10克,洋葱15克,花雕酒6克,精盐、味精、椒盐、孜然粉、粟粉、干淀粉各适量,色拉油1500克。

做法:

(1)奶粉、白糖、精盐、味精、咖喱粉、沙姜粉、粟粉等共纳一盆,再加入适量清水搅拌成奶浆;青椒、红椒、洋葱均切末。

(2)净锅上火,放入清水烧沸,将奶浆慢慢淋入锅中,并用手勺朝一个方向慢慢推搅,全部淋完后转为中火,视奶浆略呈糊状时,起锅盛入深盘内,待冷却后切成6厘米长的粗条。

(3)油锅上火,烧至六成热,将奶浆条逐一沾匀干淀粉,下入油锅中炸至金黄色时,捞出淋油。

(4)锅底留油,投入青椒末、红椒末、洋葱末爆香,烹入花雕酒,倒入奶浆条,调入椒盐、孜然粉颠匀,起锅装盘即成。

特点:色泽金黄,外焦内嫩。

功效:开胃,增加营养蛋白,增加钙质。适合孕中期妇女食用。

2. 鲜蛋蒸肉饼

原料:新鲜猪肉200克,成蛋黄一个,葱花、马蹄碎、精盐、酱油、鸡精、麻油、荽粉各适量。

做法:用上述所有调料连同马蹄碎加少许清水与肉馅搅拌均匀,将调好的肉馅放在一个稍微有弧度的盘子里,压平成肉饼,再将咸蛋黄放置肉饼中央,然后放入蒸锅内蒸10分钟,出锅时放上葱花。

特点:味道浓香,口感清脆。

功效:可提供足够的淀粉蛋白质、植物纤维。

>> 专家温馨提示

从第5个月起,准妈妈虽然要注意补钙,并要加服鱼肝油,但有些人因补钙心切而大量服鱼肝油,这样做是不妥当的,因为过多服用鱼肝油,会使胎儿骨骼发育异常,造成许多不良后果。还要补充维生素D以促进钙的吸收,对于长期在室内工作,缺乏晒太阳机会的准妈妈们更是如此。

(三) 孕后6个月阶段

到了第6个月,准妈妈的子宫进一步增大,体重急剧增加,腰部明显增粗。有时准妈妈会觉得下腹两侧有针刺般的疼痛。乳房增大的同时乳腺功能发达,可流出稀薄的乳汁。

与此同时,腹中宝宝的身长也达到了30~35厘米,体重450~700克。这个月不但是准妈妈体重增加最快的月份,同时也是宝宝生长极为迅速的一个月。胎儿的皮肤呈红色并带有皱纹,还有一些细软的汗毛。这时,宝宝的头部相对身体来说很大,通常能看到眉毛和睫毛,宝宝能睁开眼睛、握紧小手。

在这个月,尤其要预防缺铁、缺钙,由于胎儿生长较快,饮食应富含蛋白质、矿物质和维生素。同时,由于前段时间出现的妊娠反应,准妈妈的食欲不振,导致体内营养摄入不足,直接影响到胎儿正常的生长发育。如果钙补充不足,准妈妈容易发生软骨病、牙疼或患有口腔炎,胎儿容易患先天性佝偻病;如果铁补充不足,准妈妈很容易发生贫血。因为胎盘和胎儿的发育都需要增加血液量,以致铁的供给量要达到怀孕前的两倍,如供给不足,会造成胎儿宫内发育迟缓等。所以准妈妈尤其要补充铁和钙。

1. 黄花菜烧鸡

原料:母鸡一只,黄花菜50克,料酒、鸡精、精盐、酱油、葱段、姜片各适量。

做法:

(1)将母鸡洗净,切成块,黄花菜用温水泡好,去老梗杂物,多次用清水清洗。

(2)将鸡块下锅爆炒,炒至水干加酱油继续煸炒,加适量清水、精盐、葱段、姜片、料酒烧至鸡肉熟,加入黄花菜继续烧至鸡肉熟烂、黄花菜入味,放入鸡精,装入盘中即可。

特点:味道清香、鸡肉鲜嫩。

功效:黄花菜又称金针菜,配以补中益气、添精髓的鸡肉组成此菜,含有丰富的蛋白质、脂肪、钙、磷、铁、胡萝卜素、维生素 B_1、维生素 B_2、维生素 B_3 等,具有益智健脑、补五脏、益气力、明目的作用。孕中期的妇女食用此菜,能防病强身,有利于胎儿大脑及各器官的发育。

2. 排骨冬瓜汤

原料:猪排骨250克,冬瓜500克,精盐、胡椒粉、鸡精、葱花各适量。

做法:

(1)将猪排骨洗净,用刀剁成5厘米长的小块,随温水下锅煮去血水,捞出备用。

(2)冬瓜去皮,去瓤洗净,切成与排骨大小相同的块。

(3)锅置火上,放入排骨,加清水烧开,转小火煮烂。在排骨炖至八成烂时,下冬瓜炖熟,加入鸡精、精盐、胡椒粉,撒入葱花,盛入汤碗内即可食用。

特点:鲜香味美,清淡利口。

>> 专家温馨提示

准妈妈应该少吃油脂过多的食物,以免引起下肢水肿,患有高血压、心脏病的孕妇更应该注意。

功效:此菜含有丰富的蛋白质、钙、维生素C、脂肪等营养成分,还有人体必需的锌、钾、硒等微量元素。冬瓜有清热、利水、化痰、降脾胃火的作用,排骨含钙质比较多,是准妈妈补钙的良好来源。

(四)孕后7个月阶段

当准妈妈进入妊娠的第7个月,由于子宫及乳房越来越膨胀扩大,以致腹部和乳房可能会形成妊娠纹。并且,有时候由于子宫的收缩,准妈妈偶尔会感到疼痛,并出现胃灼热、消化不良等状况。体重会增加1~2千克。

而此时的准宝宝已经大约1.4千克重,长度40厘米,并且开始会吮吸拇指、打嗝、哭泣,能尝出甜味或酸味,对刺激会发生反应,包括疼痛、亮光和声音,能分辨出妈妈的声音,同时对外界的声音也有了喜欢和厌恶的反应。

在这个月,准妈妈生长迅速,每日平均增重10克,准妈妈在提高饮食数量的同时,还须提高质量,多吃营养丰富的食物,特别是富含蛋白质、钙、磷、碘、锌以及各种维生素的食物。注意增加热能,增加餐数,并且食量要适度,不能给胃肠增加负担。

1. 蒜蓉荷兰豆

原料:荷兰豆200克,蒜蓉25克,料酒、鸡精、精盐、植物油、葱花、姜末各适量。

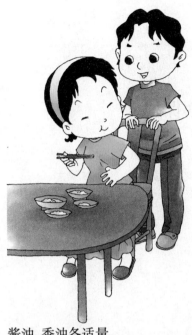

做法：

（1）将荷兰豆去掉筋，洗净；大蒜剁成蒜蓉。

（2）炒锅上火，加入植物油，放入葱花、姜末。用中火炒出香味，把荷兰豆放入锅中，用大火快速翻炒，加入料酒、精盐、鸡精、蒜蓉炒匀，取出装盘即可食用。

特点：蒜香浓郁，清香可口。

功效：荷兰豆富含多种维生素，具有和中下气、止渴、止泻、利小便的作用。准妈妈可多食，防止维生素缺乏，以免影响胎儿的发育。

2. 肉丝拌豆腐皮

原料：瘦猪肉 200 克，豆腐皮 200 克，黄瓜 100 克，海米 15 克，精盐、鸡精、大蒜、花生油、醋、酱油、香油各适量。

做法：

（1）将瘦猪肉洗净，切成细丝；炒锅置火上，放入花生油烧至六成热，下肉丝迅速炒散，待肉丝色时，加入酱油，煸炒几下，出锅，放入小盆内即可。

（2）将豆腐皮洗干净，切成丝，用开水烫一下，捞出；黄瓜洗净，用凉开水冲一下，切成丝，放入小盆内；海米用温开水泡好，捞出，撒在上面。

（3）大蒜剥去皮，捣成泥，加入精盐、醋、酱油、香油、鸡精，兑好汁，浇在小盆内，拌匀装盘，即可食用。

特点：色美味鲜，清香味浓。

> **>> 专家温馨提示**
>
> 第 7 个月已经开始进入孕中期的最后时期，准妈妈在各方面的情况同前一个月相差不大，但是准妈妈在这个月面临着妊娠高血压综合征的危险，所以在饮食方面需要特别小心。最好不多吃动物性脂肪，减少盐的摄入量，日常的饮食宜清淡，忌吃咸菜、咸蛋等含盐高的食品。水肿明显的准妈妈必须控制每日的盐摄入量。

功效：此菜含有丰富的蛋白质、钙、磷、锌、铁等矿物质，维生素 B_2、维生素 B_{12}、维生素 B_3 的含量也非常丰富。豆腐皮能健脾和胃，宽中下气，利水消肿。猪肉有滋补肾阴、滋养肝血的作用。孕中期常吃此菜有利于准妈妈的健康和准宝宝的正常发育，可防止孕妇浮肿。

第四章

高龄准妈妈孕中期保健

进入妊娠中期以后,孕妇体内已经形成了适应胎儿生长的新的平衡,孕吐等不适应反应也逐渐消失,孕妇的情绪也变得相对稳定。有的孕妈妈为了确保自己和胎儿的健康平安,少活动,就连家务活都不敢插手了。孕中期其保健的重点应在于通过生活、工作和休息的适当调整,保证良好的心理状态。

一、孕中期心理调整

进入妊娠中期以后,准妈妈体内已经形成了适应胎儿生长的新的平衡,孕吐等不适应反应也逐渐消失,准妈妈的情绪也变得相对稳定。所以,孕中期准妈妈心理保健的重点在于通过生活、工作和休息的适当调整,保证良好的心理状态。这一时期,准妈妈进行心理调整应注意以下几个方面:

(一)避免心理上过于放松

孕中期身体状况的安定,可能会导致准妈妈精神上的松懈。很多准妈妈在这一时期会大舒一口气。但是,孕中期并不一定就平安无事。由于怀孕造成各个系统的负担,可能加重原有的心脏、肾脏、肝脏等病情。孕中期也可能会出现各种病理状况,如妊娠高血压综合征和贫血等。所以,在这一阶段过于放松对身体状况的注意,很可能会导致不良后果。所以,孕中期即使没有特别的不适感仍应定期到医院接受检查。

（二）减轻对分娩的恐惧

虽然此时距分娩尚有一段时间，但毕竟已经使准妈妈感受到一种压力。有些准妈妈会从这时开始感到惶恐不安。这是因为她听信了分娩如何痛苦的传言，或受到影视过分渲染分娩场面的原因。其实，分娩无痛苦是不可能的，但过分恐惧并不是好办法。

准妈妈应在这一相对稳定的时期学习一些分娩的相关知识，对分娩有一个科学的认识，能够有效地缓解由此带来的压力和恐惧感。

另外，在这一时期准妈妈可以和家人一起为尚未出世的宝宝准备一些必需品，也许能使心情好转。这样做往往可以使准妈妈从对分娩的恐惧中解脱出来而转变为对分娩急切的盼望。

（三）过分依赖

毫无疑问，孕中期准妈妈适当做一些工作，并参加一些平缓的运动没有危害。但有些准妈妈因体形显露而不愿活动，每天不干任何事情，凡事都由准爸爸包办，以为这样才对胎儿有利。可这样做却容易引起心理上的郁闷、压抑、孤独，这对胎儿是不利的。事实上孕期维持一定的运动，对胎儿和母亲都有好处。母亲的血量增加、焦虑心情减轻、生产产程会缩短、自然生产机会提高、胎儿窘迫概率降低，平均胎儿体重比不运动的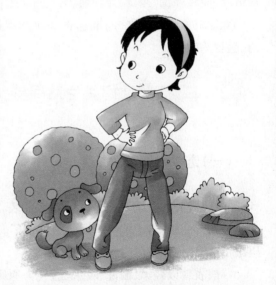妈妈少（宝宝脂肪减少了），且运动的母亲所生的宝宝，运动神经元的发育比一般新生儿更快。所以，孕中期准妈妈可以从事家务劳动，如果没有异常情况，孕中期仍能正常上班，这样对于改善心理状态也大有益处。

（四）给准爸爸的特别建议

准爸爸要在准妈妈的饮食上下功夫。准妈妈到了妊娠中期，由于妊娠反应消失，胎动出现，胎儿发育迅速，准妈妈的情绪明显的好转而且稳定，食欲旺盛，食量增大，所以做准爸爸的就需要在准妈妈的饮食上下功夫。首先，不可以讥讽准妈妈饭量大；其次，亲自动手为准妈妈选购、烹调各种可口的佳肴；再次，注意核算每日准妈妈饮食的营养量，保证营养平衡，并根据准妈妈的健康状况，适当调整食物结构。

>> 科学小贴士

美国的优生学家认为，胎儿最喜欢爸爸的声音。也许是因为男性特有的低沉、宽厚、粗犷的噪音更适合胎儿的听觉功能，胎儿对准爸爸的声音总是表现出积极的反应，这一点是准妈妈无法取代的。

做好家庭监护工作。孕中期是宝宝发育的重要时期，做好家庭监护不仅可以了解胎儿的发育情况，而且能及时发现异常情况。

除以上重大责任之外，准爸爸还应和准妈妈一起进行胎教，对宝宝施以听觉的、触觉的刺激。

二、高龄准妈妈生活保健

（一）选择合适的孕妇装

在怀孕初期，准妈妈还可以穿着娃娃装、韩版服装或者宽松的 T 恤衫度过，到了孕中期，你就要考虑购买合适的孕妇装了。现在孕妇装的专卖店非常多，款式也层出不穷，让你怀孕的时候也一样美丽。

一般衣料以轻柔、耐洗、吸水、透气为原则。孕期新陈代谢加强而使得你经常出汗，为保持皮肤干净你需时常清洗衣服，所以选料时要考虑好洗和耐洗的因素。夏天的衣装与皮肤直接接触，因此要选用透气性强，并具吸汗功能的衣料，以防发生汗疹、疖肿等皮肤感染。另外还要考虑未来几个月的天气是越来越冷，还是越来越热，以选择合季的孕妇装。

孕妇装的款式一般有以下几种：

1. 连身孕妇裙

这种裙装是孕妇在夏天最好的选择了，凉快、方便穿脱、没有束缚感，也很方便准妈妈经常去洗手间。也有秋装是连身裙的，可能是一整套，也可能是背心连衣裙。前者简单方便，后者需要在里面多加一件衣服搭配，但是变化会多一些，比较灵活。要注意因为秋冬季节天气比较凉，穿秋装连身裙的准妈妈不能像夏天一样光着腿穿裙子，而要搭配上一条孕妇专用的裤袜。这种裤袜在肚子和臀部都进行过特殊制作，高腰而且宽松，不会对腹部造成压迫。你只要注意选择腿部松紧比较合适的就可以，不要太紧，否则会引起血液循环不良，而且如果接下来的日子，你的腿部有水肿的话，太紧的裤袜就不合适了。

>> 专家温馨提示

秋裤选择有妙招：

适合外面穿着的孕妇装很容易买到合适的，最让准妈妈头痛的就是贴身的秋裤很难选到合适的，不是裤腰不够高，不足以包上整个肚子，就是裤腰不够宽大，不能满足日益增长的肚皮的需要。这里有个小建议，如果你老公比你高大一些的话，你可以把他的秋裤拿来穿，不少准妈妈都觉得这是个好主意！

2. 孕妇背带裤

这款也是经典的孕妇装，最大的特点是百搭，里面可以穿短袖、长袖，甚至小毛衣，外面还可以配搭外套。适合秋冬季节穿着。尤其对于下肢水肿比较严重的准妈妈来说，宽松无压力的裤腿非常舒适。但是准妈妈频繁去洗手间的话，相对就不太方便。

3. 上衣、裤子孕妇套装

这种搭配的孕妇装特点是灵活多变，适合爱变化穿着风格的准妈妈选择。两段式的孕妇装穿起来后行动比较方便，也很遮盖体型，不会像前两种孕妇装那样看上去是典型的孕妇打扮。而且孕妇裤通常裤腿比较合身，只是裤腰设有可以调整松紧的扣子，所以你在分娩之后，身材还没有完全恢复的时候还可以穿上它来过渡一段时间。

（二）高龄孕妇吃红糖和鸡蛋的好处

红糖的营养成分比白糖多，如所含的钙比白糖多 2 倍，含铁比白糖多 1 倍。红糖还含有胡萝卜素、维生素 B_2、维生素 B_3 和其他微量元素，这些成分都是怀孕和哺乳期母亲及胎儿、婴儿十分需要的营养成分。另外，红糖性温，具有健脾暖胃、缓解疼痛、散寒、活血的功能。民间验方中也常用红糖来治疗痛经、崩漏、产后血亏等症。红糖还可以治疗产妇的贫血。

鸡蛋是广大孕产妇的必备食品，或叫营养品，含有较多的蛋白质，妇女怀孕期间不应间断鸡蛋的进食，不断补充蛋白质，能促进胎儿各个器官发育完善。注意每日吃2～3个即可。产后的妇女吃鸡蛋可促进乳汁分泌，增强母子健康。但有人产后用鸡蛋当饭，吃得太多，是不可取的。这不仅仅是浪费，还造成蛋白质吸收不了，引起消化不良，多则每日吃4～5个即可。

防止孕产妇吃腻，鸡蛋可以经常变换花样来吃，不要单纯烹煮着吃。

（三）高龄孕妇怎样轻松洗澡

高龄孕妇洗澡最好不要泡在水里，千万别到公共浴池去洗澡。因为妇女怀孕期间，阴道内乳酸量降低，对外来病菌的杀伤力大大降低，泡在水里有可能会使脏水进入阴道，容易引起宫颈发炎、附件炎，甚至发生宫内或外阴感染，严重时可发生早产。洗澡时间也不要太长，每次洗澡时间以不超过15分钟为宜，因为洗澡会使人血管扩张，血液自然流入躯干、四肢较多，进入大脑和胎盘的血液暂时会减少，氧气的含量也会减少，如果孕妇洗澡时间过长，不但可能引起自身脑贫血，发生晕厥，还会造成胎儿缺氧，有影响胎儿神经系统生长发育的可能。洗澡水冷热要适中，太冷太热同样都有造成流产的危险。另外，水太热对胎儿发育不利，因为胎儿泡在羊水中，通过脐带与母体相连，水温过高，就会使母体体温暂时升高，羊水的温度也就升高，会破坏羊水的恒温，有可能杀伤胎儿的脑细胞。

最理想的是每天都能温水淋浴，如果条件不允许，可以用温水擦擦身子。

另外，洗澡时注意不要滑倒，特别在妊娠晚期，肚子隆起很高，更要留神。冬天洗澡注意别着凉。有条件的请别人帮助洗澡。

（四）高龄妊娠期不应睡软床

妊娠期的妇女脊柱腰部前屈较未孕妇女更大，若睡弹簧软床仰卧时，其脊柱呈弧形，使已经前屈的腰椎小关节的摩擦增加。仰卧时，脊柱向内侧弯曲。长期睡软床，会造成脊柱位置失常，压迫神经，增加腰肌的负担，不但不利于生理功能的发挥，也不能消除疲劳，使孕妇常常感到腰痛。

在睡眠中，人们的睡姿是经常变动的，辗转反侧可达20余次，这样有助于大脑皮质抑制的扩散,提高睡眠的效果。孕妇由于胎儿的不断增大,腹部隆起,翻身很不方便。若睡软床身体会深陷其中,而且更不容易翻身。这样的睡眠不但不利于消除疲劳,还会给孕妇增加疲劳。

此外,孕妇不论向哪侧卧,都会压迫附近的器官和组织,甚至引起一些疾病。如孕妇仰卧时,增大的子宫会压迫腹主动脉及下腔静脉,影响胎儿的活动和发育,或出现下肢、外阴及直肠静脉曲张,有些人会因此患褥疮。如右侧卧位,孕妇会因右输尿管被压,而增加患肾盂肾炎的机会。左侧的卧位,孕妇心脏受压。要避免这些不利于母胎健康的因素,应左、右侧卧位交替进行最佳。睡弹簧软床恐怕很难做到。

孕妇最宜睡棕绷床或硬板床上铺厚棉垫。

>> **高龄孕妈妈注意事项**

高龄孕妇睡什么样的床最合适?

一般可用棕绷床或硬板床,硬板床上以铺9厘米厚的棉垫或4千克以上的棉被褥为宜,枕头宜松软高低适中。双下肢水肿的孕妇,可以在双侧小腿下垫棉被之类的松软垫以利于水肿消失。

(五) 孕妇应具有的标准姿态

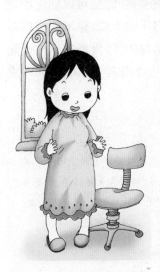

到了孕中期,准妈妈的腹部逐渐向前突出,身体的重心发生了变化。同时骨盆韧带出现了生理性松弛,容易形成腰椎前倾,给背部肌肉增加负担。准妈妈容易因此而疲劳或者腰痛。这时,练就标准的孕妇姿态,有助于减轻这些不适。

1. 走

挺直身躯,背直,抬头,保持全身平衡。

有的准妈妈肚子一大起来,向前牵拉腰部,自己也不由自主地向前弓腰,这样会使你在怀孕后期的腰痛症状加重,要保持腰背部挺直。你可以背部贴着墙练习一下,双脚微微离开墙面约15厘米,然后双脚站开与肩同宽,稍稍弯曲膝盖,好让身体大部分重量落在大腿上。另外感受一下你的脚跟是否承受了很多重量,如果是的话,这很容易造成下背部的肌肉拉伤。这个练习适合怀孕中期。

2. 坐

坐的位置要舒适,最好坐有靠背的椅子或沙发。

整个臀部都要坐进座椅,背部笔直靠着椅背,双膝稍分开,座椅的高度以能让膝部成直角为宜。如果凳子较高,不能让双脚轻松地踏在地板上,最好找个脚凳来踩一下;不要坐那些很窄的凳子,以免不小心就容易失去平衡;也不要坐很绵软、很低的沙发,这样会影响血液循环,站起来的时候会很吃力,而且需要弯腰从而压迫到腹部。因此,站起来的时候,最好利用扶手支撑,不应快速站起,以免引起体位性低血压。另外,你还要改掉跷二郎腿的习惯,因为这也会引起血液循环不良。

3. 站

准妈妈最好不要过多站立,容易造成血液循环不良。

站的时候,两脚稍微分开,让重心落在两脚中间。若站立时间较长,则两脚一前一后站立,隔几分钟后变换前后位置,使重心落在伸出的前腿上,以减轻疲劳。或者把一只脚放在台阶上或者矮凳上休息一下,隔几分钟再换换脚。

4. 睡

对于怀孕 4 个月以上的孕妇来说,尽量避免仰睡。

因为沉重的子宫容易压迫到脊椎旁侧的大血管。左侧卧位睡觉可以促进胎盘的血液循环(至关重要的左侧卧位)。这里要强调的是起床的方式,你不能像以前一样,从仰卧位直接就坐起来。要先侧身,再用手臂支撑身体,慢慢坐起。你可能会觉得自己没有那么笨重,不需要这样"分节"起床,但这可以避免你的背部和腹部肌肉在突然起床时受到拉伤。

>> 专家温馨提示

怀孕早期(1~3 个月),可采用仰卧位、侧卧位。但趴着睡觉,或搂着布艺枕头睡等不良睡觉姿势应该改掉。怀孕中期(4~7 个月),如果准妈妈羊水过多、双胎或多胎怀孕,就要采取侧卧位睡姿。如果准妈妈感觉下肢沉重,就要采取仰卧位,可用松软的枕头稍抬高下肢。怀孕晚期(8~10 个月),宜采取左侧卧位。

三、孕中期皮肤保健及护理

在这一时期,由于雌、孕激素水平发生变化,会导致准妈妈的皮肤发生一些孕期特有的改变。这些改变大部分准妈妈都会发生,只是轻重程度不同而已。很多准妈妈非常担心皮肤的改变会持续至妊娠后,甚至影响外表的美观,所以心理负担很重。其实大可不必担心,下面逐一介绍妊娠可能会给皮肤带来哪些影响以及相应的对策,帮助准妈妈减轻困扰,更好地面对这些变化。

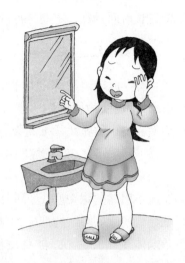

1. 妊娠斑

妊娠斑又称黑斑,是界限不明的网状或片状色素斑,由色素分泌变化引起,主要分布在双颊、额头、上唇等明显区域。其产生与孕妇的体质、肤质、激素水平、日晒时间及生活压力都有关系。其实大多数妊娠斑都会在生产后自动消失,准妈妈千万不要为脸上的妊娠斑过分担忧,影响心情。

预防方法:

妊娠斑常常成为产妇情绪低落,引发家庭矛盾的原因,甚至成为产后心理障碍产生的原因。长妊娠斑的准妈妈要注意调整自己的心态和情绪。

要预防妊娠斑的产生,怀孕期间就要注意防晒,尽量不要长时间暴露在阳光直射环境中。如果不得不长时间进行户外运动,可涂抹一些性质温和的防晒乳液,防止皮肤晒伤。另外,有规律的生活作息,每天保持 8 小时充足睡眠是绝对必要的。合理膳食,每天补充足够的维生素尤其是维生素 C,对改善皮肤状况也有一定作用。

注意事项:

如果产后妊娠斑的情形没有明显的改善,可以咨询皮肤科医生,酌情应用药物对症治疗;或者使用物理治疗方法,如导入及脉冲光治疗,来改善这种情况。

2. 皮肤感染

怀孕期间,由于准妈妈的免疫功能有不同程度的降低,容易出现感冒、鼻炎、咽炎、阴道炎或各种皮肤感染,如灰指甲、体癣、外阴炎、单纯疱疹等。这些皮肤上的感染病,通常不会对子宫中的胎儿造成严重影响,而且可以通过涂敷外用药得到治愈。但是往往病程较长,极易反复发作。

预防方法:

预防孕期感染要做到三点:首先,保持良好的个人卫生习惯;其次,尽量减少和患有可传染性皮肤疾病的患者接触,避免在空气流通不畅的人群拥挤的环境中停留过长时间;最后,定期进行产科检查,及时发现表面现象下可能隐藏的问题。

3. 妊娠纹

怀孕时随着孕周的增长,子宫增大,皮下脂肪增厚,皮肤的伸展跟不上肚子增长的速度,常会使真皮中的弹性纤维断裂,皮肤形成深红色条纹,就是妊娠纹。妊娠纹刚出现时是深红色,有时会感到瘙痒,随着孕周的增长,深红色会逐渐变成不明显的银白色,等到分娩结束后,妊娠纹就会变浅。妊娠纹的产生和很多因素有关,比如孕期体重增加过快,自身皮肤弹性差,胎儿过大等。

>> 准妈妈早知道

如何正确对待妊娠纹?

孕期进行适当的锻炼,增加皮肤对牵拉的抗力。对局部皮肤使用祛纹油进行适当的按摩,促进局部血液循环,增加皮下弹力纤维的弹性。怀孕中避免体重增加过快或过多,体重的增长控制在 12 千克。如能坚持孕期适宜的皮肤护理,分娩后就比较容易恢复原有的美丽容颜和健美体形。

减少妊娠纹的方法:

(1)适量饮食,防止体重增长过快。

(2)在孕期选择合适的乳罩,减少乳房的不适。

(3)经常按摩自己的乳房和腹部。

(4)洗完澡后,在腹部涂抹一些含有维生素 E 的护肤品或橄榄油。

预防方法:

想要尽量减少妊娠纹的出现,需要注意三点:首先,在怀孕期间要小心控制体重的增加,如果怀孕期间体重增长太快,不但肚皮上会有妊娠纹,连臀部、大腿都会产生;其次,进食一些富含胶原蛋白的食物,如猪蹄、鱼肉等;另外,还可以使用对胎儿无害成分的保湿乳液按摩以增加皮肤的伸展性。

注意事项:

妊娠纹一旦形成,目前并没有任何办法祛除。如果发现妊娠纹瘙痒非常严重,影响到准妈妈的日常休息,可以使用一些止痒药物。若瘙痒没有及时得到治疗,由于反复抓挠,妊娠纹形成处皮肤变薄,很容易使得皮肤破溃,导致较严重的感染问题。

4. 湿疹或过敏性皮肤炎的恶化

本来就是过敏体质的准妈妈在妊娠期间对药物或食物会变得更敏感,一些从来不过敏的食物有可能突然成为过敏源,导致过敏反应出现。或者没有接触什么明确的过敏源,但身上会反复出现大片的凸起的皮疹,皮肤颜色不会有太大变化,但是往往伴有严重的瘙痒。

预防方法:

孕期准妈妈应尽量减少与过敏源的接触,避免使用平时没有使用过的药物或者食用以前没有吃过的食物。

注意事项:

如果出现严重的过敏症状,如全身皮疹,高热,甚至昏迷,需及时就医。

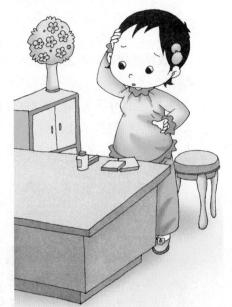

5. 妊娠疱疹

妊娠疱疹是发生在妊娠期的一种奇痒的、充满液体、呈小水泡状的皮疹。一般认为妊娠疱疹是由孕妇的自身免疫反应所引起的。这种疱疹不常见,可能在妊娠12周以后的任何时间或者在产后出现。疱疹多发于腹部,可向全身各处弥散,有时分娩后反而加剧,但大多数在产后几周或几个月内消失。妊娠疱疹在以后再次妊娠时常有复发。

治疗方法:

对于轻度的疱疹,用皮质类固醇霜剂涂抹患处比较有效。重度的疱疹,可通过口服皮质类固醇进行治疗。

6. 妊娠荨麻疹

妊娠荨麻疹是一种妊娠期常见的瘙痒性皮疹。其表现为剧痒、红色、形状不规则、扁平或微凸的斑块,有时中心有小水泡。皮疹常位于腹部,可向大腿、臀部扩散。疹子一般在妊娠最后2~3周出现,但也可能发生在妊娠24周后的任何时间,有时因为瘙痒导致孕妇彻夜难眠。

治疗方法:

妊娠荨麻疹一般在分娩后迅速消失。通过涂抹皮质类固醇霜,瘙痒和皮疹同样可以得到缓解或彻底消失。

7. 阴道炎症

大多数伴有瘙痒症状的阴道炎症都与霉菌有关,准妈妈可以选用以下方法进行缓解:

(1)在医生指导下进行栓剂治疗。

(2)经常从前到后清洗外阴。

(3)清洗外阴时,在水中加几滴醋。

(4)选择合身的纯棉内裤。

(5)少吃甜食,减少糖分的摄入。

>> 专家温馨提示

怀孕期间,许多妇女都会有皮肤痒的症状,除非很严重,甚至痒到无法入眠或影响身心,原则上,最好少用药物。可以试用非药物性的方法来预防或减轻皮肤痒的症状:避免流汗,流汗后尽快擦干;衣着宽松舒适,尽量穿棉质吸汗的衣服;尽量少用消毒药水或肥皂等刺激皮肤或使皮肤干燥的化学物质;不要用指甲大力搔痒,以免刮伤皮肤,造成感染。

四、孕中期运动保健

(一)高龄妊娠期注意适当劳动

妇女妊娠后不应该拒绝一切劳动,力所能及的劳动对孕妇是有益处的,它可以增加血液循环,促进新陈代谢,有利于母子健康,还有利于分娩顺利,减少难产发生率,但由于妊娠后妇女体内发生了许多变化,各种器官负担加重,劳动时若不量力而行,易发生意外或得病。

妊娠期间,一般可以照常参加工作和劳动。在城市,一般家务劳动都比较轻,除注意不要提水、登高外,简单的家务都可以做。但工作环境及工种各有不同,应注意不做使用爆发力的工作,有被挤被撞危险的工作及水中作业、高空作业、有毒污染的环境工作及接触射线的工作,妊娠七个月左右应避免上夜班。在农村,孕妇可以做一些家里、地里不太重的劳动,要避免过重的劳动和剧烈的运动,如挑担子、背东西、推碾子、拉磨、插秧、割麦子(或稻子等),不应该蹲着、站着或弯腰干活。避免登高,走远路,尤其不能干喷洒农药、施化肥之类的工作。因为农药和化肥中的有害物质,吸入后会影响母婴健康,有的还会引起流产。

孕妇在妊娠期间易感疲劳,工作都要量力而为,如感到腰疼或腹部下坠,应立即休息。

(二)高龄妊娠不应放弃体育活动

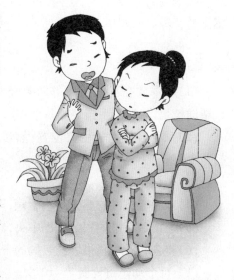

平时喜欢体育锻炼的妇女们,在妊娠早、中期,身体尚灵活的时候,可以根据自己的身体素质和爱好,适当地参加一些体育活动。如打太极拳、散步、简单的体操等。

妊娠期适当的体育活动的好处有:

(1)能促进机体新陈代谢与血液循环。

(2)能增强心、肺功能,有助于消化。

(3)能增进全身肌肉力量。

另外,有的报道说,妊娠期参加适当体育锻炼的孕妇,生出的新生儿心脏比一般新生儿心脏大,这样的婴儿心肌收缩力增强,血液供应充足,有利于婴儿体内各器官和组织的发育。还有的研究证明,孕妇适当运动可以加强胎儿的脂肪代谢,可预防胎儿生出后的"肥胖"现象。如果孕妇能坚持室外活动,经常呼吸新鲜空气,并获得充分阳光,有利于孕妇身体对钙和磷的吸收、利用,既为供应胎儿骨骼发育的需要做好准备,也可防止孕妇本身骨骼软化症的发生。但是,孕妇不能运动量过大,尤其不能参加球类活动及跑、跳运动,以免造成流产或早产。

(三)准爸爸的按摩保健

准妈妈往往情绪波动很大,容易出现紧张、焦躁不安,而这些情绪对腹内的胎儿会有不良影响,所以准爸爸要多给她们一些支持和关怀,成为准妈妈十月怀胎旅程上最好的旅伴,这也会为你们未来小家庭建立良好的感情基础。准妈妈除了心情需要放松之外,她身体也在经受着各方面变化的压力,这会使准妈妈抵抗力下降、血氧降低、子宫血液循环不良,影响胎儿发育。所以准爸爸在此期间一定要每天帮准妈妈做按摩,放松身心,促进血液循环,减少不适的感觉,按摩的同时也是两人交流、探讨未来的好机会。

可选择在睡前按摩,有助于准妈妈松弛神经,改善睡眠。按摩时间长短应根据准妈妈的需要,无须硬性规定。可能准妈妈在享受的过程中就沉沉地进入梦乡了,所以最好在睡床上进行按摩。按摩的力度要稳定,缓慢,可根据准妈妈的感觉是否舒适来调整。

>> 准爸爸早知道

胎谈是妻子怀孕期间丈夫的主要任务之一,向准妈妈腹中的胎儿传递暖意融融的爱,有助于促进孩子脑部的发育以及形成善良的天性;再配合丈夫温柔的腹部按摩,则会让母子都感觉到身心愉悦。这对培养整个家庭的幸福感非常有帮助,并且能够有效避免夫妻之间因生活琐事发生的口角,而这一切都是还未出生的小生命最喜欢的。

1. 按摩头部要诀

(1)双手放在准妈妈头部两侧轻压一会儿,以帮助松弛,然后用手指轻揉整个头部。

(2)双手轻按前额中央位置,然后向两侧轻扫至太阳穴。

(3)轻按眼部周围。

(4)双手轻按准妈妈的两边脸颊,再向上扫至太阳穴。

(5)双手放在准妈妈的下巴中央,然后向上扫至太阳穴。

(6)将食指及中指沿着准妈妈的下耳部向四周前后轻按。

以上每个动作需要做7~10次。

2. 按摩肩部要诀

(1)双手按压在准妈妈的肩上,慢慢向下滑落至手腕位置。

(2)双掌放在准妈妈的肩胛中央位置,向外及往下轻压。

3. 按摩手部要诀

(1)先托着准妈妈的手腕,再用另一只手的手指轻轻按捏其手腕直至腋下。

(2)仍旧托着准妈妈的手腕,另一只手上下不停地扫拨推其手腕直至腋下。

(3)双手夹着准妈妈的手臂,上下按摩其手腕直至腋下。

(4)轻轻按揉准妈妈的每根手指。

4. 按摩腹部及锁骨要诀

（1）双手放在准妈妈的前胸锁骨中央位置，沿着锁骨向两边扫出。

（2）双手放在准妈妈的上腹部，慢慢向左右呈"心形"扫向下半部，按后再重回到上腹，整个动作重复5遍。

5. 按摩脚部要诀

（1）先托着准妈妈的脚掌，用另一只手的手指轻轻按捏小腿直至大腿。

（2）仍旧托着准妈妈的脚掌，另一只手上下扫拨小腿直至大腿。

（3）双手夹着准妈妈的脚部，上下按摩小腿直至大腿。

（4）轻轻按摩每根脚趾。

五、围产期保健

围产期是指怀孕28周到产后一周这一分娩前后的重要时期。围产期保健的目的是降低婴儿及母亲的发病率和死亡率。

围产期内，孕妇易得一些与怀孕有关的疾病，这些疾病不仅会影响孕妇的健康，也会影响胎儿。新生儿一声长啼，不少人以为万事大吉了，注意力都转移到母亲的保健上来。其实，刚出生头几天婴儿的保健更应特别注意。这一阶段，新生儿为适应独立生活的需要，体内发生一系列重大生理变化，尤其对于早产儿、低体重儿或某些有缺陷的婴儿来说，如果得到精心护理或治疗得当，不仅可以存活，而且可以防止对今后生长发育的影响，后遗症会大大减少。

>> 专家温馨提示

为按摩效果加分：

（1）双方深呼吸，全身放松，播放一些轻柔的音乐以帮助放松心情。

（2）如果准爸爸的双手粗糙，按摩时可以用些润肤油。

（3）在孕早期及产前1个半月，按摩力度不能太强。

（4）不要在准妈妈饥饿、吃饱或者心情郁闷时按摩。

（5）有些身体部位不可大力按摩，如乳房、背部、腹部、足踝等部位。

>> 科学小贴士

产妇在生产后2～3天所分泌之乳汁，称为初乳。孕妇初乳，虽然不多但浓度很高，颜色类似黄油。与成熟乳比较，初乳中富含抗体、丰富的蛋白质、较低的脂肪及宝宝所需要的各种酶类、碳水化合物等，有助于胎便的排出，防止新生儿发生严重的下痢，并且可增强新生儿对疾病的抵抗力。这些都是其他任何食品都无法提供的。

所以,对新生儿要进行一次全面的检查,对新生儿的缺陷、疾病要尽早、及时发现。任何延误都十分危险。

新生儿的喂养十分重要,出生后半个小时即可喂奶,母乳是新生儿最理想的食物。

 # 六、其他方面的保健

(一)孕中期乳房护理

怀孕期间应穿松紧适宜的纯棉乳罩,既可以避免因为紧束而让乳腺管不通畅,又可避免乳房过于下垂。

由于孕妇皮脂腺分泌旺盛,因此乳头上常有积垢和结痂,怀孕5个月后应经常用清水和柔软的毛巾清洗乳头,但是要注意不能摩擦。当结痂难以清除时,可以先把植物油涂在乳头上,然后等结痂软化后再用清水清洗,清洗之后涂上润肤油,以防皲裂。经常擦洗可以使乳头及根部皮肤的韧性增加,从而耐宝宝吸吮,减少产后哺乳时皲裂的发生。

由于雌激素增多,乳腺导管增生,脂肪沉积,乳房此时的体积和重量都增加了。因此,准妈妈睡觉时尽量不要经常性地侧向固定的一边,可以两边替换侧睡,以防止产后乳房变成一边大一边小,也可以适当多按摩较小一侧的乳房。

孕后期应做乳房按摩。按摩时,两手拇指、食指自乳房根部向乳头方向按摩,每日2次,每次20下。也可用钝齿的梳子自乳房根部向乳头轻轻梳理,这样均能促使乳液产生,并能使乳腺管通畅,有利于产后哺乳。但不要过多刺激乳头,以免引起子宫收缩。

如果准妈妈有乳头内陷的话,可以经常用手指将乳头向外牵拉,坚持一段时间,乳头就可以被拉出来了。

(二)警惕妊娠晚期的阴道流血

妊娠晚期阴道出血的原因较多,最常见的有前置胎盘、胎盘早剥、早产及子宫破裂等,都是一些十分险恶的产科急症。

正常妊娠时,胎盘附着于子宫体部,如胎盘着床于子宫口附近,称为前置胎盘。这是妊娠后期阴道流血的主要原因之一,严重威胁母子的生命安全。表现为无原因、无疼痛的反复发生的阴道出血。初次出血量一般可能不多，随着子宫下段不断伸展，出血量就越来越多。偶尔也有第一次就发生大量出血者。流血越早、越多，说明胎盘的位置越低、越危重。

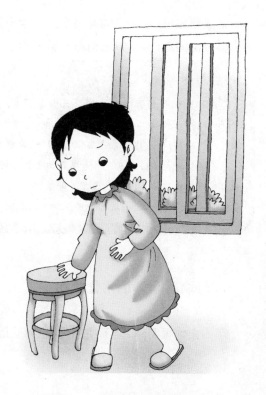

在妊娠末期或临产时，孕妇突然感到剧烈而持续的腹痛，阴道出血量（外出血）不多，而有急性贫血或休克（说明有大量的内出血）征象，伴有子宫局限性或弥漫性压痛，宫体紧张呈板样坚硬。不仅大人的一般情况极差，常常会危及胎儿，可出现胎心音减弱或消失。有些孕妇有妊娠中毒症或外伤史，这时则要考虑到胎盘早剥的可能性，这是一种妇产科急症，需及早就医。

早产多与孕妇的健康状况不佳或妊娠异常有关，可出现不规律的腹痛（子宫收缩）和阴道流血。

子宫破裂是最严重的妊娠并发症之一，通常发生在分娩期，偶尔也有发生在妊娠晚期的。阴道流血仅是子宫出血的外在表现，而内出血更是主要的，大量的。

注意事项：妊娠期间的阴道出血无论量多、量少，病情无论轻重缓急，都是发生了异常妊娠的情况，应及早就医，以便得到良好的诊治。千万不可乱用止血药物，延误治疗的时机，悔之莫及。

（三）高龄孕妇应远离噪声

从孕妇妊娠第20周起，构成胎儿内耳一部分的耳蜗开始生长发育，至婴儿出生后30天时间内，仍在其发育成熟的过程中。在胎儿的内耳蜗成长阶段，极易被频率噪声损害，外环境大量的低频率声音可进入子宫，被胎儿听到。

许多研究资料表明，噪声不但会引起早产、流产、新生儿体重减轻，还能造成胎儿畸形。

造成孕妇早产、流产的原因是因为噪声能使体内分泌腺体的分泌功能紊乱,使脑垂体分泌的催产素增加,引起子宫强烈收缩,导致流产、早产。

>> 科学小贴士

美国一位儿科医生对一组婴儿做了调查,结果证实在机场附近地区,胎儿畸形率由0.8%升到1.2%。其畸形主要发生在脊椎、腹部和脑。日本的调查资料表明,在噪声污染区的居民中,新生儿体重常在2000克以下,而正常新生儿的体重应在2500克以上。

美国推进科学协会在芝加哥举行的年会上曾发出警告:"噪声对胎儿危害极大,因为高分贝噪声能损害胎儿的听觉器官。那些曾经受过85分贝以上(重型卡车声音为90分贝)强噪声的胎儿,在出生前就已丧失了听觉的敏锐度。"

(四)高龄孕妇慎用化妆品

孕妇在妊娠期间,能不使用化妆品,就最好不用。有些化妆品对母胎有危害。

1. 染发剂

孕妇应该禁用。曾有一位孕妇使用了染发剂后,第二天感到头痛,然后整个脸部都肿起来,眼睛无法睁开,随后出现先兆流产的症状。据报道,染发剂对胎儿有致畸形的作用,孕妇应为胎儿的健康考虑,不能使用染发剂。

2. 冷烫精

在妊娠中期,孕妇的头发比较脆弱,极易脱落。使用冷烫精会加剧头发的脱落。

3. 指甲油

指甲油大多是以硝化纤维为基料,配以丙酮、乙酯、丁酯、苯二甲酸等化学溶剂,增塑剂及各色染料制成。这些化学物质对人体有一定的毒性作用。孕妇涂指甲油,虽美化了自己的纤纤细指,却可能危害了腹中的胎儿。孕妇大多喜食零食,指甲油中的有毒化学物质很容易随食物进入孕妇体内,并可以通过胎盘和血液进入胎儿体内,长时间积累,可影响胎儿的健康。

此外,孕妇去医院检查时尤其不要涂指甲油,指甲油掩盖了指甲颜色,妨碍医生的检查和诊断。

（五）高龄妊娠饲养"宠物"注意事项

现在，很多家庭都喜欢养一些"宠物"来增加乐趣，殊不知，这些小小的"宠物"都会对孕妇构成严重的威胁。

首先谈谈弓形虫病，它是由弓形虫原虫侵入，引起的一种全身性传染病，是一种人、畜共患的疾病，其传染源主要是猫类动物，其他如猪、羊、狗等很多动物也可以成为弓形虫病的传染源。它们排出的粪便中含有大量的滋养体，人们若不注意环境卫生与它们接触，或饭前、便后未洗手，或吃了未经煮熟的含有滋养体的肉和水，就很容易被感染。

> \>> 高龄孕妈妈注意事项
>
> 怎样防治弓形虫感染？
>
> （1）要注意日常卫生，每天清除猫的粪便，接触动物排泄物后要认真洗手。
>
> （2）除非孕妇血清检查证明已经有过弓形虫感染，否则孕妇怀孕期间要避免接触猫及其粪便。
>
> （3）弓形虫感染有多种简便有效的药物治疗，如磺胺类加乙胺嘧啶和螺旋霉素等，治疗须按医嘱进行，孕妇感染及时治疗可使胎儿感染机会减少。

人一旦受到传染，其后果取决于其免疫功能强弱。妇女怀孕后，免疫功能下降，易发生感染，孕妇急性感染后，弓形虫可迅速通过胎盘进入胎儿体内，约有1/3的胎儿受到传染。而且越是妊娠早期患病，对胎儿影响越大。

胎儿受传染后，妊娠如不以流产、早产或死胎告终，胎儿即患先天性弓形虫病。存活的胎儿出生后可表现各种畸形。如小头、脑积水、斜视，出现抽搐、发热、黄疸、皮疹、精神发育障碍等症状。

除此之外，猫、狗还可以传播狂犬病、出血热、肝吸虫病等。

第五章

孕中期胎教

孕中期胎儿逐渐长大,胎儿活动的幅度与力量越来越大,母亲已经可以感觉到胎动。这个时期的孕妇除需要像妊娠3个月那样继续把饮食生活调节好,做好早期的胎教外,还有必要增加一些新的胎教内容。如抚摸胎儿、开始训练胎儿的运动功能等。由于这时胎儿已有了精神活动,还可以让胎儿听音乐以及和胎儿对话等直接的胎教措施。

一、胎教,让宝宝赢在起点

接受过胎教的宝宝,一出生就显示了出众的优势:

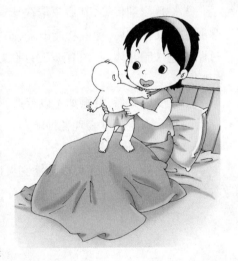

(1)经过胎教的宝宝出生后情绪更稳定,和没有经历胎教的同龄宝宝相比更容易哄逗,哭的时候更容易被安抚。

(2)经过胎教的宝宝有很好的视听能力和注意力,眼睛总是亮亮的,显得特别有神采。

(3)经过胎教的宝宝小手的抓握力及四肢运动能力强。

(4)经过胎教的宝宝扶坐时颈部肌肉张力好,首次抬头相对早一些。

(5)经过胎教的宝宝反应敏捷。在出生后如果大人把手指伸到宝宝嘴边,他很快会做出强烈的吮吸反应。

(6)经过胎教的宝宝对音乐敏感,听到熟悉的胎教音乐会有所反应。与我们以往想象的不同,准妈妈肚子里的宝宝对外部世界并不是一无所知,室外光线明暗的变化,悠扬悦耳的音乐,甚至准爸爸和准妈妈交谈的语气和情绪状态都能够被小宝宝所感知,并影响到他们在准妈妈肚子里的生活状态。所以,在进入妊娠中期以后,除了需要像早期妊娠那样继续把饮食生活调节好外,很重要的任务之一就是要进行早期胎教。

准妈妈在妊娠16周左右会初次感到胎动,这标志着宝宝的中枢神经系统已经分化完全。宝宝的听力、视力在这一时期开始迅速发育,并逐渐对外界的各种刺激做出相应的反应。如果在这个时期给予宝宝各个感觉器官适时、适量的良性刺激,就能促使其发育得更好,为出生后早期教育奠定良好的基础。

 二、具体胎教内容

(一)听觉训练

此阶段宝宝的听觉系统迅速发展,准爸爸和准妈妈可以很好地利用这一段时间,有意识地对宝宝进行相应的听觉训练,例如:播放优美抒情的乐曲、把宝宝作为一个听众,与他聊天、讲故事。这些方法都可以刺激宝宝的听觉发育,而且对孩子未来的听力很有帮助。为宝宝选择胎教音乐时,应选择柔美悠扬、节奏舒缓的乐曲,否则可能对宝宝产生过度的刺激,造成宝宝烦躁不安,会取得适得其反的效果。

1. 音乐胎教法

主要是以音波刺激宝宝听觉器官的神经功能,从怀孕16周起,便可有计划地实施。每日1～2次,每次15～20分钟,选择在宝宝睡醒有胎动时进行。一般在晚上临睡前比较合适,音乐源应距离准妈妈1米左右,音量的大小可以以成人隔着手掌听到音乐为标准,这个音量基本上就是宝宝在子宫内所能听到的音量。腹壁厚的准妈妈,音量可以稍大一些。胎教音乐的节奏宜平缓、流畅,不带歌词,乐曲的情调应温柔、甜美。但要注意千万不能把音乐源(如收录机、CD 机等)直接放在准妈妈的腹壁上给宝宝听。

> **>> 准妈妈早知道**
>
> 胎教音乐有两种,一种是给母亲听的,优美、安静,以 E 调和 C 调为主;另一种是给胎儿听的,轻松、活泼、明快,以 C 调为主。当然还要因人而异,如对那些胎动较强的胎儿可选一些轻松活泼,节奏感较强的曲子。那些轻松愉快,活泼舒畅的古典乐曲、圆舞曲及摇篮曲一般比较适宜。现已有专门的胎教音乐录音磁带上市。

在宝宝收听音乐的同时,准妈妈应通过耳

机收听带有心理指导词的专用磁带,或选择自己喜爱的各种乐曲,并随着音乐表现的内容进行情景联想,力求达到心旷神怡的意境,借以调整心态,增强胎教效果。

2. 对话胎教法

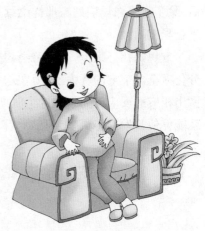

至妊娠 20 周,宝宝的听觉功能已经完全建立。准妈妈的说话声不但可以传递给宝宝,而且胸腔的振动对宝宝也有一定影响。因此,准妈妈要特别注意自己说话的音调、语气和用词,以便给宝宝一个良好的刺激印记。对话胎教要求准爸爸和准妈妈共同参与,因为男性的低音是比较容易传入子宫内的,是一种良性的音波刺激。在这一时期,准爸爸和准妈妈可以给宝宝起一个中性的乳名,如"平平""乐乐"等,经常呼唤,使宝宝牢牢记住。如此,宝宝出生后哭闹时再呼之乳名,便会感觉来到子宫外的崭新环境并不陌生,有一种安全感,很快就会安静下来。同时,准爸爸和准妈要把宝宝当作一个懂事的孩子,经常和他说话、聊天或唱歌谣给他听。这样,不仅能增加夫妻间的感情,还能把父母的爱传递给宝宝,对宝宝的情感发育具有莫大益处。对话的内容不宜太复杂,最好在一段时间内反复重复一两句话,以便使宝宝的大脑皮层产生深刻的记忆。

3. 别让噪声伤害胎儿

胎儿在子宫内也会受到噪声的伤害。在怀孕 6 个月后,胎儿能清晰地听到 3 米以外人们的讲话声、开门声和汽车通过的声音,他所感受的声音只比外界低 25 ~ 30 分贝,因此,一些刺耳的噪声会对宝宝造成直接伤害。

还有,准妈妈不要贸然把一些所谓的"胎教仪器"或耳机直接贴到肚皮上,因为你无法确定是不是一下子就扣在胎儿尚未发育完全的耳朵上。胎儿的耳蜗在 6 个月以后虽然发育趋于成熟,但还是很稚嫩,尤其是内耳基底膜上面的短纤维极为娇嫩。如果受到高频声音的刺激,很容易受损伤。这对胎儿的伤害是无法挽回的!

>> 准爸爸早知道

丈夫应该坐在距离妻子50厘米的位置上,用平静的语调开始对话,随着对话内容的展开再逐渐提高声音。讲授的话题最好事先构思好,先拟定一篇小小的讲话稿,稿子的内容可以是一段优美动人的小故事、一首纯真的儿歌、一首内容浅显的古诗,也可以谈自己的工作及对周围事物的认识。用诗一般的语言,童话一般的意境,告诉孩子外面的这个美丽新世界。

注意事项：为避免噪声对宝宝的伤害，准妈妈尽量不要去嘈杂、吵闹的地方。即便在自己家里，电视机的音量也不要开得太大，而且不要同时使用多种家电，比如开着抽油烟机的同时，又使用洗衣机，这种乱哄哄的感觉也会给宝宝带来不良影响。

（二）触觉与动作协调训练

此阶段神经系统发育迅速，宝宝对触觉和力量刺激同样很敏感。准爸爸和准妈妈可以对宝宝进行动觉、触觉训练，例如：轻轻拍打和抚摸腹部，与宝宝在宫内的活动相呼应，使宝宝对此有所感觉。按时触摸和按摩准妈妈的腹部，可以与宝宝建立触摸沟通，通过宝宝反射性的躯体蠕动，促进其大脑功能的协调发育。这有助于提高孩子未来动作灵活性与协调性。

1. 抚摩胎教法

婴幼儿的天性是需要爱抚。宝宝受到母亲双手轻轻地抚摩之后，亦会引起一定的条件反射，从而激发宝宝活动的积极性，形成良好的触觉刺激，通过反射性躯体蠕动，以促进大脑功能的协调发育。准妈妈每晚睡觉前先排空膀胱，平卧床上，放松腹部，用双手由上至下，从右向左，轻轻地抚摩腹部，就像在抚摩出生后的婴儿那样，每次持续 5~10 分钟。但应注意手活动要轻柔，切忌粗暴。

2. 触压、拍打胎教法

妊娠 24 周以后，可以在准妈妈的腹部明显地触摸到宝宝的头、背和肢体。自此时开始，每晚可让准妈妈侧卧床上，放松腹部，使宝宝在"子宫内散步"，做"宫内体操"。这样反复的锻炼，可以使宝宝建立起有效的条件反射，并增强肢体肌肉的力量。经过锻炼的宝宝出生后肢体的肌肉强健，抬头、翻身、坐、爬、行走等动作都比较早。但要记住，一旦宝宝出现踢蹬不安时，应立即停止刺激，并轻轻抚摩，以免发生意外。

三、胎教奇观

1. 美学胎教

生活中到处都充满了各种各样的美，随时随地等着你去发现。对胎儿进行美学的培养，需要通过准妈妈将感受到的美传递给胎儿，让他与妈妈一起分享这世上

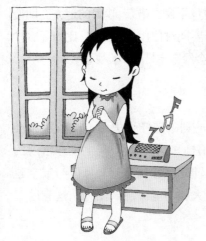

美丽的一切。胎儿虽然没有透视眼,不可能透过妈妈的肚皮看到外面的世界,但通过准妈妈神经介质的传递,胎儿依然能感知到外界的美轮美奂,积累朦胧的美学修养。准妈妈平和的心态、优雅的气质、整洁的妆容,会使整个人精神焕发——怀孕不会让女人变丑,相反,怀孕会给一个成熟美丽的女人平添更多风韵。胎儿由这样一个妈妈来孕育,气度和修养当然也不同寻常。

2. 说来有点儿神——意念胎教

有研究表明,准妈妈如果经常想象胎儿的形象,那么未来宝宝的相貌就会和妈妈想象中的样子比较像。因为准妈妈与胎儿有心理和生理上的联系,准妈妈的想象通过意念构成胎教的重要部分,并转化、渗透到胎儿的身心之中。另外,准妈妈在做构想时,情绪达到最佳状态,能促进良性激素的分泌,使胎儿面部结构及皮肤发育良好。也许平时的你总是忙忙碌碌,很少有时间静下心来独处。那么,从现在开始,不妨每天利用10分钟时间与胎儿"独处"一会儿,让自己纷繁的思绪完全沉静下来,享受一下宁静带给你的释然与超脱吧。

以舒服的姿势让整个身体放松下来,自由地深呼吸,想象你的整个身体都是新鲜的。慢慢地呼气,把紧张、压力与不快统统吐出去,你会进入更放松的状态。然后,想象最令人愉悦和安宁的场景,这种想象能够提高准妈妈的自信心,并最大限度地激发宝宝的潜能,对克服妊娠抑郁症也很有效果。

你现在是在怀孕早期,胎儿还只是小小的嫩芽儿。没关系,你照样可以想象他的模样。他长得像谁?他的性格是什么样的?你希望他将来成为一个什么样的人?当那些想象中的画面一一浮现时,你身上的每一个细胞都会变得兴奋而又充满活力。

千万不要小看"心理图像"的神奇力量,这些"心理图像"会给你带来更多美好的体验,让你在孕期所遇到的一切困难都变得容易克服。

> **>> 科学小贴士**
>
> 切勿期望值过高。胎教的目的不是培养天才和神童,而是使宝宝身心发育健康。提高其综合素质水平。胎教的结果同遗传素质及环境促进均有关。期望值过高往往会热情过度,做出一些有悖原则的事情。如进行音乐胎教或语言助教时延长胎教时间,可能扰乱胎儿的生物钟,破坏胎儿自身的醒睡周期。反而使胎儿烦躁不安,影响胎儿的生长发育。

人在轻松的环境下,学习东西会非常快,胎儿也是一样。通过这些美好的想象,准妈妈必然会感到舒适,在这个基础上,只要胎儿是醒着的,就可以分享准妈妈所看到和听到的一切。准爸爸准妈妈必须明白:胎儿不是没有感觉的东西,而是一个有各种感觉的鲜活生命,他的感觉经过诸多的良性刺激会得到更好的发展,因此,不管你以何种方式关注他,每天早晨起来与他打招呼也好,在他躁动时轻轻抚摸他也好,一定要让宝宝每时每刻都感觉到你的关爱。

3. 饮食也胎教

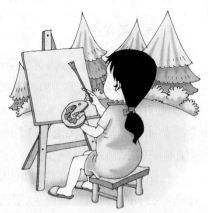

偏食的妈妈要注意,胎儿能通过子宫"品尝"到你所吃的食物的味道。不仅如此,他们还有超强的记忆力,能够"记住"妈妈吃过的食物,对妈妈喜欢吃的东西非常熟悉,并表现出一定的偏好。所以,偏食的妈妈有可能会导致宝宝挑食。

事实上,胎儿的确对准妈妈喜欢的食物有记忆。科学家曾做过一个有趣的实验,他们让一些准妈妈在怀孕的最后 3 个月里定时喝一些胡萝卜汁;另外一些准妈妈不喝。结果发现:那些在出生前就"接触"过胡萝卜汁的宝宝,不仅能顺利接受这种饮料,还表现出非常喜欢的倾向;而那些在胎儿期没有"接触"过胡萝卜汁的宝宝,显然不喜欢这种饮料。科学家得出这样一个结论:胎儿熟悉母亲曾吃过的食物的味道,他由此获得了这样的信息——什么食物是安全的,什么食物是可以食用的。这种认知会伴随他出生,成长,甚至一生。

准妈妈若想让自己的宝宝在出生后不偏食,不妨在胎儿期就给他打好基础——饮食有规律,一日三餐都不缺;营养均衡且多样化,多吃新鲜水果和蔬菜,让宝宝在胎儿期就信任它们。看来,这是一个非常有趣的话题。胎儿首先在羊水中初识妈妈的饮食偏好,婴儿期在母乳中巩固对这种或这类食物的印象,最后在餐桌前,他就会对这类食物有亲切感。

这个发现同时也带给我们新的启示:最为本质的胎教,也许就是准妈妈的日常生活习惯,这种习惯对胎儿有潜移默化的影响。

4. 多走走,多看看

多接触美好的事物,如美丽的风景、色彩亮丽的绘画、优美的诗歌或散文等,对提高胎儿的美学修养都有潜移默化的作用。

准妈妈多到大自然中欣赏美丽的景色,这对促进胎儿大脑和神经细胞的发育很有好处。

可以拉上准爸爸一起去看艺术展览,在那些色彩亮丽、格调高雅的作品前多驻足一会儿,做一些讨论或是干脆讲给胎儿听,一起感受生命的执着和热烈,不仅你的心情会随之开朗起来,胎儿也能从中受益。

你还可以在房间里挂一两幅喜欢的画,或在床头放几本画册,休息的时候夫妻俩一边欣赏,一边谈笑,给生活平添无限情趣和欢乐的同时,也能给腹中胎儿增添生命活力。

5. 画画与做手工

准妈妈在画画时,大脑对色彩的反应很积极、很强烈,胎儿也能感受到。有些准妈妈以前很少画画,担心自己画得不好,其实,这没关系。准妈妈在专注于创作的过程中,无论是动手还是动脑,都会给胎儿良好刺激,就好像母子俩在一起学习。

在画画的过程中,准妈妈可以轻声告诉胎儿在画什么,正在使用什么颜色,等等。

在孕早期就可以开始做手工。因为孕早期是胎儿脑神经发育的关键阶段,再加上准妈妈胃口不适,做些简单的手工能让人心绪宁静。你可以做些传统的手工,如剪纸、编织、刺绣,也可以发挥一下自己的创意——用吃剩下的干果核做贴画,用各种旧布头缝小玩具,将一只袜子改装成可爱的娃娃……只要你有一颗爱美之心,就能发现生活中的创意无穷无尽。

> **>> 准妈妈早知道**
>
> 孕妈妈应当多接触美丽的图画,还可以抽出时间来学习绘画。画画的时候,不要在意自己是否画得好,孕妈妈可以持笔临摹美术作品,也可随心所欲地涂抹,只要孕妈妈感到是在从事艺术创作,感到快乐和满足,就可以画下去。还可向宝宝解释自己所画的内容。当然如孕妈妈能临摹一些儿童画就更好了。

四、胎教的另一关键人物:准爸爸

(一)传递浓浓的父爱——爸爸胎教

在怀孕过程中,准妈妈的一举一动、一颦一笑都对胎儿有至关重要的影响,但这并不是说准爸爸不重要。相反,准爸爸在宝宝的健康成长中有不可替代的地位。

有准爸爸参与胎教,可以使宝宝身心发展更迅速,人格更健全。准爸爸是准妈妈最亲密的人,也是准妈妈接触最多的人,准爸爸的情绪和状态不仅直接影响到准妈妈,更会间接影响到胎儿。另外,胎儿带着准爸爸的基因,如果能感受到来自爸爸的爱抚和声音,就会对这个未曾谋面的男人有一种本能的信任。有准爸爸参与胎教,胎儿会更愉悦。

(二)亲子关系始于胎教

小西的妈妈跟我提起她的怀孕经历时说:"我老公真是个细心人,我怀孕的时候,生活上的大事小事都是他提醒我。他工作那么忙,只要一回家,就东拉西扯地对着我的肚皮说话。他还早早地给宝宝起好了名字。说小西这名字男孩女孩都能叫,可以先用这个名字和宝宝打招呼。他还说要是多和小西说说话,没准小家伙一出生就能认识我们。我当时笑他太八卦。但小西出生的当天,护士从产房里把小西抱出来的时候,老公叫着她的名字,小西一听见他的声音,眼睛就转着找爸爸的声音,真是神奇极了。现在,父女俩的关系特别好。虽然她爸经常出差,但不管出去多久,小西都不会和爸爸生分。这也许就是胎教基础打得好吧。"

(三)准爸爸应该怎么做

准爸爸做胎教,内容并不复杂,关键在于持之以恒。只要有时间,多和小宝宝打招呼、聊聊天,尤其是说一说当天发生的趣事。这对胎儿的脑部发育、开发智力潜能都有很大帮助。而且,最好给胎儿起个小名,对话时称呼他的小名,一段时间后,胎儿会对自己的名字产生特定的反应,表现为惬意地蠕动或兴奋地扭动。

除了和胎儿聊天,准爸爸还可以每天抽出 5 ~ 10 分钟时间给胎儿讲故事或念诗歌,也可以与准妈妈一起分角色朗读。另外,重复讲同样的故事,会培养胎儿的语言能力、对事物的好奇心,更容易理解家人对他的爱。

在讲故事的时候,还要观察一下胎儿的反应。比如,在准爸爸讲故事时,胎儿是否很安静? 状态和准妈妈讲故事的时候一样吗? 在讲到某些特殊句子的时候胎儿会踢肚子吗? 当然,这并不表示胎儿理解句子的意思,可能只是他对不同声调的反应。

另外,准爸爸也可常常抚摸胎儿。方法是将双手手掌放在妻子的腹部,从上到下、从左到右,随着音乐轻轻触摸胎儿,每次 5 ~ 10 分钟,可以一边抚摸一边对话。只要坚持每天都让胎儿听到你的声音,感受到你的爱抚,必然会提高他对你的感知,加深彼此的感情。

(四)胎教游戏:下雨啦

　　这个胎教游戏可以让爸爸妈妈一起来,为胎儿表演一场下雨的情景,雨由小到大,趣味横生。

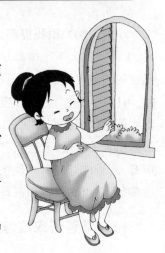

　　小雨滴:用两个指尖轻敲桌面——滴答、滴答。

　　小雨来啦:用所有的手指交错地轻敲桌面——沙沙、沙沙。

　　大雨:两个人的手指敲打桌面的声音加大,让声音略显急促。

　　闪电来喽:用手指在空中划一个大大的"z"形,口中发出"唰!"的声音。

　　打雷:口中发出"轰轰"的声音,并对胎儿说:"宝宝,打雷啦!"

　　快躲进屋子里:手指轻快地在桌面上跑起来,然后把手藏在背后。

　　在用手指给胎儿表演下雨的场景时,你的解释非常重要——告诉他现在"雨"下到什么程度;在闪电的后面先提醒一下小宝宝要打雷了,让他做好心理准备;躲进屋里的时候要小心"跑",当心摔跤。

　　通过以上各种方法,综合地对宝宝进行教育、训练,沟通信息,形成父母与宝宝之间的相互结合,对出生后婴儿的智力开发十分有利。妊娠中期进行的各种胎教训练,应详细地记录下来。例如:胎动的变化是增加还是减少;是大动还是小动;是肢体动还是躯干动等。经过一段训练后,即可总结一下宝宝对某种刺激是否建立起特定的反应或规律。这样有助于医生对宝宝发育情况的了解。当然,在此期间不能只关注对宝宝的"教育",对准妈妈仍然要给予足够的关怀。

五、胎教禁忌

关于胎教，我在前面的文字中已经说了很多，也介绍了许多有益的胎教方法。在这里，我要给准爸爸、准妈妈讲点儿胎教中的禁忌。科学的胎教能促进胎儿身体和智力的发育，而不当的胎教则会给胎儿发育带来危害。有个准妈妈在怀孕期间一直没离开麻将，一有空闲就和人搓上几局，那"哗啦哗啦"的麻将声对她来说简直就是美妙的音乐。时间久了，她发现了一个规律：只要"哗啦哗啦"的麻将声一响，肚子里的宝宝就会安静下来，似乎在欣赏这美妙的声音，一旦听不到这种声音，宝宝就会拳打脚踢，在妈妈肚子里闹腾。

正中了这位准妈妈的心意，她索性天天对宝宝进行麻将"胎教"。不幸的是，这个宝宝出生之后被医生诊断为先天性失聪。专家解释说这很可能是准妈妈长期打麻将的紧张情绪影响到了胎儿，破坏了孩子的耳蜗和听觉神经。

关于胎教的禁忌，早在汉代就有了明确的记述。汉代贾谊的《新书·胎教》记载："周妃听妊成王于身，立而不跛，坐而不差，笑而不喧，独处不倨，虽怒不骂，胎教之谓也。"

汉代刘向的《列女传》中也有类似记载："古者妇人妊子，寝不侧，坐不边，立不跸，不食邪味，割不正不食，席不正不坐，目不视邪色，耳不听淫声，夜则令瞽诵诗书、道正事。如此则生子形容端正，才德过人矣。"

可见，科学、合理的胎教对于生育健康、优秀的宝宝至关重要。下面总结了几条胎教禁忌，给准爸爸、准妈妈提个醒。

1. 坏情绪

准妈妈情绪稳定、心情舒畅有利于胎儿形成良好的性情。而准妈妈如果在职场中你争我斗，在生活中斤斤计较。就会使自己变得精神紧张、大喜大悲、情绪不稳，母体内的激素分泌发生异常，不利于胎儿的发育。准妈妈要格外注意情绪调节，保持轻松愉快的心情，对一切充满希望和善意。

2. 粗暴言行

在对话胎教时，准妈妈可以用中度音量和腹中的胎儿说悄悄话，或朗诵诗歌、唱儿歌、讲故事。这些都会给胎儿以良性的刺激。而经常大声、粗暴地讲话，或是与他人争吵，会造成宫内缺氧、胎儿烦躁不安。这样的宝宝很可能会神经质，对周围抱有反感和敌视态度。

另外,有些大大咧咧的准妈妈喜欢看电影,战争片、警匪片、恐怖片等刺激性的片子,这对胎儿同样有害。

>> 高龄孕妈妈注意事项

刺激性节目或恐怖片给孕妇带来的视觉和听觉上刺激会通过高级神经反射,使孕妇的心率增快、血管收缩、血压升高、呼吸加速,加大流产和早产的发生率。同时,准妈妈在孕期常看恐怖片,使情绪间断性受到惊吓,会影响宝宝的心理发育。高龄孕妇由于自身生理特点,更需注意,谨防流产或者其他不利于胎儿成长的事情发生。

3. 噪声污染

噪声能使准妈妈体内分泌腺体的功能紊乱,严重的话会使脑垂体分泌的催产激素过剩,引起子宫强烈收缩,导致流产或早产。即使宝宝能够安全出生,他的心态也可能会有闭锁现象。准妈妈一定要警惕身边的噪声,远离噪声源,不要收听震耳欲聋的刺激性音乐。

4. 不合时宜

胎儿的绝大部分时间都在睡眠中度过,睡眠可以让胎儿迅速生长发育。有些准父母在胎儿睡得正香的时候给其强烈的"胎教"刺激,这是非常错误的。

为此,准妈妈要了解胎儿的活动规律,择机进行胎教,且每次最长不超过 20 分钟。另外,胎教要有情感交流,准妈妈应注意力集中,完全投入,与胎儿共同体验,才能达到最佳效果。

六、妈妈勤动脑,宝宝更聪明

在怀孕期间,很多准妈妈都容易犯懒,这是孕激素造成的自然反应——容易疲劳,什么也不想干,甚至多动一下脑子都觉得累。其实,准妈妈只要稍加克服,就可以让自己活跃起来,多动手多动脑,这样胎儿会更聪明。

前面已经提到过多次,准妈妈的思想活动对胎儿大脑发育的影响至关重要,若准妈妈始终保持旺盛的求知欲,就可以使胎儿不断接受刺激,有利于胎儿大脑神经和细胞的发育,因此,准妈妈勤动脑,宝宝会更聪明。

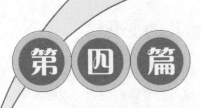

第四篇

高龄准妈妈
平安度过孕晚期

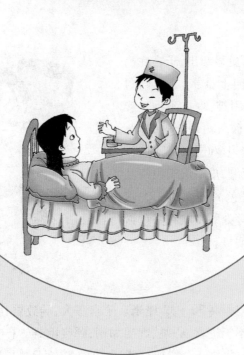

第一章

孕晚期妈妈与胎儿的变化

腹中胎儿的变化? 活动渐渐增多,肌肉和神经都已经很发达。心脏和听觉器官大体已经发育完全。准妈妈身体的变化? 心脏和胃受到压迫,吃不下太多食物,且可能出现恶心和打嗝。腹部比以前更加凸出,体态会自然弯曲,要注意休息。

一、孕妈妈身体的变化

1. 第8个孕月

此时孕妈妈下腹部更显凸出,子宫底高27～29厘米。内脏被向上推挤,心、肺、胃受到压迫,会感到呼吸困难,食欲不振。腰部更容易感到酸痛,下肢可出现浮肿,静脉曲张。此时是第二次出现孕吐的痛苦时期。

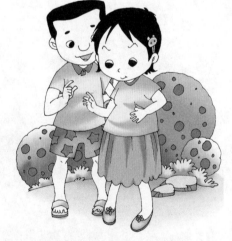

孕妈妈腹部皮肤紧绷,皮下组织出现断裂现象,从而产生紫红色的妊娠斑。下腹部、乳头四周及外阴部等处的皮肤有黑色素沉淀,妊娠斑也会非常明显。

2. 第9个孕月

肚子越来越大,子宫底高30～32厘米。子宫胀大,导致胃、肺与心脏受压迫,所以会感到心中闷热,不想进食,心跳、气喘加剧,呼吸困难。有时腹部会发硬、紧张,此时应平躺休息。分泌物还会增加,排尿次数增多,而且排尿后仍会有尿意。

3. 第10个孕月

子宫底高30~35厘米。胎儿位置有所降低,腹部凸出部分有稍减的感觉,胃和心脏的压迫感减轻,膀胱和直肠的压迫感却大大增强,尿频、便秘更加严重,下肢也有难以行动的感觉。身体为生产所做的准备已经成熟,子宫颈和阴道趋于软化,容易伸缩,分泌物增加。子宫收缩频繁,开始出现生产征兆。

二、小宝宝的发育状况

1. 第8个孕月

身长为41~44厘米,体重1600~1800克。胎儿身体发育已算完全,肌肉发达,皮肤红润,皮下脂肪增厚,体形浑圆,脸部仍然布满皱纹。神经系统变得发达,对体外声音有反应。胎儿动作更活泼,力量更大,有时会踢乳母腹部。此时胎儿头部朝下才是正常胎位。胎儿已基本具备生活在子宫外的能力,但孕妈妈仍需特别小心。

2. 第9个孕月

胎儿身长为47~48厘米,体重2400~2700克。可见完整的皮下脂肪,身体圆滚滚的。脸、胸、腹、手、足等处的胎毛逐渐稀疏,皮肤呈粉红色,皱纹消失,指甲也长至指尖处。男婴的睾丸下降至阴囊中,女婴的大阴唇开始发育,内脏功能完全,肺部功能调整完成,可适应子宫外的生活。

> **>> 专家温馨提示**
>
> 　　孕妈妈走过了漫长的妊娠过程,即将迎来分娩。可许多孕妈妈往往在孕晚期时还出现一系列的心理问题,紧张、焦躁、忧虑。家人不禁要问,这都快生了,还"闹腾"什么?医生认为,这是孕妈妈在孕晚期的心理压力,家人不能忽视。孕妈妈的心中却千滋百味,担忧、焦虑和困惑,造成很大的心理压力,如果不及时调整,将会影响到胎儿的健康发育。

3. 第10个孕月

胎儿身长50~51厘米,体重2900~3400克。皮下脂肪继续增厚,体形圆润。皮肤没有皱纹,呈淡红色。骨骼结实,头盖骨变硬,指甲越过指尖继续向外生长,头发长出2~3厘米,内脏、肌肉、神经等都非常发达,已完全具备生活在母体之外的条件。胎儿的身长约为头的4倍,正常情况下头部嵌于母体骨盆之内,活动力比较受限。

第二章

高龄准妈妈的孕晚期产检

晚期主要监测胎儿在宫内的状态。了解它有没有脐带绕颈,或者羊水多了或者少了,动脉血流等。但最重要的检查是妈妈对胎动自己的感觉,符合她的规律就行了。除一般的常规检查,这阶段也要注意有无妊娠中毒症的症状,还要确定胎儿的位置是否正常,并重新预估预产期。

产检项目

(一)骨盆测量

随着孕周的进展,30 岁以上的准妈妈脑海里会不断出现这样一些问题:能否顺利生产呢? 选择什么样的生产方式更适合自己呢?

决定分娩方式的影响因素包括胎儿的体重大小、准妈妈有无严重疾病、产力以及产道有无异常等。随着围产医学的不断进步,前面的两项内容都是在一定范围内人为可控的,而最后一条,产道的通畅与否直接关系到产妇及胎儿的安危,是整个分娩准备中与先天素质密切相关的内容。换句话说,医生只能发现异常,但是对这种异常却无力改变。这也是剖宫产手术普及之前,产妇死亡率居高不下的原因之一。

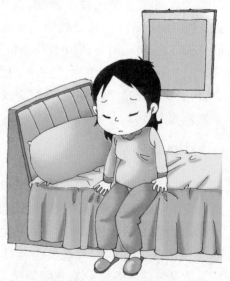

所以,准妈妈能否经阴道分娩的一个硬性指标就是产道是否通畅。准妈妈的骨盆是胎儿降生的必经之路,如果骨盆"狭窄"胎儿无法正常"通过"的话,医生就只能告诉产妇进行剖宫产了。

为了防止发生由于骨盆过于狭窄引起的难产,在妊娠这一时期,医生会对准妈妈进行骨盆测量。骨盆测量分为外测量和内测量两个部分,主要测量准妈妈骨盆入口和出口的大小,如果入口过小,胎儿的头部无法正常入盆。如果孕妇的肚子是高高尖尖的,也就是民间俗称的"悬垂腹",是根本没有经阴道分娩的可能的,一般都要进行剖宫产结束分娩。如果出口过小,胎儿虽然能够进行衔接、内旋转、俯屈等一系列分娩过程,但到达骨盆底部后,胎头无法顺利娩出、宫缩加剧、产妇疼痛难忍、胎头变形受压,这时不仅不能正常分娩,如果持续时间过长,还会引发胎儿颅内出血、胎儿窘迫等危险。准妈妈不但会因为频繁宫缩发生先兆子宫破裂,严重时还有可能影响母儿安全。所以,如果骨盆"狭窄"的话,妊娠足月之后都会进行择期的剖宫产术。

>> 科学小贴士

分娩过程的困难与否与骨盆大小关系不大,要看子宫颈的扩张速度。换言之,好不好生与体形的胖瘦并不存在绝对关系。影响产程的要素有三项:子宫收缩的力量、产道大小与胎儿大小,即医学上所称的"3P",当子宫收缩的力量适当,而产道大小也足以使胎儿通过,也就是骨盆腔与胎儿的大小能够对称,那么,在子宫收缩时,就能顺利将宝宝往妈妈的产道推挤。若这三个要素中有任何一个因素出了问题,就会延长产程。

(二)胎位检查

胎位就是胎儿在子宫内的位置。胎儿出生前在妈妈子宫里的姿势非常重要,这关系到产妇能否顺利的经阴道分娩。在这一时期,医生会通过腹部的触诊和B超检查来了解胎儿的"位置"情况,以便及早发现问题,进行纠正。

（三）胎心监护

到了 36 周后,孕妇的常规检查中又多了一个项目,叫胎心监护(也称胎监)。

胎心监护时,准妈妈选择一个自己最舒适的姿势,如半卧位或座位。护士会在你的肚皮上绑上两个探头,一个绑在子宫顶端,是压力感受器,主要是了解有无宫缩及宫缩的强度;另一个放置在胎儿的胸部或背部,进行胎心的测量。仪器的屏幕上有胎心和宫缩的相应图像显示,准妈妈可以清楚地看到自己宝宝的心跳。另外还有一个按钮,当准妈妈感觉到胎动时可以按压此按钮,机器会自动将胎动记录下来。

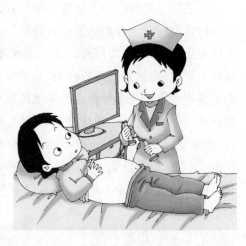

通常情况,胎心监护进行 20 分钟,如果 20 分钟内胎动次数超过三次,每次胎动时胎心加速超过每分 15 次,并且没有频繁的宫缩出现,那这就是一个非常好的结果,说明宝宝在子宫内非常健康。

可以通过监测胎动和胎心率来反映胎儿在母体内的状况。但这样只能在特定时段监测而不能按照需要监测,所以还需要准妈妈养成每天自行检测胎动的习惯。

胎心过快或过慢都是有问题的表现,但是一般性的伴随胎动的胎心过快不能说明胎儿出现了什么问题,往往是胎心过慢的风险更大,提示胎儿在宫内的储备减少,面临缺血缺氧的危险,需要医生及时处理。

如果胎心监护的效果不是非常满意,那么监护会持续地做下去,可能做 40 分钟或 1 小时,准妈妈不要太着急。为了避免不必要的重复,准妈妈在进行胎心监护前要注意以下事项:

(1)在做监护 30 分钟至 1 小时前吃一些食物,如巧克力。

(2)最好选择一天当中胎动最为频繁的时间进行监护,避免不必要的重复。

(3)选择一个舒服的姿势进行监护,避免平卧位。

(4)如果做监护的过程中宝宝不愿意动,他极有可能是睡着了,可以轻轻摇晃您的腹部把他叫醒。

（四）内诊、腹部触诊和超声波检查

这是重新计算预产期的检查。借着内诊和腹部触诊可确定胎头是否已经进入骨盆固定（即下降的程度）、胎儿的整个轮廓是否可以分辨出来、子宫颈的松软度和骨盆的轮廓等。

而从超声波里亦可判断出胎儿的成熟程度，以及测量胎儿和骨盆的位置。由以上综合检查的结果，可以推算出生产的日期。

（五）测量体重、血压、蛋白尿

这是怀孕末期必要的检验，以预防妊娠中毒症状的发生。

（六）可以和医生商讨住院的时机

孕妇可以和医师取得共识，了解何时住院、怎样和医师取得联系等，必要时也可以交换名片或电话。当然，更细心的孕妇可能早就和门诊的护士们建立良好的关系了，彼此也由于经常见面而熟识了。如果能在这时候郑重拜托她们日后多加照顾，这些护士们必然会对你的印象更为深刻，会记得在你生产时特别照料了。

> **>> 专家温馨提示**
>
> 遇到下列情况下应送孕妇紧急入院：
>
> （1）破水：应让孕妇躺下，尽量减少站立，并立即叫车送往医院。
>
> （2）规律宫缩，10～15分钟一次，并逐渐加快。
>
> （3）异常腹痛及出血。腹痛呈持续性疼痛，阴道出血似月经量。
>
> （4）出现严重水肿或体重增加过快，伴头痛、头晕、眼花、视物不清、咳嗽、恶心、呕吐等自觉症状。
>
> （5）异常胎动：12小时胎动＜20次，或每小时胎动＜3次，或胎动消失。

第三章

孕晚期的营养与保健指导

孕晚期胎儿骨骼已经长成,神经系统已相当发达,此时是胎儿体内大量蓄积蛋白质、钙、铁及其他营养素的时期。因此,有些孕妇经常会感到小腿抽筋,还有腰、腿和全身骨头疼,牙齿松动。这一时期高龄准妈妈们在膳食中要多注意采用高钙、高铁饮食,还可以在专业医师的指导下,适量服用一些钙片和维生素 D 制剂。

 一、高龄准妈妈注意孕晚期营养

(一)孕妈妈饮食调整

孕晚期,由于准妈妈的子宫逐渐变大,向上压迫胃部,导致胃部容积减少,食欲不佳,饭后容易出现饱胀感,返酸,类似消化不良的症状。此时需要准妈妈改变饮食习惯,由每日三餐改为每日多餐,每顿饭的量相应减少,进食频率增加。食物种类以易于消化,清淡可口为主,避免刺激性过大、过于油腻和辛辣的食物。每间隔 2 ~ 3 小时最好吃点东西。孕晚期经常出现突如其来的饥饿感,最好的办法就是随身携带一些健康的食物,避免低血糖的发生。

孕晚期,母体基础代谢率增至最高峰,而且各器官组织增长加快,胎儿生长速度也达到最高峰。另外,这段时期胎儿体内营养素储存速度也加快,要求孕晚期膳食应在孕中期基础上作相应的调整。孕晚期注意满足足够的营养需求,分娩时能够动员的能量就越多,产妇的体力越好,分娩所需时间越短,自然生产的概率越高,而且有利于产妇产后的迅速恢复。一般而言,孕晚期的饮食可进行以下调整:

1. 增加豆类蛋白营养

保证畜禽肉、鱼肉、蛋、奶等动物性食品摄入外,可多增加一些豆类蛋白质,如豆腐、豆浆等。这类食品都是大豆食品的精华,它包含大豆的全部营养成分,蛋白质含量丰富,并去除难以消化的纤维素和大豆中的抗营养因子,提高了蛋白质消化吸收率。

2. 注意植物油摄入

植物油不仅含丰富的脂肪酸,还富含维生素 E。维生素 E 可预防胎儿发育异常和肌肉萎缩。补充维生素 E 可多吃些花生、芝麻、核桃以及芝麻油、豆油等。

3. 注意动物肝脏摄入

动物肝脏中含有的血红素铁、维生素 B_2、叶酸、维生素 B_{12}、维生素 A 等,是孕晚期铁质补充的理想食品。

另外,如果决定要用自己的乳汁喂养宝宝,那么从怀孕开始就应该为将来的母乳喂养做好各方面的准备。

注意孕期营养。乳母营养不良会造成胎儿宫内发育不良,还会影响产后乳汁的分泌。在整个孕期和哺乳期,都需要摄入足够的营养,多吃富含蛋白质、维生素和矿物质的食物,为产后泌乳做准备。

(二) 孕妈妈营养指导

"兵马"未动,"粮草"先行。要准备好充足的水、点心或孕妈妈平时喜欢吃的小零食,最好再准备一些巧克力,随时补充能量。生产相当于一次重体力劳动,孕妈妈必须有足够的能量,才能有良好的子宫收缩力,宫颈口开全后,才能将孩子娩出。如果孕妈妈在产前不好好进食、饮水,就容易造成脱水,引起全身循环血容量不足,供给胎盘的血量也会减少,容易使胎儿在宫内缺氧。

>> 专家温馨提示

孕 37 周,准妈妈也要注意饮食的变化,应增加蛋白质、钙、铁等营养素的供给,同时适当限制脂肪和碳水化合物等热能的摄入,以免胎宝宝长得过大,给分娩造成困难,可以让孕妈妈吃一些营养丰富、容易消化的食物,像牛奶、面条、鸡蛋等,会为即将到来的分娩积攒体力和能量。

第一产程中,由于不需要孕妈妈用力,所以孕妈妈可以尽量多吃些东西,以备在第二产程时有力气分娩。所吃的食物应以碳水化合物性的食物为主,因为它们在体内的供能速度快,在胃中停留时间比蛋白质和脂肪短,不会在宫缩紧张时引起孕妈妈的不适或恶心、呕吐。食物应稀软、清淡、易消化,如蛋糕、挂面、糖粥等。

第二产程中,多数孕妈妈不愿进食,此时可适当喝点果汁或菜汤,以补充因出汗而丢失的水分。由于第二产程需要孕妈妈不断用力,孕妈妈应进食高能量、易消化的食物,如牛奶、糖粥、巧克力等。如果实在无法进食时,也可通过输入葡萄糖、维生素来补充能量。

>> 专家温馨提示

　　产前吃巧克力好,孕妈妈在临产前要多补充些热量,以保证有足够的力量,屏气用力,顺利分娩。很多营养学家和医生都推崇巧克力,认为它可以充当"助产大力士",并将它誉为"分娩佳食"。一是由于巧克力营养丰富,含有大量的优质碳水化合物,而且能在很短时间内被人体消化吸收和利用,产生出大量的热能,供人体消耗。二是由于巧克力体积小、发热多,而且香甜可口,吃起来也很方便。孕妈妈只要在临产前吃一两块巧克力,就能在分娩过程中产生热量。

二、高龄准妈妈孕晚期保健指导

(一)高龄孕晚期的生活保健

1. 休息的时间要增多

到了怀孕末期的时候,身体非常容易疲倦,因此可以根据身体的实际情况重新安排工作内容,减轻不必要的体力负荷。另外,在工作上必须要以质取胜,来代替过去的能量取胜。感到有一点疲倦的时候,就必须躺下来休息。

最好的办法还是向领导讲明自己的身体状况,请领导重新考虑分配工作。

2. 走路时的姿势

到了孕晚期腹部已增大许多,几乎看不清楚脚板了。因此身体重心很不稳,即使慢慢走路也可能会跌倒。所以,良好的步行秘诀就是:抬头、两脚略张开、把重心放在两脚上,由腰部做前行的动力。

另外,无论是过马路或走在街上,要先把四周的环境看清楚,绝不可以匆匆忙忙、慌慌张张。

3. 妊娠晚期采取左侧卧位睡眠是有益的

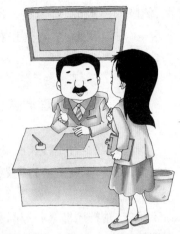

孕妇需要足够的休息和睡眠时间,每晚至少要睡 7 ~ 8 小时。因为睡眠不足会引起疲劳过度。妊娠后期,尤其是天气炎热的季节,最好在午饭后卧床休息半小时到 1 小时,以利于消除疲乏。到妊娠末期,还应当有更多的睡眠和休息时间,以保持旺盛的精力。除了足够的睡眠时间和一定的睡眠深度之外,对于孕妇来说,还有必要讲究睡眠的姿势,这是由女性生殖系统的解剖位置和妊娠期的血流供应特点所决定的。人们一般习惯于仰卧睡眠,然而这种姿势使得子宫压迫孕妇腹部的下腔静脉,可以导致血液循环不畅。采取侧卧位睡眠,既能睡得舒服,又符合妇女生理特点。在怀孕后期,宜多采用左侧卧位为好。

通常,由于心脏位于左侧,为了减少对心脏的压迫,人们以右侧卧入睡为佳,但孕妇则恰恰相反。这是由于左侧卧位睡眠可以促进子宫、胎盘的血液灌注,增加心脏的射血量。改善胎儿的营养物质和氧气的供应,维持胎儿的正常发育,便于孕妇以后的分娩过程。当胎儿不断生长时,孕妇的子宫也随之膨大,由 50 克重逐渐增加到 1200 克,容积达 5000 毫升。由于下腹部乙状结肠等器官解剖位置的关系,膨胀的子宫会或多或少地向右侧旋转,便使维持子宫处于正常位置的系膜和韧带拉紧并呈紧张状态。这样在系膜之中的子宫营养血管就受到了牵扯及压迫,从而减少了胎儿的血液循环,胎儿就发生慢性缺氧、缺血,则会妨碍胎儿健康的发育过程。严重时可出现胎儿窘迫甚至死胎。左侧卧有利于减轻子宫的右旋程度,能够保证胎儿得到足够新鲜血液的供应。左侧卧位还可以避免妊娠后膨大的子宫压迫肾脏,使肾脏有充分的血流供给,有利于肾脏各种功能的发挥,完成排泄废物的生理过程。仰卧位时,由于肾脏受到挤压,肾脏的血流量和肾小球的滤过率要比侧卧时减少 1/4,因此影响了泌尿的功能。孕妇可由于排尿量减少而引起水肿。当肾脏血液供应不足时,还会引起一种生物活性物质,即血管紧张素的含量升高,从而促使血管加强收缩,容易造成妊娠高血压。所以孕妇采用左侧卧位睡眠往往可以预防和减轻妊娠中毒症,还可以避免膨大的子宫对下腔静脉的压迫,有利于增加回心血量,减少下肢的浮肿,改善全身的血液循环状况,增加子宫及胎盘的血液供应,保证宫内胎儿良好地生长。

常言道"站如松,坐如钟,卧如弓"。也就是说睡眠时以全身自然放松,双腿微曲,侧卧的姿势最好,当然一夜的时间内,睡眠的姿势肯定不会一成不变,要翻身20～40次。因此,左侧位和右侧位可以互相交替着使用,尽量多采用左侧卧位为宜。

(二)孕晚期心理调整

准妈妈在走过了漫长的妊娠过程后,即将迎来分娩。可许多准妈妈往往在孕晚期时出现一系列的心理问题:紧张、焦躁、忧虑。家人不禁要问,这都快生了,还"闹腾"什么? 实际上,在孕晚期,由于体型变化和运动不便,准妈妈更容易出现情绪不稳定、精神压抑等心理问题,甚至会因心理作用而自感全身无力。由于临近预产期准妈妈对分娩的恐惧、焦虑或不安感加重,对分娩"谈虎色变"。担心临产时来不及到医院,因而稍有"风吹草动"就赶到医院,更增加了家人的紧张情绪。这些问题在 30 岁以上的准妈妈身上表现得尤为严重,由于担心年龄会对其生育带来影响,很多年龄偏大的准妈妈都对分娩具有比较严重的恐惧和焦虑心理,因此,孕晚期 30 岁以上准妈妈的心理保健应注意以下问题:

(1)了解分娩原理及有关科学知识。克服分娩恐惧,最好的办法是让准妈妈自己了解分娩的全过程以及可能出现的情况,对孕妈妈进行分娩前的有关训练。许多地方的医院举办了"孕妇学校",在怀孕的早、中、晚期对准妈妈及准爸爸进行教育,专门讲解有关医学以及准妈妈在分娩时的配合知识。这对有效减轻心理压力,解除思想负担以及做好孕期保健,及时发现并诊治各类异常情况等均大有帮助。

(2)不宜提早入院。毫无疑问,临产时身在医院,是最保险的办法。可是,提早入院等待也不一定就好。首先,医疗设置的配备是有限的,医院不可能像家中那样舒适、安静和方便;其次,孕妈妈入院后较长时间不临产,会有一种紧迫感,尤其看到后入院的准妈妈已经分娩,对她也是一种刺激;另外,产科病房内的每一件事都可能影响准妈妈的情绪,这种影响有时候并不十分有利。所以,准妈妈应稳定情绪,保持心绪平和,安心等待分娩时刻的到来。不是由医生建议提前住院的准妈妈,不要提前入院等待。

(3)注意自我调节。光靠别人的呵护并不是最好的办法,准妈妈自己也要坚强起来,不要过于依赖和软弱。全家人都围着自己转的感觉未见得是快乐的,要懂得自我心理的调适,爱护自己,做个快乐的准妈妈。

（三）给准爸爸的特别建议

妊娠晚期,准妈妈的身心负担加重,又要面对分娩,更需要准爸爸的关心。准爸爸在这一时期的主要责任有:

（1）理解准妈妈此时的心理状态,解除准妈妈的思想压力。对准妈妈的烦躁不安和过分挑剔应加以宽容、谅解。坦率陈述自己对孩子性别的态度,表明生男生女都一样喜爱的想法。

（2）帮助准妈妈消除对分娩的恐惧心理。和准妈妈一起学习有关分娩的知识,帮助准妈妈练习分娩的辅助动作和呼吸技巧。

（3）为准妈妈分娩做好经济上、物质上、环境上的准备,为迎接新生命的到来做好知识上的准备。要准备出足够的资金,要和准妈妈一起学习哺育、抚养婴儿的知识。检查孩子出生后用具是否准备齐全,不够的要主动补充。

（4）保证准妈妈的营养和休息,为分娩积蓄能量。准爸爸要主动承担家务,还要注意保护准妈妈的安全,避免准妈妈遭受外伤。

（5）进行胎教,做好家庭自我监护,以防早产。

>> 准爸爸早知道

很多妈妈都说产痛是她们经历的最强的疼痛,在医学上,产痛的强度仅排在烧伤痛之后,可见产痛对绝大多数人来说都是一场痛苦的经历。对准爸爸来说,此时学习一些可以缓解产痛的按摩手法十分必要,届时在孕妈妈为了宝宝的降生而和疼痛"作战"时,就不至于手足无措,感觉自己是个局外人了,还可以用自己的力量为老婆减轻一下疼痛呢。

（四）运动保健指导

1. 高龄准妈妈要爱"运"动

高龄准妈妈腹中有了小宝宝,一下子改变了很多生活习惯。以前喜欢做的运动也不做了,总在家里躺着不动,结果,身体酸软无力,精神萎靡不振,而且便秘很

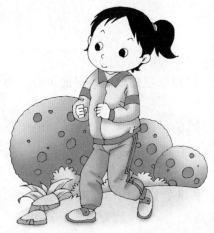

厉害。因此,高龄妈妈觉得孕期特别地难过。其实怀孕期间的适当运动,会给准妈妈们带来与以往一样的美丽、轻松与活力,和腹中的孩子成了好搭档,烦恼已经随着运动和音乐消失了,高龄准妈妈一定要爱"运"动。

孕前与孕期的锻炼是最重要的。因为在怀孕前,它可以使你的身体在更健康的状况下怀上宝宝;在怀孕期间,它能增强你的柔韧性和力量,帮助你应付身体承受的额外负担,使身体逐渐适应妊娠和分娩的需要,消耗多余的热量,不用担心怀孕使体重增加。孕期保持良好状态,会使分娩更容易、更轻松,产后也可在短期内恢复正常体形。

为了高龄准妈妈们有个轻松的孕期,下面推荐几种适于孕期的活动:

(1)散步。这是一项非常适合孕妇的运动。即使在怀孕前你是一个不爱运动的人,这时也要经常散步。散步可以帮助消化,促进血液循环。在产程中散步,可使胎头由枕后位或枕横位旋转成枕前位,使分娩更顺利,加快产程进展。在妊娠末期,散步可以帮助胎儿下降入盆,松弛骨盆韧带,为分娩做准备。

(2)游泳。这项锻炼特别适合原来就爱游泳的女性。由于体重能被水的浮力支撑起来,不易扭伤肌肉和关节,可以很好地锻炼、协调全身大部分肌肉,增强你的耐力。不过,最好在温水中进行,水太冷容易使肌肉发生痉挛。另外,值得注意的是,胎膜破裂后,应停止此项运动。

再比如专门为孕妇设计的孕妇体操,有利于分娩和产后的恢复。

一般来说,怀孕是正常的生理过程,健康的孕妇可根据情况选择一种让自己既愉快又轻松的活动。但是,有些孕妇不适宜做运动,如先兆早产、阴道出血以及在某些情况下,医生建议你不要运动时,一定要听医生的话。在运动的同时,准妈妈还应记住几点提示:

第一,在开始锻炼时,运动量要小,逐渐增加到你认为最适合的量。

> **>> 高龄孕妈妈注意事项**
>
> 如果你一直喜欢运动,妊娠期仍然可以经常进行,但考虑到腹中的宝宝,一定要注意有所限制。妊娠期不适合剧烈运动,要保持平和的心态,慢慢地来。不必运动到大汗淋漓,不要让运动变成一项令你疲惫的事。有些运动要避免,如跳跃、负重运动、滑雪、骑马、滑冰等。

第二,怀孕的最后两个月,胎儿生长迅速,运动量应适当减少,可做些放松肌肉的运动。

第三,如果感到疼痛、抽搐或气短,应停止锻炼。恢复锻炼时,要慢慢来。

第四,运动的时间以每天一次,每次半小时为宜。

总之,怀孕期间保持身体和精神健康,对你和胎儿都非常重要。适当和适宜的运动会有助于身心健康,让你的孕期过得愉快又轻松,并为顺利分娩做好准备。

2. 孕晚期最适合做什么运动

孕晚期是准妈妈在整个妊娠期最疲劳的时期。准妈妈可能会出现水肿、静脉曲张、心慌、胸闷等不适反应,应适当减少运动量,以休息为主。过于频繁的活动会诱发宫缩,导致早产。孕后期也不宜有性生活,易发生宫腔感染和胎膜早破。

坚持散步是此期最好的运动,也可根据准妈妈自身的情况选择以下 2~3 项运动来为分娩做身体准备,可隔天进行一次,每次不超过 15 分钟。

(1)伸展运动。站立后,缓慢地蹲下,动作不宜过快,蹲的幅度尽你所能;双腿盘坐,上肢交替上下落。

(2)四肢运动。站立,双向两侧平伸,肢体与肩平,用整个上肢前后摇晃画圈,大小幅度交替进行;站立,双手扶稳椅背,用一条腿支撑全身,另一条腿抬起,前后左右摆动,可反复几次。

(3)腰部运动。双脚平放,蹲姿。双手支撑着身体,头垂下,两肩及背部随着头部一起下垂,使脊柱弓起,然后抬起头来,两肩及背部随头部一起向上挺起,脊柱向下弯,帮助孕妇减轻腰痛,增强腹背肌力。

3. 专为高龄准妈妈设计的"轻松体操"

这是专门为准妈妈设计的有氧运动,有利于准妈妈分娩和产后的恢复。

健身体操简单容易,延缓肌肉衰老,保持关节的灵活性。促进血液循环。防止腰、背部的疼痛与不适。帮助孕妇在分娩时更好地把握生产要领,还可防止运动不足,解除疲劳,愉悦心情。孕期体操应在孕妇得知自己怀孕后便开始进行。由于高龄准妈妈的关节已经变得僵硬,所以需要从一些轻松的运动开始。并在妊娠 19 周后逐渐增加运动的时间和次数。在刚开始的一段时间里,每个动作重复做 3 遍即可,身体逐渐适应以后,可以增加至 10 次。你可以在 1 天内分几次来完成,但最重要的是坚持。

(1)足尖运动。坐在椅子上,把一条腿放在另一条腿上。以上侧腿的脚踝为

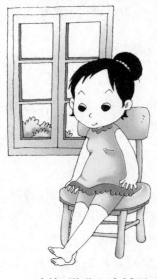

支点,上下活动足尖。当足尖向下时,使其与膝盖处于同一直线上。

功效:柔软足部关节,强健脚部肌肉,使您轻松地支撑起急剧增加的体重,愉快地行走。

(2)盘腿运动。盘腿而坐,挺直腰背,将两手轻轻置于膝上。每呼吸一次,手就按压一次。早晚2次,每次2~3分钟。

功效:松弛腰关节,伸屈骨盆肌肉,使婴儿在分娩时能顺利通过产道。

(3)胸部运动。盘腿而坐,挺直腰背,两手腕交叉后用左手抓右臂,右手抓左臂,两手同时向外推臂。挺胸,放松肩部。此运动也可改为在胸前合掌内推。

功效:增进血液循环,强健胸部肌肉,防止乳房下垂,增强臂力。

(4)骨盆运动。双手双膝着地,边呼气边缩紧肛门。低头,后背上拱成圆形,吸气,呼气时舒缓肛门,仰头,将面部朝前,保持重心前移的姿势,每呼吸一次做一次运动,早晚各5次。

功效:松弛骨盆和腰部关节,柔软产道肌肉,强健下腹部肌肉。

(5)肩部运动。两臂平举至肩部,肘部内屈并轻触肩头。继续上抬肘部,使其与耳朵相接,将整个肘部由后向前旋转。

功效:柔软肩、颈部关节,消除肩、颈部的疲劳。

(6)振动骨盆运动。呈仰卧位,后背紧靠床面,双膝曲立。双手手掌向下置于身体两侧。腰部贴进床面时收缩肛门,将腹部呈弓形向上突起,使挺起的背与床面之间能伸入平放的手掌。默数10下左右,恢复原来的姿势,早起、晚睡前数次。

功效:松弛骨盆和腰部关节,柔软产道出口肌肉,并强健下腹部肌肉。

(7)屈膝运动。仰卧,两膝并拢曲立,将并拢的双膝缓缓倒向一方。双肩不许离开床面,早晚各5次。

功效:强健肋部肌肉,柔软腰部关节。

> **>> 专家温馨提示**
>
> 在孕早期的3个月,不要做跳跃运动,每节操可少做几个节拍,以免运动量太大,造成流产;4个月之后,可做全套操,但弯腰和跳跃动作最好不做;到孕晚期,不仅要减少弯腰和跳跃运动,运动的节拍也需适当控制,可以增加一些轻柔的活动,如活动脚腕、手腕、脖子等。

4. 按摩操

（1）额头的按摩。左右手的中指及无名指放在额头上，分别自额心向左右两边做小按摩，一共按摩6圈，到两边太阳穴时轻轻地压一下，来回共做3次。

（2）眼角的按摩。为了避免眼角长出鱼尾纹，用两手的手指自两边眼角沿着下眼眶按摩6小圈，然后绕过上眼眶，回到眼尾处轻轻地按一下。

（3）眼睛周围的按摩。用手指沿着眼睛四周做绕圈按摩，按摩6圈后在太阳穴处轻轻压一下。

（4）鼻头的按摩。用手指自太阳穴沿额头、鼻梁滑下，在鼻头两侧做小圈按摩，共按摩8小圈，由上向下按摩。

（5）唇上按摩。双手手指放在唇上做8小圈的按摩。

5. 运动可以助准妈妈提高产力

在妊娠期间，准妈妈就应该为宝宝的到来做好准备，在这些准备中，最重要的莫过于在分娩时的准备。为了提高准妈妈的生产力，为了让宝宝更顺利地来到你的身边，在妊娠期间要多做运动，来帮助准妈妈提高生产力。

妊娠期间，运动可以强健肌肉、增强耐力、增加血液循环，帮助准妈妈应付身体承受的额外负担，使身体逐渐适应妊娠和分娩的需要。运动不仅锻炼肌肉、关节和韧带，还可以缓解身体的疲劳和不适，由于孕妇肌肉和骨盆关节等得到了锻炼，为日后的自然分娩做好了准备。

适当且合理的运动能促进准妈妈消化、吸收，不仅可以给腹中的宝宝提供充足的营养，而且也为准妈妈补充了体力，以利分娩。

除此之外，运动可以控制孕期体重，不至于使体重增加过多。孕期保持合适的体重，会使分娩更容易、更轻松，产后也可在短期内恢复正常体形。

针对高龄准妈妈的特点，可以做以下运动来提高生产力：

（1）散步。散步能够增加耐力帮助胎儿下降入盆，松弛骨盆韧带，为分娩做好准备。散步要注意速度，最好控制在4千米/小时，每天一次，每次30～40分钟，步速和时间要循序渐进。散步要先选择好环境，比如在花园或树林。刮大风、下雨的日子，就别外出了。散步时最好有家人陪伴。

（2）孕妇体操。这是专门为准妈妈设计的有氧运动，有利于准妈妈分娩和产后的恢复。它能松弛腰部和骨盆的肌肉，为分娩时胎儿顺利通过产道做好准备；可增强自信心，在分娩时能够镇定自若地应对分娩阵痛。坚持每天做，动作要轻柔，不要太累,不要勉强。

(3)游泳。这是一项很不错的锻炼方式。孕期游泳能增强心肺功能,而且水里浮力大,可以减轻关节的负荷,可以锻炼、协调全身大部分肌肉,增强耐力。但要注意的是,游泳要选择卫生条件好、人少的游泳池。下水前先做一下热身,下水时戴上泳镜,还要防止别人踢到腹中的宝宝。最佳的游泳时间是在怀孕5~7个月时。

准妈妈要根据自己的身体状况,以及对运动的熟练程度、运动时的环境、运动的时间长短等综合考虑。

> **>> 专家温馨提示**
>
> 准妈妈的身体若柔软度不足、体重过重、肌肉的力量不足,或已很久不做运动了,在运动前最好有医生做指导。而且并非所有的准妈妈都适合做运动。患有心脏病或有肾脏泌尿系统的疾病、妊娠高血压,或曾经有过多次流产史的准妈妈,不适于做孕期运动。另外,如果准妈妈怀了双胞胎,在做运动前一定要听取医生的意见。总之,一定要在专业医生的指导下进行孕期运动。

6. 特殊运动——助顺产的肌肉锻炼法

大多数高龄准妈妈因为担心"顺产不顺"而不肯自然分娩,然而自然分娩对准妈妈们和准宝宝们都是有好处的。其实高龄准妈妈只要在妊娠期间加强锻炼,提高自己的身体功能,在分娩的时候顺产就不再是难事。

据调查,有的高龄准妈妈在妊娠期间只顾休息,根本不注重运动。有的准爸爸对准妈妈的呵护更是"精心",不许做家务、不许随便外出,没事就躺着,一切活动都停止,甚至去上班也被家人善意劝阻了。实际上,这样的保护对高龄准妈妈并不好。孕期适度运动,不仅对准妈妈和胎儿都有好处,而且准妈妈将来分娩时间会较不运动时缩短,并且疼痛也会减轻。经过专家的研究,女性在怀孕期间如果保持适度运动,将有利于她们顺产,并使她们的分娩时间缩短3小时;怀孕时坚持运动的产妇,除了可较快分娩,产后恢复也比不运动的产妇要好些。所以,学会一些有利自然分娩的锻炼方法,就能帮助她们打消顾虑。

在此,专家提供了4种帮助顺产的肌肉锻炼法,只要高龄准妈妈坚持做好这些锻炼,相信顺产便不再是梦想。

第一法:普拉提式的侧腔呼吸。吸气时尽量让肋骨感觉向两侧扩张,吐气时则要让肚脐向背部靠拢。

功效:这种呼吸方法有助于加强腹肌和骨盆底部的收缩功能,可使身体深层的肌肉都获得锻炼,对准妈妈的自然生产很有帮助。此外,对肺活量的锻炼,也能让准妈妈在生产时呼吸得更加均匀平稳。

第二法:蹲举训练。双手自然下垂,两脚与肩同宽,脚尖正对前方,然后吸气往下蹲,蹲到大腿与地面呈水平状态,吐气站立。下蹲时,应注意膝盖不能超过脚尖,鼻尖不能超过膝盖。每个动作重复 12～15 次,每周 3～4 次。

功效:准妈妈体重不断增加,膝盖承受越来越大的压力,而这个蹲举运动不但可以锻炼腿部耐力,还可增强呼吸功能及大腿、臀部、腹部收缩功能。

第三法:举哑铃、杠铃。可选择一些小重量的哑铃和杠铃,一边双臂托举,一边配合均匀呼吸。

功效:这样不但可以锻炼手臂耐力,加强身体控制,还可以增强腹肌收缩功能和腰部肌肉的柔软性。

> >> 专家温馨提示
>
> 孕期最好不要做俯卧或仰卧运动,采取坐姿或侧卧较好;瑜伽容易使关节囊和韧带松弛,孕期最好也不要做。此外,在怀孕 3 个月内和 7 个月后,若有流产经历、怀有多胞胎、怀孕期间有不明原因流血现象、孕期高血压的妇女,也不宜做运动。

第四法:坐姿划船及坐姿拉背。坐姿划船:平坐在椅子上,双手向后拉固定在前方的橡皮筋,来回水平运动。坐姿拉背:平坐在椅子上,双手向下拉固定在头顶的橡皮筋。每个动作重复 15 次,每周 3～4 次。

功效:这种锻炼可以有效增强臂力及背部肌肉的力量,令孕妇生产时臂肌和背肌能够均匀用力,有助顺产。

7. 运动要适度

适当的运动有益于孕妇和胎儿的健康,但孕妇在运动前一定要听取医生的意见,要清楚孕期的哪个阶段可以运动,哪些时候根本不能运动,以及适合孕妇的运动方式。孕妇适合做何种运动、运动量的大小,也都要根据个人的身体状况而定,不能一概而论。如果孕妇怀孕前就一直有锻炼的习惯,在孕期可以继续选择锻炼,开始的时候一定要慢慢来。

孕期的前 3 个月一定要小心,这个阶段最好不要剧烈运动。在孕期的 6～28 周,孕妇可以适当进行运动。在怀孕的后期即 28 周后孕妇不适宜再做运动,因为这时胎儿已经长得很大了,运动有可能造成过敏性宫缩,导致早产等问题。

对于孕妇来说,在孕期的 6 周前选择运动也要注意运动的类型。最好做不紧不慢的运动,如游泳、打太极、散步、比较简单的瑜伽等。一定要避免强烈的腹部运动,也要避免做和别人有身体接触的运动。也不能进行跳跃性的或者需要冲刺的运动,要避免做快速爆发的运动,如打羽毛球、打网球等,骑马或者潜水等运动也不适合孕妇,尤其是潜水很容易使孕妇处于缺氧状态,导致胎儿畸形。

此外,孕妇还可以做一些肌肉锻炼,包括盆底肌肉锻炼。怀孕期间孕妇的盆底肌肉很可能被削弱,因此加强这些肌肉的力量,对孕妇以及生产都很重要。每天最好练习300～350次。孕妇要像小便憋尿那样用力收紧肌肉,尽可能地多坚持一段时间,然后放松,重复30次。感觉疲劳的时候可以休息一下。大腿肌肉锻炼:以青蛙的姿势坐在地板上,背挺直,双脚的脚心相对;双手握着脚踝,尽量将双脚向身体靠拢,用双肘向下压大腿,坚持这种姿势数到10,然后重复15次。

>> 专家温馨提示

准妈妈在运动期间不宜太疲惫,孕妇千万不能过度疲劳,也不要运动到身体过热,也就是说孕妇不宜做出汗的运动。对于孕妇来说,运动的限度是以不累、轻松舒适为宜。此外,孕妇运动期间要多喝水,但不要只喝白开水,最好补充一些果汁等。可乐以及运动饮料都不适合孕妇。

准妈妈运动前准备工作要做足。运动前制订科学的孕期锻炼计划,要进行有规律的运动,循序渐进,逐渐增加运动量。在运动前准备工作即热身活动一定要做足,运动前孕妇最好做些低强度的有氧运动,如散步或者轻柔的舒展运动,充分热身。

8. 做美丽的高龄孕妈妈

(1)皮肤油腻。高龄孕妇新陈代谢缓慢,皮下脂肪大幅增厚,汗腺、皮脂腺分泌增加,全身血液循环量增加,面部油脂分泌旺盛的情况会加重,皮肤变得格外油腻,"T"型区域更甚。

①主要是保持皮肤的清洁,不能用太强的洗涤剂,最好使用平时用惯的洗涤剂,每天多洗几遍脸。

②饮食上要多摄取含优质动物蛋白和维生素A、B族维生素、维生素C等食物;色浓的菜、水果可使你的皮肤颜色更加漂亮。

>> 高龄孕妈妈注意事项

运动时如果孕妇出现阴道出血、有液体流出,出现不寻常的疼痛或者突发疼痛、胸痛、呼吸困难、严重或持续的头痛或头晕等问题,一定要立即停止运动,最好马上去医院检查。另外,如果在停止运动半小时后仍然持续有宫缩,也不能再运动了。

③均衡摄入营养,平衡的食物能使孕妇的头发和皮肤以及体内各器官得到很好的保护。

(2)皮肤干燥。有些高龄孕妇,由于孕激素的关系,使皮肤失去了以前的柔软感,略呈粗糙,甚至会很干燥,有些区域会出现脱皮现象,脸部的色素沉淀也增加。

①干性皮肤的孕妇不要频繁地洗脸,因为皂碱会将皮肤上的天然油脂洗净,最

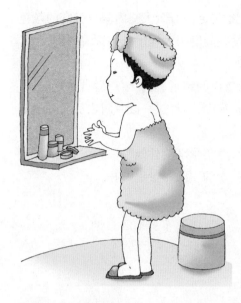

好改用婴儿皂、甘油皂洗脸。

②使用能给皮肤增加水分的护肤品，涂抹在干燥区内并轻轻地加以按摩。

③沐浴时不应浸泡太久，否则容易造成皮肤脱水，可以在水中加些浴油，尽可能少用普通肥皂，可使用不含皂质、pH 属中性的沐浴露或婴儿香皂。沐浴后，应在全身涂抹润肤油。

④要特别注意饮食营养平衡，增加镁、钙等矿物质的摄取，如肉类、鱼、蛋，还要增加必要的脂肪酸和维生素，如绿色蔬菜、水果、坚果、谷物、牛奶、鱼油、豆类等；在每天的饮食中，要减少含兴奋剂如咖啡、酒、茶的摄取，多喝水。

(3)面部色斑。由于高龄孕妇的黑色素代谢缓慢，面部大多会长黑斑，且孕后不易恢复。妊娠中后期，孕妇皮肤变得敏感，对紫外线抵抗力减弱，皮肤容易被晒黑，面孔出现黄褐斑，额头和双颊出现蜘蛛斑。

虽然这些症状在产后会不同程度地减轻，但在孕期，还是要不间断采取一些必要的保护措施。

①处理黄褐斑和蜘蛛斑的最好方法就是用妊娠纹霜加以掩饰，切勿试着去漂白，那会破坏皮肤的分子结构，形成永久性伤害。

②大多数孕妇的瘢痕会在产后三个月内自然减淡或消失，如果褪不掉，要请教医学专家，慢慢调理。

③由于妊娠是一个较易发生皮肤炎症的时期，所以，即使是以前靠得住的产品，此时也要慎重使用。

④尽量避免刺激，不要化太浓的妆，散步时一定要涂上防晒油或带上遮阳伞、帽子。

(4)色素沉淀增加。除了面部，孕期时的身体肌肤也会受到很大影响，尤其是

> **>> 科学小贴士**
>
> 很多女性不愿意生育的很大一部分原因在于担心生育会给自己的体型带来影响，其实与男性相比较，女性的身体脂肪含量较高，这是体内激素的影响结果，身体过胖和过瘦受很多因素影响，如常见的饮食、运动、遗传等都在不自觉的影响着你的身材。生育并不是造成身材差的主要原因。

那些本来就有色素沉淀的区域,如乳晕、痣及雀斑,外阴部、大腿内侧及腋窝的颜色亦会加深,肚子正中央还会出现一条黑线。这些问题很大程度上困扰着高龄孕妇,因为她们担心年龄偏大,产后无法治愈。

那条黑线是腹肌为了容纳扩大的子宫而放松的结果,会在生产后自然消退,不必过分担心;黑线及乳晕在产后可能色泽还是很深,但经过一段时间之后会逐渐淡化至消失,不会因年龄问题而不同。

阳光会使原本已有色素的部位颜色加深,直接暴晒紫外线易罹患皮肤癌,最好避免日光,在炽热的阳光下最好将原本即有色素的皮肤尽量保护好。

第四章

孕晚期异常情况的处理

孕晚期,孕妇接近分娩,因而会出现一些有别于妊娠早、中期的异常情况,在这个过程中,无论是母体还是胎儿出现异常,都可能影响妊娠的正常进行。孕妇应该了解孕期常见的异常情况,一旦发生,立即就医。

 一、如何应对准妈妈身体异常

(一) 孕晚期水肿

孕晚期,由于胎儿逐渐增大,羊水增多,导致孕妇下肢静脉受压,血液回流受阻,常发生轻度下肢水肿,对胎儿及母体的健康影响不大。但如果水肿经休息后仍不消失,则为妊娠水肿,其特点是水肿先从小腿开始,蔓延至大腿、外阴以至下腹部,严重时也可波及上肢和脸部,同时孕妇体重明显增加。如果已经发生水肿,准妈妈要注意以下几点:

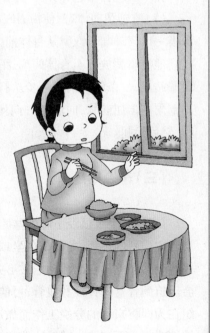

(1)孕妇吃的食物不宜太咸,口味重的孕妇此时也要注意,多吃清淡食物,保持低盐饮食。

(2)孕妇一般不宜走路太多,或站立太久,行走和站立时间长了,会增加身体肿胀。

(3)吃过饭后可以到户外适当散步。

(4)孕妇后期出现腿部肿胀酸痛,丈夫要多体贴关照,晚上睡觉前,最好能为孕妇的腿部进行按摩,减轻孕妇酸痛的感觉。

(5)孕妇睡觉的时候,腿部稍微放高一点,有利于消除肿胀。

(6)如果肿胀现象很严重,就要检查血压和尿液,有可能是高血压引起的,需进行治疗。另一种可能性是患有产前子痫,这更要立即进行治疗。

(二)孕晚期白带增多

白带又叫阴道分泌物,为无气味的白色糊状液体。白带的多少,主要是受激素水平的影响。育龄妇女如突然闭经、白带增多,是由于雌激素水平增高及盆腔充血所致,结合其他症状,首先应想到已经妊娠,应及时就医确诊。

妊娠以后,雌激素和孕激素水平增高,盆腔血液供应增多,因此孕妇白带增多。随着孕周增加,孕妇体内的雌激素逐渐增多,促使子宫颈管和子宫内膜腺体分泌增多,尤其是到怀孕后期白带会越来越多。同时阴道的细胞体积增大,内层黏膜增厚,阴道变得更容易扩张,以利于分娩,这是妊娠期的正常现象。由于阴道分泌物增多,刺激外阴部皮肤发痒,如果不经常清洁,往往会引起阴部湿疹、阴道炎或子宫颈炎等感染性疾病。注意清洁、勤换内裤、保持干爽很重要。

如果发现白带色味异常,并出现瘙痒,应及时就医治疗。

(1)改善孕期体态,使精力旺盛:双脚站立,与臀同宽,双臂自然下垂,收骨盆。深吸一口气,同时,双臂从身体前方举过头顶,向上够。掌心向上,呼气,同时屈臂,缓缓地将胳膊放下至身体两侧,稍微向后背。保持10秒。(2)预防并缓解腿抽筋:面壁站立,一条腿向前迈一步。脚趾向前,与膝盖保持在一条线上。双手按墙,与肩部同高。屈前膝,向墙的方向倾斜身体。后腿伸直,脚后跟压住地板。保持30秒,然后换腿。

(三)孕晚期疼痛

孕晚期,宝宝已经下降到盆腔,准妈妈的腰腿部、耻骨联合处、大腿根处都可能会出现强烈的疼痛,尤其是久坐或久卧后,变换体位时,疼痛更加严重。也有的准妈妈突然会觉得自己活动非常不方便,全身僵硬,好像得了关节炎一样。宝宝的头会压迫到骨盆的神经和血管,可能会造成大腿抽筋。这是由于骨盆周围的韧带组织在为即将来临的分娩工作而做准备,不断地拉扯和放松所引起的。你可以经常性地改变一下姿势来减轻这些不适。每天做些温和的运动,如散步或者瑜伽的呼

吸练习。如果还不能缓解的话,请准爸爸帮忙做做背部按摩,或许你会感觉舒服
一些。

(四)孕晚期便秘

到了孕晚期,孕妇很容易便秘,因为怀孕期间黄体分泌激素增加,使胃肠道平
滑肌松弛,蠕动减缓,导致大肠对水分的吸收增加,粪便变硬而出现排便不畅。到
了孕晚期,增大的子宫和胎儿先露部压迫直肠,也都能导致排便困难。孕妇发生便
秘时,切不可乱用泻药,否则会引起流产、早产,而采用食物疗法,既方便又可保证
母子安全。

孕妇所吃的食物不宜过于精细,也不要偏食,多进食粗纤维的食物,以及含纤
维素较多的新鲜蔬菜和水果,早晨起床后,先喝一杯凉开水,平时要养成良好的大
便习惯,要做适量的运动,这些都有利于改善便秘的情况。

(五)孕晚期气喘

孕晚期,你会发现自己说话经常上气不接下
气,做事时稍微用力也会感到有些气短。这是由
于生长中的胎儿压迫了横膈,妨碍你自由呼吸的
缘故。你尽可能多休息,晚上睡觉时可尝试多加
一个枕头。当你感到透不过气的时候,可以坐下
或者蹲下片刻。如果在上楼中途感到呼吸困难,
就蹲下来,用手握住楼梯扶手,这样会有所缓解。
当孕程进行到分娩前 1 个月的时候,胎头进入骨
盆后,气喘就可以缓解一些。

另外,值得注意的是贫血也会引起气喘。

> **>> 高龄孕妈妈注意事项**
>
> 孕晚期,增大的子宫把横膈
> 膜向上顶起,导致孕妇胸腔变小,
> 会影响心肺活动。同时,血容量
> 的增加会加重孕妇的心脏负担,
> 导致孕妇呼吸短促。这一时期孕
> 妇应穿着轻巧、宽松的胸衣、内衣
> 和外装,就餐时不要过饱,少去空
> 气不流通的公共场所,卧床休息
> 时采取侧卧位,这些做法都能缓
> 解呼吸短促等症状。若症状无缓
> 解,则须及时就医。

二、孕晚期胎儿的异常情况处理

(一)胎位不正

一般来说,除了枕前位(即胎儿枕骨位于母亲骨盆入口前方)为正常胎位以外,其余的均属异常胎位。

常见的胎位异常有臀位、横位、面先露、额先露,枕后位、枕横位等。

1. 臀位

依先露部分为三种。

(1)完全臀位(混合臀位)。胎儿双腿在髋部及膝部屈曲,小腿交叉,以臀和双足为先露。

(2)单臀位(腿直臀位)。胎儿双腿伸直,髋部屈曲,仅臀为先露。

(3)足位或膝位。胎儿以直立或跪式,以足或膝为先露。

2. 横位

胎儿纵轴与子宫纵轴成直角,胎体横置于宫腔,横位以肩为先露,又称肩先露胎位。

3. 面先露

以颜面为先露,胎头极度后仰,枕部与背相贴。

4. 额先露

以额部为先露,其胎头仰伸比面先露的角度小。

5. 枕后位

胎头入盆时枕骨取后位而成枕后位。

6. 枕横位

如果胎头的矢状键停留在骨盆的横径上者,为枕横位。

（二）臀位与头位的区别

臀位是胎儿的臀或足、膝为先露,而头位是胎儿枕前为先露。

头位为正常胎位,自然是分娩的最佳胎位。臀位大多数也能顺利分娩,但与头位相比胎儿死亡率高出 3～8 倍。因为胎儿臀部较胎头小,胎头最后娩出,易发生难产,加之容易发生早破水,脐带脱垂,增加了剖宫产的机会,脐带脱垂因脐带受压,胎儿出现宫内缺氧,如不及时手术分娩,易发生胎儿死亡,臀牵引术会造成胎儿颅内出血、骨折等损伤。

在孕 28 周后产前检查为臀位时应尽量转成头位,有利于阴道分娩。

采用方法:

（1）膝胸卧位每日 2 次,每次 10～15 分钟,七天为一疗程,注意先排空小便,松开裤带,按要求进行。合并心脏病、高血压孕妇不宜使用。

（2）艾条灸至阴穴,平卧或坐位,松开裤带,用艾条灸双侧至阴穴（小足趾端外侧）。每日 1～2 次,每次 15 分钟,灸时可感胎儿活跃。

（3）外侧转术,由医生酌情做外侧转术。

（三）臀位的原因

臀位在正常分娩中占总数的4%,是胎位异常中较多见的一种。

臀位发生的主要原因:

（1）子宫腔内空间较大,多产妇或腹壁松弛者,胎儿活动范围大,容易发生胎位不正。

（2）子宫畸形孕妇如果是双角子宫、单角子宫,或双子宫畸形,其宫腔内空间较小,若胎位是臀位,不易纠正。

（3）胎儿畸形、脑积水影响胎头衔接。

（4）胎头衔接受阻,如骨盆狭窄、盆腔肿瘤、前置胎盘等。

（5）胎儿在宫腔内活动受限,如多胎妊娠、羊水过少等。

（6）臀位时子宫呈纵椭圆形,在上腹部子宫底处可触及圆而硬的胎头,妊娠晚期胎心在脐平线以上最为响亮。

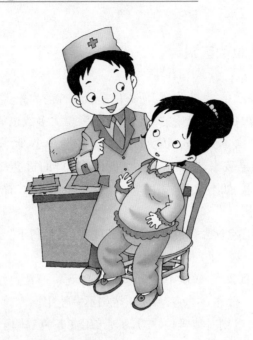

(四) 高龄怀孕谨防横位的危险

横位占分娩总数的0.2%~0.5%,对母婴来说是最危险的胎位。

这种胎位多见于产妇腹壁松弛、羊水过多、胎儿活动度较大者。也可因双胎、骨盆狭窄、前置胎盘等因素。

横位以肩为先露部,子宫呈横椭圆形,宫底较低,胎头及胎臀位于左右两侧,胎心在脐平线两侧。

横位临产后,由于对宫颈口压力不均匀,易发生胎膜早破,可伴有上肢及脐带脱垂。如不能及时发现,随着子宫收缩的增强,迫使胎肩下降,流尽羊水,胎体一折叠弯曲,上肢脱出于阴道之外,但头和臀部被阻于骨盆入口的上方,成为忽略性横位,继续发展可导致子宫破裂。这种胎位如临产前不能纠正,会给母胎带来极大威胁,其纠正方法采用膝胸卧位,艾条灸至阴穴。如不成功,行外侧转术。

横位易发生死胎,母体感染,产道损伤,甚至子宫破裂。对于横位应高度重视,做好预防和监护工作。初产横位外侧倒转失败者,应做剖宫产,以防临产后胎膜突然破裂,脐带脱垂,危及胎儿生命。

（五）持续性枕后位、枕横位

在分娩过程中,大多数枕后位或枕横位转为枕前位而顺利分娩。但也有少数病例,胎儿枕骨不能自然旋转到枕前位者,称持续性枕后位或枕横位。此外,胎儿胎头俯屈不良也可形成持续性枕后位或枕横位。若孕妇子宫收缩不好,或胎儿过大也可影响胎头的旋转而形成持续性枕后位或枕横位。

这种胎位胎儿的小肢体较易触及,常位于下腹部中线的两侧,胎心位于下腹部外侧远离中线处最为清晰。

这种胎位常常影响胎位下降,分娩开始时,常出现宫缩乏力,宫口扩张缓慢,宫颈水肿,使产程延长而造成难产。

这种胎位由于临产后大多数可自然转成枕前位,这种胎位的产妇应严密观察,耐心等待,产妇不要过早屏气。让产妇向小肢体一侧侧卧,有利于胎头旋转。

如果先露不能下降入盆,而且产程延长,宫缩乏力,胎儿有宫内窒息现象或产妇衰竭征兆者,应做剖宫产术。

>> 专家温馨提示

胎位不正是无法预防的,不过可以经由一些方法来矫正胎位。建议孕妇做好孕期保健,在怀孕七八个月之后,尝试在家中施行膝胸卧式运动,经常做可以帮助胎位早日转正。

膝胸卧式运动方法:

(1)孕妇在床上,采用跪伏姿势,两手贴住床面,侧脸贴住床面,双腿分开与肩同宽。

(2)双膝弯曲,大腿与地面垂直。

(3)维持此姿势约2分钟,慢慢适应后可逐渐增加至5分钟、10分钟,每日做2~3次。

（六）面先露与额先露

面先露是指胎儿颜面部先露,即胎头极度后仰,枕部与背相贴。

由于胎头仰伸,所以宫底较一般产妇高,胎儿先露隆起与胎背同侧,于枕骨隆起及胎背之间有一明显凹沟,另一侧较平坦,在胎儿肢体侧的母体下腹部听到声音最响亮。

面先露分为颏前、颏后、颏横位,这种胎位因为胎头极度仰伸,不能适应产道的弯度,所以往往造成难产。

如果骨盆正常且颏前位者,应耐心等待,多数能自然分娩。颏后位者有时可转为颏前位,由于这种情况多见,产妇需要耐心等待。初产颏后位常需剖宫产。

额先露为第二度仰伸,以枕颏径入盆,除非胎儿甚小,一般不能自阴道娩出,额先露绝大多数在分娩过程中转为颜面位,故应耐心等待,若持续为额先露而无头盆不称者,可用手法转成枕前位或颏前位。若手法旋转无效,胎头下降受阻,应做剖宫产手术。

(七)初产头浮

胎头双顶径进入骨盆入口,胎头颅骨的最低部分达骨盆坐骨棘,叫作衔接,又叫入盆。初产妇一般在预产期前 2 周左右衔接,如果此时仍不衔接,称为初产头浮。

造成这种情况的原因有骨盆狭窄,胎儿异常,胎儿过大或胎位不正等。但也有正常情况下入盆晚的或临产后才入盆的。

初产头浮临产后容易发生早破水,破水后还容易发生脐带脱垂,危及胎儿。

因此妊娠后定期产前检查,尤其到妊娠末期要按照医生的要求,按期到医院复诊。

另外应注意防止对腹部的冲击或挤压,妊娠晚期还要禁止性交,以防发生破水,一旦发生了破水,就应立即平卧,抬高臀部,以防脐带脱垂,并立即送往医院,在送往医院的过程中仍要保持平卧的位置。

(八)妊娠足月胎头仍不入盆的原因

一般情况,在妊娠的最后一个月,正常初产妇胎儿的头部均应进入孕妇的骨盆,并与骨盆衔接而不浮动,但也有少数孕妇到妊娠足月时,胎头仍未进入骨盆,而是浮在耻骨联合之上即前文所称的初产头浮。

发生这种情况的原因是有的孕妇骨盆狭窄,胎头与骨盆不相称,致使胎头不

>> 专家温馨提示

一般而言,在妊娠32～34周还是胎位不正的孕妇,就应该决定:①实行人工外转胎位法;②自然臀位生产;③直接剖宫产。

在过去的十年里,我国各大医院的臀位助产手术渐渐被剖宫产所取代,多数妈妈也更愿意以这种比较安全的方式来迎接自己的宝宝出生。

能进入骨盆。如果胎儿过大、胎位异常或前置胎盘，即使孕妇骨盆正常，也可发生这类现象。胎儿脑积水或羊水过多等，也可引起这类现象。但也有部分初产妇不存在以上原因，仍出现胎头不入骨盆的现象。出现初产头浮的孕妇，不必紧张，如果孕妇的骨盆及胎儿情况都正常，应密切配合医生，临产后由于子宫收缩的挤压，胎头亦会变形入盆，仍可从阴道顺利分娩。如果检查发现头浮是因不可纠正的病理性因素造成，可做好手术生产的准备。头浮的孕妇如果发生胎膜早破，羊水流出，应卧床并抬高臀部，立即送往医院。因为这种情况极易出现脐带脱垂，使胎儿发生意外。

第五章

孕晚期的准备工作

这一时期高龄孕妈妈一定要随时做好分娩的准备,因为在预产期之前的两周内,随时可能生产。不仅是要在物质上准备充足,这一时期准妈妈心理上的准备也是非常重要的,此时及以后的日子,准妈妈应该和丈夫一起为分娩做准备,以免到时手忙脚乱。

一、孕晚期准备工作

1. 分娩前的物质准备

分娩时所需要的物品都要陆续准备好,要把这些东西归纳在一起,放在家属都知道的地方。这些东西包括:

(1)孕妈妈的证件、医疗证(包括孕妈妈的联系卡)、挂号证、劳保或公费医疗证。

(2)宝宝的用品。内衣、外套、包布、尿布、小毛巾、围嘴、垫被、小被头、宝宝香皂、肛表、扑粉等均应准备齐全。

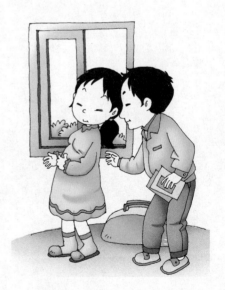

(3)孕妈妈入院时的用品。包括面盆、脚盆、牙膏、牙刷、大小毛巾、月经带、卫生纸、内衣、内裤等。

分娩时需吃的点心、饮料也应准备好。

2. 分娩前的精神准备

分娩临近,孕妈妈及家属应及早做好分娩的思想准备,愉快地迎接宝宝的诞生。准爸爸应该给孕妈妈充分的关怀和爱护,周围的亲戚、朋友及医务人员也必须给予孕妈妈支持和帮助。实践证明,思想准备越充分的孕妈妈,难产的发生率越低。

3. 分娩前的身体准备

预产前两周随时有发生分娩的可能。分娩前2周,孕妈妈每天都会感到几次不规则的子宫收缩,经过卧床休息,宫缩就会很快消失。这段时间,孕妈妈需要保持正常的生活和睡眠,吃些营养丰富、容易消化的食物,如牛奶、鸡蛋等,为分娩准备充足的体力。

(1)睡眠休息。分娩时体力消耗较大,因此分娩前必须保证充分的睡眠时间,午睡对分娩也比较有利。

(2)生活安排。接近预产期的孕妈妈应尽量不外出和旅行,但也不要整天卧床休息,做一些力所能及的轻微运动还是有好处的。

(3)性生活。临产前应绝对禁止性生活,免得引起胎膜早破和产时感染。

(4)洗澡。孕妈妈必须注意身体的清洁,由于产后不能马上洗澡,因此,住院之前应洗澡,以保持身体的清洁。若到公共浴室洗澡,必须有人陪伴,以防止湿热的蒸气引起孕妈妈昏厥。

(5)家属照顾。孕妈妈临产期间,准爸爸尽量不要外出,夜间要在孕妈妈身边陪护。

> **>> 准妈妈早知道**
>
> 准妈妈和准爸爸最好能在分娩前给宝宝起好名字,这样的话在孕妇分娩后就能很快办理宝宝的《出生医学证明》,否则临时给宝宝起名字势必有些仓促,而且也可以避免日后因为没有给宝宝起一个好听的名字而遗憾。

二、孕晚期准爸爸的准备工作

准爸爸已经跟妻子一起度过了妊娠的大部分时光,在剩下的这段日子里,就要为分娩全力准备了!

首先是物质准备,为妻子准备婴儿用品以及待产用品。准妈妈可能没有那么多的精力和体力去逛街买东西,多数的跑腿工作都要准爸爸来完成。而且要做好财务规划,住院期间的花费以及小宝宝出生后的开销要事先准备好。有了小宝宝之后你们的生活将重新布局,有个近期的规划是很有必要的。

再者就是准妈妈的身体准备。进入怀孕的后半期,妻子的肚子急剧的变大,即使没有什么异常,腰腿也会很容易疲劳。如果妈妈变得疲劳有压力,就会对婴儿产生影响,因此,这期间为妻子按摩应适当地增加。

夫妻共同商量选择最适合自己的分娩方式。为了分娩过程的顺利进行,你应陪准妈妈进行呼吸和放松方法的练习。

三、准爸爸是最佳的生产陪护人

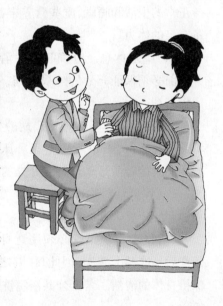

孕妈妈生产时,最佳的陪护人应该是准爸爸。准爸爸陪伴在孕妈妈身边,可以帮助孕妈妈克服紧张心理,准爸爸温柔体贴的话语可以使孕妈妈得到精神上的安慰,准爸爸的鼓励和支持可以增强孕妈妈顺利分娩的信心。有准爸爸在其身边,孕妈妈感觉自己有了强大的支撑力。准爸爸可以分担孕妈妈的痛苦,也可以分享宝宝安全降生的快乐,这对于增进夫妻感情来说,也是至关重要的。

准爸爸与孕妈妈可以一起参加产前训练班,一起了解生产的过程,做好充分的思想准备,尽量为孕妈妈减轻痛苦,帮助孕妈妈顺利生产。

第 五 篇

提升高龄准妈妈 的分娩安全系数

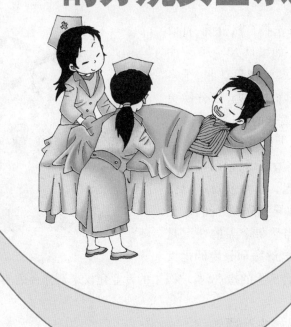

第一章

高龄准妈妈分娩知识指导

　　伟大的时刻终于来临了。尽管高龄分娩的风险是客观存在的，但只要做好周全的准备工作，正确、全面地了解有关分娩的知识和分娩过程，再加上现代医学如此发达，高龄准妈妈一定可以平安、健康地度过这一伟大而惊心的时刻。

一、高龄准妈妈临产前需要了解的相关事宜

　　高龄准妈妈如果选择自然分娩，首要的问题就在于产道。如果是 20～30 岁的初产妇，分娩时子宫颈管容易扩张，子宫肌的收缩力度也强，阵痛有力，使分娩更容易。而年龄越大，柔软的产道特别是子宫颈管部，会因年纪大而变得较难张开，以及子宫肌肉的收缩力较弱，这两种情况都是造成难产的原因。子宫颈管难以张开，阵痛也越来越强，导致分娩时间长，更加容易引起难产。当然每个人的情况是不同的，高龄准妈妈能够顺利分娩的也大

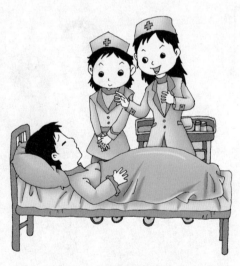

有人在，关键是要配合医生的检查，听取医生的专业建议来选择合适的分娩方式。

（一）高龄准妈妈生产须知

　　在孕妇入院以后，医生会把准妈妈安排在一间临产的房间里，检查子宫颈口开大了多少。医生会简单地记录妊娠史并监测孕妇的生命体征，包括血压、脉搏和体

温,还要接受灌肠或开始静脉输液,可能还需要抽血化验。医生可能需要向你询问病史以及做一些试验来确定你是否已经破膜了。有下面几种方法用来确定:通过你对所发生的事情经过的描述来判断,如大量液体从阴道内部涌出,使用试纸,将阴道内的液体置于试纸上,如果胎膜已经破裂,试纸颜色将发生变化;宫颈黏液检查,将液体置于载玻片上面,待其干燥后,在显微镜下检查,如果呈现"蕨类植物"样外观,说明是羊水。经过医生确认即将生产,孕妇就可以办理住院事宜,到产房准备待产了。首先,护理人员会先让孕妇换上待产服,接着和她说明生产过程。假如想要在生产前先进食或洗澡的话,可以在检查时和医生提出要求,如果医生评估可以,那么孕妇这时候就可以在医院先吃些东西,梳洗一下。接着,接近生产前,护理人员就会开始帮孕妇打点滴、剃阴毛、灌肠等,当进行完这些措施之后,孕妇就不能进食了。另外,当孕妇入院之后,院方也会主动找来孕妇产检时的主治医生来接生,孕妇不用自己找。假如孕妇不是到产检时的医院生产,院方还是会询问孕妇的意愿。而且,孕妇自己也可以提出要求,希望让院里的哪位医生接生。

在人性化医疗观念的影响下,生产时的许多医疗介入行为,诸如打点滴、剃阴毛、灌肠等,并非每个人都能接受。假如对这些医疗行为有异议的话,记得在入院时就先跟医生沟通清楚,让医生根据生产情况在医疗处置上做调整。生产时应了解例行性医疗行为的用意。

1. 灌肠

清除直肠下段的大便,腾出空间,让宝宝的头可以快一点下来。此外,灌肠也可刺激直肠蠕动,促进子宫收缩。灌肠之后,有想拉肚子的感觉。

2. 剃阴毛

自然生产会剃除会阴口下方1/3处的阴毛,有利于产后伤口的缝合,也避免感染。剖宫产则会把阴毛全部剃除。有研究认为剃毛与否和感染并没有明显关联。

3. 打点滴

为了预备产后因子宫收缩不良而做的措施。因此,点滴中会用药物加强产后子宫收缩,避免产后出血。产妇不是患者,是否需要事先打点滴,不同观念有不同做法。

4. 胎儿监视器

便于医护人员查看胎儿的心跳变化。装上胎儿监视器后,就无法在待产时自由走动了。

5. 剪会阴

生产过程容易产生不规则裂伤,缝合较为困难,事先把会阴剪开可以降低裂伤程度。

> **>> 高龄孕妈妈注意事项**
>
> 高龄产妇也不一定得剖宫产。只要骨盆大小、子宫收缩的强度都正常,有很多高龄产妇一样可以自然生产。有时候因为年纪的关系,骨盆韧带肌肉柔软度不够,会造成产程比较久,但是这样的状况也不一定需要剖宫产,最重要的是准妈妈必须多运动,不要将胎儿养得太大,加上其他条件的配合,一样可以自然生产。因此要走出高龄孕妇必须剖宫产的误区。

(二)分娩持续的时间

每个产妇分娩持续时间各不相同,而且差异颇大。初产妇分娩持续时间最长,第二次以上的经产妇分娩持续时间通常要短些。但分娩时间的长短并不一定表示分娩的难易。

分娩时,如果子宫收缩力强,胎儿较小,骨盆宽大,宫颈已经成熟,激素分泌正常以及分娩的环境有利等,可使产程缩短。通常,在第一产程中,宫颈扩张的正常进展标准是平均每小时1厘米,有时,在前数小时中,宫颈扩张非常缓慢,然后进展迅速,直到开全。

下面是各产程平均持续时间,这仅是临床估计的平均值,个体间差异颇大。

1. 初产妇

第一产程4～24小时
第二产程1～2小时
第三产程10～15分钟

2. 经产妇

第一产程 2 ~ 12 小时

第二产程 1 ~ 2 小时

第三产程 5 ~ 15 分钟

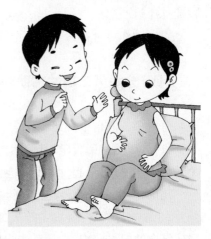

(三) 分娩第一期的辅助动作

分娩第一期时, 子宫颈口接近全开时阵痛最强烈, 此时做辅助动作的目的是使全身放松下来, 以减轻子宫阵痛及宫颈口扩张引起的不适。

在这时可以做几种简便有效的动作:

1. 胸式呼吸

适用于第一期的早期。仰卧略向侧方, 双手放在胸前, 用鼻子呼吸。呼吸时应轻轻地呼气, 扩张胸廓, 当吸满气后, 再缓缓呼出, 保持吸气与呼气相等, 每分钟约呼吸 15 次。这种方法可以镇定情绪, 减轻疼痛。

2. 腹式呼吸

适用于子宫收缩比较强烈时。仰卧略向侧方, 双腿屈膝, 深吸气时使腹部鼓起。当气吸满后, 再慢慢呼出, 腹部则逐渐瘪下去, 每分钟约做 15 次。

3. 松弛法

适用于宫缩的间歇期。孕妇采取自觉舒适的侧卧姿势, 以全身肌肉松弛为目的, 达到消除疲劳, 镇定情绪的效果。

4. 按摩与压迫法

适用于子宫收缩强烈时。腹式呼吸时双手并拢, 用手掌置下腹两侧, 深吸气同时, 双手向内上方推起, 呼气时双手向下及侧方按摩。腰痛者, 单手或双手握拳置

>> 专家温馨提示

　　分娩辅助动作在宫缩间歇时不要做。做分娩辅助动作时, 产妇应冷静、精神集中, 不要在不该用力时乱用力, 否则, 子宫颈口尚未开全, 会早早消耗掉体力, 而在真正需要用力时反而感到疲倦无力。当宫口就要开全并需要你用力时, 医生和护士会告诉你。因此, 这些动作都应与医生、助产士密切配合, 按他们的指导去做。

腰痛处压迫。

以上动作可自妊娠 32 周后开始练习。

（四）分娩第二期的辅助动作

分娩第二期指子宫颈口开全到胎儿娩出。这一期进行辅助动作的目的：配合子宫收缩,正确使用腹压,避免第二产程延长,使胎儿宫内缺氧。控制用力强度避免胎头骤然冲出,引起骨盆底或会阴组织的严重裂伤。

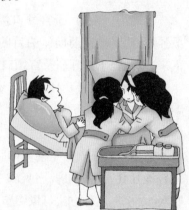

正确使用腹压：半坐位,双腿屈膝,两腿尽量分开,足跟靠近臀部,做胸式呼吸,胸腔充满气后,屏住气向肛门方向用力,然后慢慢呼气。用力时,下颌抵胸,背紧贴床,也可双手拉紧产床两侧的铁环。吸气用力,然后呼气。

练习张口哈气,短促呼吸,尽量保持呼气与吸气次数相等,以此控制用力的强度。

在胎头将娩出时,医生会提醒产妇停止用力,产妇应松手放开铁环,双手放在胸前,张口哈气。

这些动作也可在妊娠 36 周后开始练习。此时,主要是掌握要领,不可真正用力,每日可练习 1～2 次,每次 3 分钟。若有先兆早产或胎膜早破者,或骨盆狭窄,胎位不正者不需要练习。

 ## 二、高龄准妈妈预防早产必读

早产是指准妈妈不到足月便分娩了,确切地说也就是怀孕 28～37 周分娩者。由于早产月份不同,胎儿出生体重及生活能力也有很大的差异。一般来说,早产月份越小,胎儿体重越轻,生命力也就越弱。一般早产前会有一定的征兆出现。

（1）下腹部变硬。过了第 8 个月,下腹部反复变硬且肌肉也有变硬、发胀的感觉时,遇到这种情况,首先保持安静,尽早去医院接受检查。

（2）出血。少量出血是临产的标志之一,但有时是生殖器官出血,这有非正常临产的危险,可局部用干净的纱布、脱脂棉、卫生巾垫上止血。

（3）破水。温水一样的东西流出,就是早期破水。有的孕妇即便是早期破水,仍能在几周后平安生产,但一般情况下是破水后阵痛马上开始,此时可把腰部垫高,不要动腹部,马上去医院。

(4)跌倒。有时跌倒会引发阵痛,但不会流产或早产,如果经过 2～3 天没有什么异常,那就是一切平安无事,这是因为羊水起到了缓解应急、保护胎儿的作用。

需要注意的是,准妈妈在妊娠的最后一个月内,子宫常会有生理性的自发收缩,准妈妈会感觉到肚子阵阵发硬,但并没有痛觉,这并不是早产的征兆,不必惊慌。

高龄准妈妈产前异常的概率要比一般孕妇大许多,所以更应该重视对早产的预防。

(1)不要碰腹部。不要到人多的地方或在上下班高峰期外出,被人碰一下,就有跌倒的危险,特别是上台阶时,一定要注意一步一步地走稳。不要拿重东西或拿高处的东西,以免碰到腹部。

(2)不要刺激腹部。严重的腹泻因排便时刺激子宫使其收缩加快,可引起早产。正常意义上的夫妻生活与早产没有关系,但只要有一点点早产征兆,应禁止夫妻生活。

(3)你的健康状况如何。患有心脏病、肾病、糖尿病、高血压、流感、没有治愈的梅毒等疾病及有宫颈功能不全、子宫畸形等异常情况的孕妇请加以注意。

(4)安静地休息。要注意保持精神上的愉快。意想不到的事故、烦恼,甚至有时噪声都能引起早产。要注意避免睡眠不足,过度疲劳。

(5)不要让腹部紧张。长时间持续站立或下蹲的姿势,会使腹压升高,子宫受压,可引起早产。

(6)有妊娠高血压综合征、双胞胎或多胎妊娠、前置胎盘、羊水过多症等情况的孕妇请遵照医生的指示活动。

(7)孕晚期最好禁止性生活,以防止感染。

> **>> 科学小贴士**
>
> 　　早产高危人群:①多胞胎怀孕;②过去曾有过早产史;③子宫或子宫颈先天异常;④从未接受产前检查;⑤日常习惯不佳,例如抽烟、饮酒、使用非法药物等;⑥准妈妈身体、心理压力负担过大;⑦准妈妈生理状况出现问题,例如胎膜过早破裂、子宫颈感染、阴道感染、性病及其他感染、高血压、糖尿病、凝血功能异常、怀孕前体重过轻、过度肥胖症、胎儿是天先畸形儿等。

三、高龄产妇要了解宝宝来到人世的过程

准妈妈应预先多了解产程是如何进展的,这样可以消除准妈妈对分娩的恐惧心理。更重要的是,可以知道自己在不同的产程应该做什么事情来配合助产士,使分娩进行得更加顺利,以减少自己的痛苦和胎儿的危险。

产程通常分为三个阶段。第一产程是指规则宫缩到子宫颈全开;第二产程是指子宫颈全开到胎儿娩出;第三产程是从胎儿娩出到胎盘娩出。

1. 第一产程

第一产程指开始有规则阵痛,到子宫颈开全十指的阶段。这里所说的规则阵痛是指约每 3 分钟收缩 1 次,每次持续 40～60 秒,当然每个人的差异会很大。影响第一产程最主要的因素是子宫收缩、胎儿大小和骨盆大小。如果子宫收缩很好、胎儿较小、骨盆很大,子宫颈口的扩张就会很快。当子宫收缩不好时,医生会建议滴注催产素或人工破膜来帮助子宫收缩。

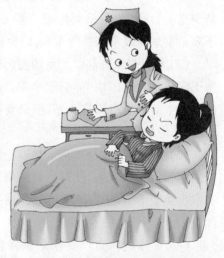

(1)第一产程所需时间:初产妇大约是 14 个小时,经产妇大约是 7.5 个小时。但子宫颈口的扩张并不是一个等速的过程。从宫颈口开到三指之前的过程会很慢,有的初产妇甚至要经历 20 个小时。一般来说,一旦开到四指以后,子宫颈口扩张的速度就会加快。

(2)准妈妈要如何配合:第一产程时间较长,加上宫缩的疼痛让产妇的情绪波动很大。但切记不要大喊大叫,因为这对生孩子一点儿帮助都没有,反而会消耗体力,等到第二产程时,该用力气的时候,反而没有劲儿了,无法配合分娩。而且过度消耗体力,容易造成宫缩乏力、产程延长、排尿困难等,影响产程的进展。准妈妈在这一阶段要做的就是在每次宫缩时做缓慢的深呼吸动作来缓解疼痛,这样既可以增加氧气的吸入,有利于补充胎儿在子宫内需要的氧和消除子宫肌肉的疲劳,又可以转移注意力,使宫缩协调进行。还要趁宫缩间歇的时候补充能量和水,以保持充沛的精力。你可以采取各种姿势,以改善骨盆腔的血液循环。最好的姿势是半坐卧位,加上重力的力量,可以加快生产速度。

2. 第二产程

子宫口全开以后就进入第二产程。这时候胎头会慢慢往下降,产妇会感到疼痛的部位也逐渐往下移。胎头随着每次宫缩向前移动,有的准妈妈会担心,胎头那么大个儿,经过产道时是不是会特别痛? 其实,当胎头扩张到阴道口的时候,你会有刺痛感,随之而来的是麻木感,这是因为阴道组织扩张得很薄时,阻滞了神经传导。所以有的妈妈竟然没有感觉到侧切的疼痛,也是这个原因。

(1)第二产程所需时间:持续 1~2 个小时。

(2)准妈妈要如何配合:这个阶段产妇最重要的工作就是配合子宫收缩来用力,把力气都用在宫缩上。一般来说,准妈妈都是双足蹬在产床的脚架上,两手握住产床的把手,像提两桶水一样,向上提。一旦出现宫缩,先吸一口气憋住,然后像便秘时排便一样向下用力。一口气要尽量维持 10 秒以上,等到收缩停止后再休息,等待下一次收缩的开始,间歇期可以做腹部深呼吸。每次子宫收缩时深吸气,同时逐渐鼓高腹部,然后慢慢往外呼气,这样可以减少痛苦。深呼吸可以增加全身血液循环,缩短产程,减少疼痛,避免胎儿宫内窒息。

> **>> 专家温馨提示**
>
> 减轻分娩过程中疼痛的小方法:
>
> (1)深呼吸法:放松心情,安静地慢慢呼吸,一呼一吸大约 6 秒。
>
> (2)腰骶部压迫法:双手握拳压迫两侧腰骶部。可让准爸爸帮忙按压。
>
> (3)侧卧位法:可频繁变换体位,往往侧卧位可让你感觉舒适一些。

3. 第三产程

胎儿娩出后,随着子宫的收缩,胎盘和包裹胎儿的胎膜,就从子宫壁剥离,随着子宫收缩而排出体外,这时整个产程全部结束。

(1)第三产程所需时间:5~15 分钟,最长不超过 30 分钟。

(2)准妈妈要如何配合:胎儿娩出后,宫缩暂时停止,不久又重新开始,以促使胎盘排出,此时产妇只需稍加腹压即可。胎盘娩出后,产妇可放松休息。这时你已经能听到胎儿的哭声,能跟你的宝宝见上第一面了,你会觉得非常幸福。

第二章

选择适合的分娩种类

在选择分娩方式前,医院会对产妇做详细的全身检查和产妇检查,检查胎位是否正常,估计分娩时胎儿有多大,测量骨盆大小是否正常等。如果一切正常,孕妇在分娩时就可以采取自然分娩的方式;如果有问题,则会建议采取剖官产。高龄准妈妈一定要听取医生的意见,根据自身情况选择安全适合的分娩方式。

一、正常分娩——顺产

(一)入院待产后还需要做的检查

当准妈妈入院待产后,还需要做一系列的检查。你还要把你的年龄、病史、月经情况、婚育情况等再跟你的接产医生汇报一番。还有你的产兆情况,如宫缩、阴道流血、流水等。医生会为你跟胎儿做一系列的检查。

(1)测量腹围、宫高,估计胎儿大小。

(2)测量骨盆大小,观察骨盆形态,判断是否有利于顺产。

(3)查看宫颈口开大的程度及胎头下降的情况。

(4)胎心监测。通过半小时的胎心监测来观察宫缩持续时间、强度,以及胎动和胎心的情况。

(5)产前 B 超检查可了解羊水、胎盘成熟度、估算胎儿体重等,对决定分娩方式很有帮助。

(6)可能还会进行尿常规的复查。

（二）顺产的好处

对于胎儿，分娩过程中子宫有规律的收缩，能使胎儿的肺得到锻炼，出生后有利于新生儿呼吸的建立，促进肺成熟，出生后很少发生肺透明膜病；分娩时由于宫缩和产道的挤压作用，可将胎儿呼吸道内的羊水和黏液排挤出来，使新生儿湿肺和吸入性肺炎的发生率大大减少；免疫球蛋白 G（LgG）在自然

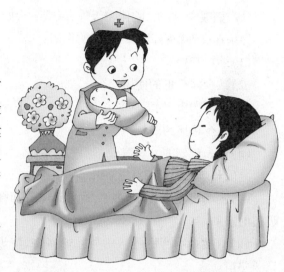

分娩过程中，可由母体传给胎儿，剖宫产儿缺乏这一获得抗体的过程，因而自然分娩的新生儿具有更强的抵抗力。

对产妇来说，分娩阵痛时子宫下段变薄，上段变厚，宫口扩张。这种变化使产妇产后子宫收缩力增强，有利于产后恶露排出，子宫复原，减少产后出血，且免受麻醉和手术的影响，产后恢复快。

而剖宫产是解决母婴并发症和难产的一种手段。随着医疗技术水平提高，尽管手术的安全性提高了，但手术的危险如麻醉意外、羊水栓塞等依然存在，新生儿吸入性肺炎的发生率较高，还可能发生产后出血、盆腔粘连等。分娩后，产妇身体恢复得也较慢。

由此可见，阴道分娩才是正常的分娩途径，孕妇在妊娠后应有充分的思想及心理准备。如果没有异常情况，为了母亲和婴儿的健康，应尽量争取阴道分娩。

"导乐"一词即为 Doula 的译音，源自希腊词，意为女性看护者（women caregiver）。导乐分娩是产妇在分娩过程中有专业的、有爱心的助产人员一对一的全程陪伴，予以全面的支持、关心及鼓励，故也称为分娩教练、助手。

从产妇进入产房开始，导乐陪产人员就一刻不离地陪伴在产妇身旁，直到产后两小时。在此期间，她们要向待产的准妈妈介绍分娩知识，告诉她分娩的进程，回答她和家属提出的各种各样的问题，对她进行生活护理，并进行精神预防无痛分娩；向产妇讲解分娩的生理过程，让她对分娩树立信心，消除顾虑及恐惧，稳定大脑皮层功能，降低对疼痛的感觉，使产力加强，有利于正常产程的进展，指导和帮助产妇在阵痛时如何深呼吸，或按摩子宫、腰骶部等。同时，根据产妇不同的需求，导乐

会帮助产妇喂食、喂水,陪伴聊天等,以减少产妇的恐惧感。

导乐在产程中有以下几方面的作用:

(1)缩短产程。

(2)减少催产素的使用。

(3)降低产钳率/剖宫产率。

(4)减少镇痛药的使用。

(5)增强产妇的分娩信心。

导乐对产后的影响有以下几方面:

(1)提高母乳喂养率,减少婴儿消化道和呼吸道的感染。

(2)直接影响产后母亲对婴儿的接触,增进亲子感情。

(3)减轻产妇产后疼痛。

(4)使产妇情绪更为乐观,减少产后抑郁症的发生。

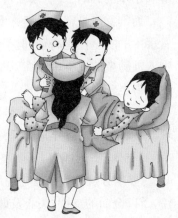

>> 准妈妈早知道

肛门不自主的想用力,有排便的感觉,这对于经产妇这是很重要的征兆,因为经产妇的子宫颈在平常时已有稍许的扩张(因为被前胎撑开过),所以当明显阵痛时,子宫颈扩张的速度迅速,此时应深呼吸,哈气,不要用力尽快赶到医院。

(三)分娩过程中子宫颈发生了什么样的变化

正常状态下,子宫颈借助坚韧的肌肉保持紧闭,其他附着于子宫颈的肌肉向上并绕过子宫。分娩期间,这些肌肉收缩,将子宫颈向上拉向子宫,然后展开变薄,子宫颈口开大,足够通过胎儿的头部。这个过程可分为两个阶段。

1. 子宫颈管消失

临产前的子宫颈管长约2厘米,临产后的有规律宫缩,牵拉子宫颈内口的子宫肌及周围韧带的纤维,加之胎先露部支撑前羊水囊呈楔状,致使子宫颈内口向外扩张,子宫颈管形成漏斗形,此时子宫颈外口改变不大。随后,子宫颈管逐渐变短直至消失,成为子宫下段的一部分。

2. 子宫颈口扩张

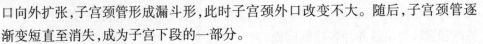

子宫颈管消失之后,宫缩的作用就主要在子宫颈口。产妇经常可以听到医生

说开一指了,开三指了,就是指子宫颈口打开的程度。初产妇的子宫颈外口仅容一指尖,临产后,子宫收缩并反复向上牵引,会不断地把子宫颈口拉向子宫,并撑得越来越大,直到子宫颈口开全,能通过胎头为止。

(四)选择人工破膜的原因

有的准妈妈在生产时,医生会说明需要进行人工破膜。准妈妈不用担心,这是促进产程进展的一种方法,对产妇和胎儿来说,通常都是很安全的。一般来说,胎膜多在子宫颈口近开全时破裂。破膜后,胎先露部分直接压迫子宫颈,扩张子宫颈口作用进一步加强。随着产程进展,子宫颈口开全,可使胎头通过。如果产程延长,胎头已固定或羊水过多,需终止妊娠时,以及部分性前置胎盘的情况下,医生会建议采用人工破膜来促进产程。

(五)顺产过程中起关键作用的是什么

决定分娩的三个因素是产力、产道及胎儿。

1. 产力

产力指将胎儿及其附属物从子宫内逼出的力量,包括子宫收缩力、腹肌与膈肌收缩力和肛提肌收缩力。

(1)子宫收缩力有着明显的规律性,是临产后的主要力量,能迫使宫颈短缩、子宫颈口扩张、胎先露下降及胎儿、胎盘娩出。宫缩从分娩开始一直持续到分娩结束。

(2)腹肌与膈肌收缩力在第二产程时开始起作用。当宫口开全、胎先露已下降至阴道后,宫缩时胎儿会压迫直肠、骨盆底的组织,反射性引起排便动作,于是产妇主动屏气,腹肌、膈肌收缩,帮助胎儿娩出。但应注意,腹肌、膈肌收缩在第二产程后期配合宫缩使用才最有效,过早使用不但没有好处,反而容易使产妇疲劳、宫颈水肿,致使产程延长。

>> 科学小贴士

正常分娩时,虽然胎儿头部会受到挤压而变形,但一两天后即可恢复正常。胎儿受压的同时,也是对脑部血管循环加强刺激,为脑部的呼吸中枢提供更多的物质基础,出生后容易激发呼吸而呱呱啼泣。此外,胎头经过子宫收缩与骨盆底的阻力,可将积存的胎儿肺内以及鼻、口中的羊水和黏液挤出,有利于防止吸入性脑炎的发生。

（3）肛提肌收缩力在第二产程中有协助胎先露在骨盆腔内旋转的作用。当胎头枕骨露于耻骨弓下缘时，还能协助胎头仰伸及娩出。胎儿娩出后，胎盘降至阴道时，肛提肌收缩力也有助于胎盘娩出。

2. 产道

产道是胎儿娩出的通道，分为软产道与骨产道两部分，分娩发动后，为了有利于胎儿娩出，产道会随之发生相应的扩展、松弛和开大。

（1）软产道是由子宫体、子宫下段、子宫颈和阴道组成。分娩时，子宫上段的肌层越来越厚，产生强有力的收缩，而子宫下段被牵拉扩张得越来越薄，随后，子宫颈管逐渐变短、变直最后消失，成为子宫下段的一部分，与宫颈、阴道形成一个有弹性的通道。

（2）骨产道是由骨盆各关节、盆底肌群、盆底膈膜和尿生殖膈膜等形成，骨产道的大小、形状与分娩密切相关，如果骨产道有狭窄、畸形，胎儿就不能顺利娩出。

3. 胎儿

胎儿能否顺利通过产道，除母体因素外，还取决于胎儿大小、胎位等。

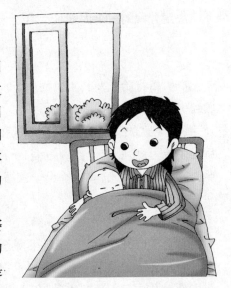

（1）胎儿大小是决定分娩难易的重要因素之一。胎儿较大时胎头径线大，或胎儿过熟时颅骨变硬，即使骨盆径线大小正常，但因胎儿头过大或颅骨较硬不易变形，可引起相对性头盆不称而造成难产。因为胎头是胎体的最大部位，也是胎儿通过产道最困难的部分。

（2）胎位就是胎儿在子宫内的位置、姿势，它关系到孕妇是顺产还是难产。常说的胎位有头位、臀位、横位几种，正常的胎位是枕先露、顶先露，这种胎位分娩一般比较顺利。

二、适合剖宫产的情况

世界医学界多年来一直关注着剖宫产率的变化。剖宫产对保障高危产妇和胎儿安全发挥了很大作用。然而剖宫产毕竟是一种非自然分娩过程，所以，这就需要我们多了解一下在什么样的情况下最适合实施剖宫产。

（一）软产道异常

软产道异常多数能在产前诊断出来，部分孕产妇临产时方才发现，也有极少数产妇直至分娩时才得以确诊。因此，易造成以下不良后果：

1. 会阴强硬

多见于高龄初产妇，因纤维组织弹性减退所致，有时则因瘢痕导致，分娩时不易扩张，可能造成严重的会阴撕裂。

2. 阴道狭窄

纵膈及横膈在分娩时会妨碍先露部下降。较薄的纵膈在分娩时会被撕裂，较厚的则需手术切除。先天性阴道横膈会在分娩时包住先露部，中间小孔会被误认为是扩张的宫颈口。临产后因胎头深入阴道迟迟不能娩出而宫口查不清者，应及时进行阴道检查以明确诊断。横膈薄者，分娩时会渐被扩张或撕裂，较厚者不能扩张，须作"十"字切口，在分娩结束时切除剩余部分后缝合。过厚者有时需剖宫取胎。

（二）骨产道异常

骨盆是产道的主要构成部分，其大小和形状与分娩的难易有直接关系。骨盆结构形态异常，或径线较正常短，称为骨盆狭窄，主要以骨盆入口前后径较多见。骨盆情况异常主要包括 3 种情况：

1. 绝对性骨盆狭窄

骶耻外径<16 厘米,骨盆入口前后径<8.5 厘米者,足月活胎不能入盆,不能经阴道分娩。

2. 相对性骨盆狭窄

骶耻外径 16～18 厘米,骨盆入口前后径 8.5～9.5 厘米,足月活胎体重<3000 克,胎心率正常,应在严密监护下试产。若试产 2～4 小时,胎头仍迟迟不能入盆,或伴有胎儿窘迫征象,应及时实施剖宫产结束分娩。

3. 中骨盆及骨盆出口平面狭窄

在分娩过程中,胎儿在中骨盆平面完成俯屈及内旋转动作。若中骨盆平面狭窄,则胎头俯屈及内旋转受阻,易发生持续性枕横位或枕后位。若宫口开全,胎头双顶径达坐骨棘水平或更低,可经阴道助产。若胎头双顶径未达坐骨棘水平,或出现胎儿窘迫征象,应实施剖宫产结束分娩。

>> 科学小贴士

已有文献资料显示:剖宫产儿童的智商与正常分娩儿童比较并无差异,但情商却低于正常分娩儿,表现在人际交流、社会适应能力较差,儿童感觉统合失调中,剖宫产儿多于正常分娩儿。因为正常经产道分娩的胎儿会受到宫缩、产道适度的物理张力改变等,使胎儿的身体、胸腹、头部有节奏地被挤压,而剖宫产宝宝却缺乏这种刺激,所以容易出现触觉感、本体感以及前庭平衡感的失调,即"感觉统合失调"。

(三)产力异常

产力是指促使胎儿自宫内娩出的一种动力,以子宫收缩力为主。正常子宫的收缩有一定的节律性、强度和频率,如果产道及胎儿、股位均正常,仅子宫收缩失去其节律性或强度、频率有所改变,影响产程进展而导致难产者,即为产力异常。产力异常主要包括以下几个方面:

1. 子宫收缩乏力

不论是原发性还是继发性,当出现子宫收缩乏力时,首先应寻找原因,检查有无头盆不称与胎位异常现象,了解宫颈扩张和胎先露部下降情况。若发现有头盆不称,估计不能经阴道分娩者,应及时行剖宫产手术。

2. 子宫收缩不协调

遇有子宫收缩不协调时,应认真寻找原因,及时给予纠正。要停止一切刺激,如禁止阴道内操作,停用催产素等。无论胎儿有无窘迫征象,均应立即施行剖宫产术。

3. 子宫收缩过强

确诊为子宫收缩过强时,应及时使用宫缩抑制剂。若属梗阻性原因应立即实行剖宫产。

(四)胎儿异常

胎儿异常性难产,指的是由于胎儿因素导致的难产。胎儿异常包括胎位异常和胎儿发育异常两种情况。正常的胎位在分娩时应是枕前位,除此以外的胎位均为异常胎位,如臀位、横位、额先露、面先露、全足位等。胎儿发育异常包括胎儿畸形、巨大胎儿、脑积水、无脑儿、多胎、连体双胎等,这些都是造成滞产的原因。

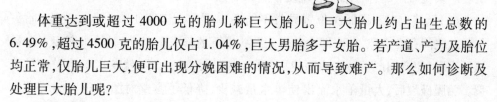

1. 巨大胎儿

体重达到或超过4000克的胎儿称巨大胎儿。巨大胎儿约占出生总数的6.49%,超过4500克的胎儿仅占1.04%,巨大男胎多于女胎。若产道、产力及胎位均正常,仅胎儿巨大,便可出现分娩困难的情况,从而导致难产。那么如何诊断及处理巨大胎儿呢?

(1)诊断。表现为孕妇妊娠晚期出现呼吸困难、腹部沉重及两肋胀痛等症状,孕期体重增加迅速。腹部明显膨胀,胎体大,宫底明显升高,子宫长度>35厘米,先露部高浮,听诊胎心正常有力但位置稍高。经B超检查后发现胎体大,测胎头双顶径>10厘米、股骨长度≥8厘米,应考虑巨大胎儿,同时可排除双胎、羊水过多等情况。

(2)处理。为防止母婴在生产时受到损伤,应实施剖宫产手术以结束分娩。若第一产程及第二产程延长,估计胎儿体重大于4000克,胎头停滞在中骨盆者也以剖宫产为宜。若胎头双顶径已达坐骨棘水平以下、第二产程延长时,应做较大的会阴后侧切开并以产钳助产。分娩后应进行宫颈及阴道检查,了解有无软产道损伤情况,并预防产后出血。

>> 专家温馨提示

为了预防产力异常要注意以下几点:

(1)产前检查时如发现有贫血、营养不良及其他疾病时,要尽早治疗。

(2)对于精神紧张、情绪不稳定、睡眠不佳者,应耐心开导,必要时给予苯巴比妥或肌内注射哌替啶。

(3)凡有急产史,尤其是先露部很低的经产妇,在产前1~2周不宜出远门,最好提前住院,以防意外。如为急产,在产后要仔细检查有无软产道损伤及观察新生儿有无颅内出血。

2. 头位难产

头位难产指非枕前位的胎头因在盆腔内回转受阻,成为持续性枕后位、枕横位,或因胎头俯屈不良,胎头呈不同程度的仰伸,遂成面先露、额先露、顶先露等。此类因胎头之最大径线与骨产道诸径线不尽相适应,会导致难产。比如持续性枕后位是指分娩过程中,胎头枕部持续位于母体骨盆后方至中骨盆,虽等待一段时间,也不能向前旋转。持续性枕横位,是胎头入骨盆入口时,在下降过程中没有内旋转。头位难产的各种临床表现及特点如下:

(1)胎膜早破。因胎头位置异常不能适应骨盆入口而使胎头入盆受阻,胎头与骨盆之间存在空隙,羊水即由此进入胎头以下的羊膜囊内,加上胎头衔接不良易压迫直肠,使产妇产生坠胀感而使用腹压,在稍大的压力下,就发生了胎膜过早破裂。胎膜破裂后,大量羊水流出使羊水量减少,降低了宫壁对胎儿压力的缓冲作用,使胎儿受力不均,向下合力作用降低,故易致产程延长。

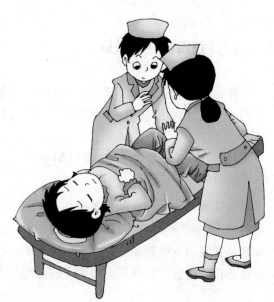

产程中脐带受宫壁及胎体双方的挤压,可致脐血循环障碍,易发生胎儿窒息。突然的胎膜破裂,可致胎头衔接不良,如以枕横位、枕后位或高直位衔接,导致头位难产。另外,胎膜早破后羊水量过少,宫壁紧裹胎体,发生不协调性宫缩,阻碍胎头旋转,不能完成分娩机转,胎先露下降受阻,而致使难产形成。

(2)宫缩乏力。多因头盆不称、胎头位置异常,特别是持续性枕后位,由于胎儿枕部较早压迫产妇直肠,产妇过早屏气用力,而产程又不能进行,致使产妇精力过早用尽而发生宫缩乏力。

(3)产程延长。表现为潜伏期延长、活跃期延长或停滞、第二产程延长、滞产。

(五)妊娠高血压综合征

妊娠高血压综合征,简称妊高征,是妊娠期妇女所特有的又常见的疾病,以高血压、水肿、蛋白尿、抽搐、昏迷、心肾功能衰竭,甚至发生母子死亡为特点。妊娠高血压综合征按严重程度分为轻度、中度和重度,重度妊娠高血压综合征又称先兆子痫和子痫,子痫即在高血压的基础上伴有抽搐现象。

(六)前置胎盘

正常胎盘附着于子宫体部的后壁、前壁或侧壁。若胎盘附着于子宫下段,甚至胎盘下缘达到或覆盖宫颈内口处,其位置低于胎儿先露部,称为前置胎盘。前置胎盘是妊娠晚期出血的主要原因之一,是妊娠期的严重并发症,处理不当将会危及母婴的生命安全。其发生率国内报道为 0.24% ~1.57%,国外报道为 1.0%。前置胎盘患者中85% ~90% 为经产妇,尤其是多产妇,其发生率可高达5%。

（七）妊娠合并心脏病

妊娠及分娩会进一步增加心脏负担,引起心功能减退甚至导致孕产妇死亡。现在,妊娠合并心脏病仍占孕产妇非产科死亡原因的首位。

（八）妊娠合并急性病毒性肝炎

急性病毒性肝炎在妊娠的各阶段都可能发生,发生率在 0.025% ~ 1.6%。妊娠的中、晚期合并肝炎的发病率不仅比妊娠早期时高,且病情较严重,特别在妊娠晚期易发展为重型肝炎、急性或亚急性肝坏死。个别重型患者的病情在分娩后会继续恶化。患急性乙型肝炎或携带病毒的孕产妇,对胎儿有垂直传播的可能。

（九）妊娠合并贫血

妊娠贫血多数因缺铁或缺乏叶酸,或二者同时缺乏所致。恶性贫血、溶血性贫血及再生障碍性贫血等比较少见。

 ## 三、阴道分娩

1. 阴道产的优点

胎儿在分娩过程中受到产力和产道的挤压,发生了一系列形态变化,特别是适应功能方面的变化。胎头出现一定程度的充血、淤血,使血中二氧化碳分压上升,处于一时性缺氧状态,因此呼吸中枢兴奋性增高;胎儿胸廓受到反复的宫缩挤压,使吸入呼吸道中的羊水、胎粪等异物被排出,同时血液中的促肾上腺激素和肾上腺皮质激素以及生长激素水平提高,这对于胎儿适应外界环境是十分有益的。以上因素均有利于产后宝宝迅速建立自主呼吸。另外,阴道产乳母身体恢复得比较快,也比较好。

2. 阴道产的缺点

（1）产程较长。

（2）产前阵痛、阴道松弛、有子宫膀胱脱垂后遗症、会阴损伤或感染、外阴血肿等。

（3）产后会因子宫收缩不好而出血，若产后出血无法控制，甚至危及生命，需紧急剖宫处理，严重者需切除子宫。

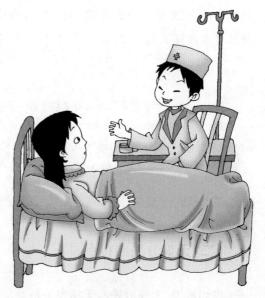

（4）产后感染或发生产褥热，尤其是早期破水、产程延长者。

（5）会发生急产（产程不到3小时），尤其是经孕妈妈及子宫颈松弛的患者。

（6）胎儿难产或母体精力耗尽，需以产钳或真空吸引协助生产，会引起胎儿头部血肿。

（7）胎儿过重，易造成难产，导致宝宝锁骨骨折或臂神经丛损伤。羊水中产生胎便，导致宝宝胎便吸入综合征。

（8）胎儿在子宫内发生意外，如脐绕颈、打结或脱垂等现象。

（9）毫无预警地发生羊水栓塞。

四、无痛分娩

（一）消除疼痛的自然分娩

分娩带来的疼痛会对胎儿产生不利的影响。资料显示，当人体感到严重的疼痛时，会释放一种叫儿茶酚胺的物质（主要由肾上腺素和去甲肾上腺素组成），这种物质对孕妈妈和胎儿都会产生不利的影响。儿茶酚胺的增多会减弱子宫收缩的协同性，不协调的宫缩会使宫颈扩张速度减慢，宝宝的血液和氧气供应都可能受到影响。

无痛分娩是没有疼痛的自然分娩。一项随机调查显示,93.6%的孕妈妈期望自然分娩,但却担心分娩疼痛,担心胎儿安全。也正是基于这些担心,很多孕妈妈及其家人选择了剖宫产。

>> 专家温馨提示

专家指出,剖宫产是处理高龄妊娠和难产的有效方法,但它毕竟是一种手术,有可能对宝宝和孕妈妈自身造成不必要的损伤。自然分娩的孕妈妈产后恢复快,自然分娩的宝宝有经过产道挤压的过程,因此在呼吸系统等方面的发育也较好。两者利弊显而易见,无痛分娩为害怕生产疼痛的孕妈妈提供了自然分娩的机会。

(二) 无痛分娩的特点

确切地说,无痛分娩的无痛也不是绝对"无痛",只是让疼痛减轻,让孕妈妈变得容易忍受。产程中镇痛的方法主要有以下几种:

1. 精神无痛分娩法

给孕妈妈及家属讲解有关妊娠和分娩的知识,使他们对分娩中所发生的阵痛有所理解,对分娩的安全性有信心,这可使孕妈妈消除恐惧、焦虑心理,分娩时产生强有力的宫缩,有助于产程顺利进行。指导孕妈妈在宫缩增强以后,做缓慢的深呼吸,以减轻阵痛时的感觉。目前开始提倡家属陪伴待产与分娩。痛苦之时,有亲人在旁守护,孕妈妈会感到无比安慰,增强对疼痛的耐受性。

>> 科学小贴士

据美国"网络医学博士"11月20日报道,一项最新研究显示,孕妇在孕期做水中有氧运动,如游泳,可缓解分娩时的疼痛。这项由巴西坎皮纳斯大学研究人员进行的对比实验显示,每周做3次水中有氧运动的孕妇,分娩时使用止疼药的比例比未做过的低38%。该结果已刊登在《生殖健康》期刊上。

2. 药物镇痛

药物镇痛可起到镇静、安眠、减轻惧怕及焦急心理的作用。临床中常用的镇痛药物有地西泮(安定)、哌替啶(杜冷丁)等药物,但不可大量使用,尤其是胎儿临近娩出前3～4小时内,以免影响宫缩和抑制宝宝呼吸。

3. 使用镇痛分娩仪

当孕妈妈出现规律性宫缩后,可使用镇痛分娩仪,临床中已收到良好效果。

4. 硬膜外腔阻滞镇痛

镇痛效果较为理想的是硬膜外腔阻滞镇痛,通过硬膜外腔阻断支配子宫的感觉神经,减少疼痛,由于麻醉剂用量很小,孕妈妈仍然能感觉到宫缩的存在。产程可能会因为使用了麻醉剂有所延长,但可以通过注射催产素加强宫缩,加快产程。硬膜外腔阻滞镇痛有一定的危险性,如麻醉剂过敏、麻醉意外等。由于在操作时程序比较烦琐,在整个分娩过程中需要妇产科医生与麻醉科医生共同监督、监测孕妈妈情况。

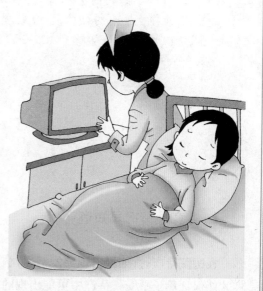

5. 其他镇痛方法

孕期应加强对肌肉、韧带和关节的锻炼,放松思想,培养松弛和想象的艺术,创造良好的分娩环境,或者在分娩时让身体浸在水中,这些方法都可减轻分娩时的疼痛。

第三章

警惕临产前的突发情况

怀孕、分娩都是生理功能的一种自然现象,是一种平常而又正常的事,符合孕妈妈的生理特点,所以孕妈妈不必惊慌、恐惧,顺其自然,又有接生医生的帮助,自会顺利分娩。相反,如果临产时精神紧张,忧心忡忡,将会影响产力,从而导致产程延长,造成分娩困难,带来多余的麻烦和痛苦。

一、做好分娩准备,警惕突发情形

(一)意外情况早知道

在医院待产时,如果出现突发情况,孕妈妈一定不要慌张,理智地配合医生,这样才能保证母子平安。待产中可能出现的突发情况有以下几种:

1. 胎儿窘迫

若胎儿心跳频率下降,可能是胎儿脐带受到压迫,胎头下降受到骨盆压迫。此时,医生会先给孕妈妈吸氧、打点滴。如果胎心音仍未恢复正常,就必须立即进行剖宫产。

胎头骨盆不对称。如果胎头太大或孕妈妈骨盆腔过于狭窄,子宫颈无法开全,或胎头不再下降,医生也会采用剖宫产。

2. 胎盘早期剥离

在待产中,如果孕妈妈的阵痛转变为持续性的腹痛,且阴道出血有所增加,就表明可能是胎盘早期剥离,如确诊为胎盘早期剥离,医生应紧急为孕妈妈实施剖宫产。

3. 麻醉意外

对于采用无痛分娩或剖宫产分娩的孕妈妈来说,在使用一定剂量麻醉剂时,有可能会出现过敏或麻醉意外。如果发生这种情况,需及时处理,以免发生危险。

4. 脐带脱垂

脐带脱垂大多发生在早期破水、胎头尚在高位及胎位不正时。脱垂的脐带会受到胎头压迫,中断胎儿的血液及养分供应,并危及胎儿的生命。如果出现这种状况,就应立即实施剖宫产。

>> 专家温馨提示

准妈妈如何预防胎儿窘迫?

孕妇在怀孕期要特别做好自我监护,如记录胎动和听胎心。如果孕妇 1 日内胎动次数过度频繁或逐渐减少(正常胎动每小时不少于 3~7 次)或 12 小时未感胎动,抑或胎心率过快或过慢(正常为每分钟 120~160 次),均应及时到医院就诊,以防发生不良后果。胎儿在缺氧死亡前的 12~24 小时内,可先有明显的胎动减少或消失,如果在这阶段内能采取紧急措施,可成功抢救胎儿,避免死亡。

(二)需要提前入院待产的情况

经系统的产前检查,如果发现孕妈妈有下列情况,就应按医生建议提前入院待产,以防发生意外。如果孕妈妈患有内科疾病,如心脏病、肺结核、高血压、重度贫血等,应提前住院,由医生周密监护,及时掌握病情,及时进行处理。

需要提前入院待产的情况如下:

(1)经医生检查确定骨盆及软产道有明显异常者,不能经阴道分娩,应适时入院,进行剖宫产。如果孕妈妈患有中、重度妊娠高血压综合征,或突然出现头痛、眼花、恶心、呕吐、胸闷或抽搐,应立即住院,以控制病情的恶化,待病情稳定后适时分娩。

(2)如果胎位不正,如臀位、横位等,或属于多胎妊娠,就需随时做好剖宫产准备。

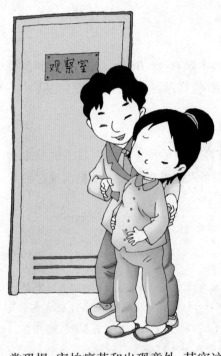

(3)有急产史的经孕妈妈应提前入院，以防再次出现急产。

(4)前置胎盘或过期妊娠者应提前入院待产，加强监护。

总之，对于患有妊娠并发症的孕妈妈，医生会根据具体病情决定其入院时间，孕妈妈及其亲属应积极配合，不可自作主张，以防发生意外。

（三）临产时应克服恐惧心理

临产是指成熟或接近成熟的胎儿及其附属物（胎盘、羊水）由母体产道娩出的过程，又称为分娩，民间称为临盆。

有的孕妈妈，尤其初产孕妈妈对临产非常恐惧，害怕痛苦和出现意外，其实这是不必要的。

1. 在分娩时孕妈妈不宜大声喊叫

孕妈妈在分娩时大声喊叫既消耗体力，又会使肠管胀气，不利于宫口扩张和胎儿下降。

正确的做法应该是，孕妈妈要对分娩有正确的认识，消除精神紧张，抓紧宫缩间歇休息，按时进食、喝水，使身体有足够的体力。这不但能促进分娩，也大大增强了对疼痛的耐受力。

2. 待产时孕妈妈应精神放松

孕妈妈的情绪对能否顺利分娩起着相当重要的作用，所以医务人员要特别重视孕妈妈的心理保健。这个工作需要医务人员去做，讲解分娩的知识和安全问题，同时，更需要家属的积极配合，尤其是孕妈妈的丈夫，应该给予即将分娩的孕妈妈无微不至的关心和照顾，针对孕妈妈思想上存在的一些不必要的顾虑，要耐心地解释，特别是在孕妈妈分娩期间，尽量不要外出，要守在孕妈妈身边，做好孕妈妈的心理安慰工作。作为孕妈妈的母亲和婆婆，应该采取"现身说法"的方法给孕妈妈解除精神负担。特别是对生男生女亲人都不要表态，应该说，男孩女孩都是家里的好宝宝。家里的亲人通过做细致的工作,可给孕妈妈创造一个安静、轻松的临产环境。那种为生男生女向孕妈妈施加精神压力的做法,不仅无济于事,而且会给本来思想负担就很重的孕妈妈火上浇油,使其精神更加紧张,容易出现各种意外。

孕妈妈过于紧张或恐惧会引起大脑皮质失调,往往使子宫收缩不协调,子宫颈口不易扩张,产程就会延长。孕妈妈精神轻松,子宫肌肉收缩规律协调,宫口容易开大,就会使产程进展顺利。另外,精神过度紧张的孕妈妈往往不会利用宫缩间隙时间休息,休息不好,饮食就少,在分娩过程中得不到热量和水分的补充,就不能满足分娩时的需要,容易疲劳,延缓分娩进程;或者不能正确使用腹压,影响子宫协调有力的收缩,阻碍胎儿的顺利娩出。

>> 准爸爸早知道

生孩子前,切忌自己吓自己。如果自己把分娩过程想象成可怕的经历,那么你在迎接挑战之前就已经打败了自己。因此,作为妻子精神上的支持者,丈夫一定要经常给予妻子积极的心理暗示,让她积极地面对这个自然的生理过程,而不要总是给她带来坏的消息,避免使她未战先怯。

(四)孕妈妈在分娩时应重视食物补充

孕妈妈在分娩过程中,要消耗极大的体力,而且时间较长,一般孕妈妈整个分娩要经历 12~18 小时,分娩时子宫每分钟要收缩 3~5 次,这一过程消耗的能量相当于走完200 多级楼梯或跑完 1 万米所需要的能量,可见分娩过程中体力消耗之大。这些消耗的能量必须在分娩过程中适时补充,才能适应孕妈妈顺利分娩的需要。这些能量消耗光靠孕妈妈原来体内储备的能量是不够的,如不在分娩中及时补充,孕妈妈的产力就不足,分娩就有困难,甚至延长产程或出现难产。

分娩时给孕妈妈补充哪些食品好呢?专家向广大孕妈妈推荐被誉为“分娩佳食”的巧克力,巧克力含有丰富的营养素,每 100 克巧克力中含碳水化合物 55~66 克,脂肪 28~30 克,蛋白质约 15 克,还含有矿物质铁、钙以及维生素 B_2 等。同时,巧克力中的碳水化合物可迅速被人体吸收利用,增强机体的能量,比鸡蛋要快得多。

孕妈妈在分娩之前,应当准备优质巧克力,以便在分娩过程中及时补充体力消耗所需的能量,有益于保持体力,使分娩尽快结束。

（五）矮小的孕妈妈不一定难产

不少身材矮小的妇女怀孕后总是担心自己会不会难产。其实这种担心是多余的，因为胎儿能否顺利娩出与骨盆的形态有关。一个人身材的高矮与骨盆的大小不一定成正比，有些身高超过 1.70 米的女性，有着男子型的骨盆，盆腔呈漏斗状，骨质厚，内径小而深，胎儿不易通过。而许多身高不足 1.60 米的女性，臀部宽，呈典型的女性骨盆，盆腔呈桶状，宽而浅，骨质薄，内径大，胎儿很容易通过。

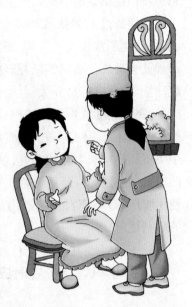

此外，胎儿的大小与骨盆是否相称也是衡量能否顺产的因素。因此，身材矮小的孕妈妈大可不必忧心忡忡。骨盆的形态是否正常，通过骨盆外测量就可以得出。利用超声波检查可以准确地测量出胎儿的大小。因此临产时，医生完全可以预测出你生产过程是顺产还是难产。即使真的难产，还可采取剖宫产手术。个子矮小的女士，尽可放下心来，只管一心一意地孕育自己的宝宝就好了。

📞 二、高危妊娠

1. 什么是高危妊娠

妇女的怀孕过程是一个生理性变化的过程，一般来说，这个过程都能安全度过。但是，妊娠期一些情况对母子有一定的危险性，并使分娩过程遇到困难，母子的健康甚至生命受到威胁，这些情况称为高危因素，这种妊娠过程称为高危妊娠。女性担负着人类繁衍后代的神圣使命，在完成这一使命的过程中，始终伴随着和各种妊娠并发症的斗争，乳母真可谓任重道远、劳苦功高。

高危妊娠对孕妈妈和胎儿都是不利的，因此及早诊断出高危妊娠的妇女，是孕

>> **科学小贴士**

臀部大的孕妇是否更容易生产？

臀部包覆有骨盆的骨组织和软组织。骨组织是我们常说的骨架，而软组织就是脂肪。而人们肉眼看到的臀部大，是生产时胎儿产出必经的通道（骨盆出入口）大呢？还是因为脂肪肥厚而大？如果是因为脂肪厚，那对顺产非但没有任何帮助，甚至还有负面影响。

妈妈保健的一个重要措施。初次产前检查时,医生根据孕妈妈的病史、全身及妇科检查、实验室检查结果,评定孕妈妈是否属于高危妊娠。然后在 20 周、30 周、分娩开始后各评 1 次,共 4 次。

有 10%～20% 的孕妈妈属于高危妊娠,60% 的剖宫产发生于高危孕妈妈中。在高危孕妈妈中,早产和低体重儿发生率、宝宝呼吸抑制和呼吸困难综合征均比正常孕妈妈高 2 倍。这说明高危孕妈妈的划分有利于集中精力对高危孕妈妈加强管理,重点医疗和护理,降低孕妈妈并发症、死亡率和围产期发病率、死亡率。

做好各种预防措施后,高危孕妈妈也可以和正常孕妈妈一样度过孕产期,也有一个健康的宝宝。

2. 高危妊娠的处理

高危妊娠对孕妈妈及胎儿的危害是很大的。对于医生和孕妈妈来说,更重要的是采取措施,将对孕妈妈及胎儿的危害降到最低程度,以确保母子的健康和安全。

对于高危妊娠的妇女,其第一胎患有遗传性疾病的,应经过遗传门诊确诊后,来决定对第二胎的处理措施。对于妊娠并发症(妊娠高血压综合征)及合并内、外科疾病者,除应在医生的指导下及时诊治外,还应注意以下几个方面:

(1)增加营养。孕妈妈的健康及营养状态对胎儿的生长发育极为重要。凡营养不良、显著贫血的孕妈妈所分娩的宝宝,其出生体重均较正常者轻,故应给予孕妈妈足够的营养,并积极纠正贫血。对伴有胎盘功能减退、胎儿宫内生长迟缓的孕妈妈,应给予高蛋白、高能量的饮食,并补充足量维生素和铁钙等。

(2)卧床休息。卧床休息可改善子宫胎盘血循环,减少水肿和妊娠对心血管系统造成的负担。

(3)改善胎儿的氧供应。给胎盘功能减退的孕妈妈定时吸氧,每日 3 次,每次 30 分钟。

 ## 三、过期妊娠

妊娠达到或超过 42 周(即超过预产期 2 周)称为过期妊娠,发生率为 8%～10%。有人认为,胎儿在母体内多待一段时间,可以长得更大一些,更成熟一些,对胎儿更好,其实过期妊娠有许多危害。

由于妊娠过期,胎盘老化,出现退行性改变,使绒毛间隙血流量明显下降,形成梗死,血流量进一步减少,供应胎儿氧和营养物质减少,胎儿无法继续生长。过期妊娠的胎儿头骨变硬,胎头不易塑形,因此不易通过母体狭窄、曲折的产道。同时,过期妊娠的胎儿长得较大,羊水量较少。上述因素均易造成难产,分娩时易损伤母体产道软组织及造成胎儿锁骨骨折。过期妊娠的胎儿皮肤皱缩,呈黄绿色,头发、指甲很长,外表像个"小老头",哭声轻微,健康状况远比正常分娩儿差。

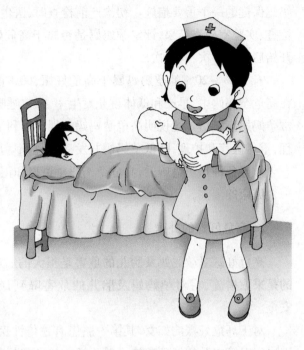

因此,妊娠超过 42 周时,孕妈妈应及时看医生。医生会根据实际情况决定终止妊娠的方案,如引产或剖宫产等。羊水量过少对分娩不利,严重时胎儿可因缺氧窒息而死亡。过期妊娠的胎儿在分娩时因胎儿过大,胎头过硬,会造成难产。

孕妈妈应尽量避免过期妊娠。

四、胎盘钙化对胎儿的影响

临近预产期的孕妈妈,有时 B 超检查会报告胎盘钙化。胎盘钙化是由于妊娠晚期胎盘发生局灶性梗死引起的,梗死灶越多,出现的钙化点就越多,B 超下表现的较强光斑点就越多。可根据胎盘钙化斑点的分布大小及胎盘小叶的分枝情况将胎盘成熟度分为三度,即Ⅰ度、Ⅱ度、Ⅲ度。B 超诊断的钙化情况不一定与实际相符,确诊须通过产后检查胎盘钙化面积来断定。

胎盘钙化的不良后果是胎盘血流减少,胎盘功能减退。这是妊娠后期不可避免的现象。胎盘钙化并不会引起胎盘功能严重减退而危及胎儿。正常情况下,孕足月后,B 超检查均会发现胎盘Ⅱ～Ⅲ度成熟,这是胎儿已近足月的间接标志。只有当Ⅲ度成熟并伴有羊水过少时才提示胎盘功能不良,胎儿有危险,这时须提前住院做计划分娩。

>> 科学小贴士

引起过期妊娠的原因:

(1)缺乏胎盘硫酸酯酶,为隐性遗传病,较为罕见。

(2)内源性前列腺素和雌二醇分泌不足,而孕酮水平增高。

(3)胎先露对宫颈口及子宫下段的刺激不强。

(4)畸胎不合并羊水过多的无脑儿,其垂体—肾上腺轴发育不全,胎儿产生的肾上腺皮质激素及雌三醇前身物质减少。

第四章

高龄产妇临产的常见信号

临产的征兆有哪些呢？相信是很多准妈妈临产前关心的问题，宝宝要出生了，该做好哪些准备？要什么时候去医院待产？这些都是孕妇和家人要考虑的，为了避免出现临产时的意外的情况，了解临产前的征兆有哪些是很有必要的。

(一) 阴道见红

孕妇在正式分娩前的 2 ~ 3 天，尤其是分娩开始前的 24 小时内，阴道内可流出混有血液的少量暗红色或咖啡色黏液，俗称"血先露"或"见红"。但偶尔也有临产时才"见红"的。为什么说"见红"是临产的先兆呢？这要从妊娠后子宫的变化谈起。

怀孕以后，随着胎儿的生长和发育，子宫体逐渐膨大，宫颈肌肉变得发达，弹性纤维增生，血管和腺体明显增多。这样，就使得妊娠的子宫颈肥大，像海绵一样柔软，而且富有弹性，为婴儿的分娩做好准备。并且子宫颈管的腺体分泌出大量的质地稠厚的黏液，充盈在宫颈管内，形成了一个黏液塞，使得子宫腔和外界隔绝，成为防御外界细菌病毒等病原微生物从阴道进入子宫引起感染的一种机械性屏障。

> **>> 准妈妈早知道**
>
> 一般来说，见红后的 24 小时内就会开始阵痛，进入分娩阶段。但是实际情况是很多人见红后几天甚至一周后才分娩。个体差异很大，所以关键在于见红后要观察它的形状、颜色、量等再做判断。

临产前，子宫颈管逐渐缩短，子宫口变得松弛，这种变化在初产妇尤为明显。由于子宫颈变松弛，开大，使宫颈管内的某些毛细血管受牵拉，以至于破裂、流血而发生"见红"。此外，当宫口逐渐张开，胎头下降，造成子宫口内周围部分胎膜和子宫壁分离，小血管破裂也会发生出血。这时，血液就随堵在子宫颈管内的黏液塞一起经阴道排出。因此,"见红"呈现为血性的黏液。这是正常的生理现象,是即将临产的标志,不必为此担心。但是,如果见红量多,色较鲜红时,就要警惕是否有病理性妊娠发生,应及早到医院诊治。

(二)阵痛

一天内可感觉子宫有规律地收缩,膨胀六次以上,表示阵痛开始了。初次生产的孕妇每10分钟阵痛一次时,或有生产经验的孕妇每15~20分钟阵痛一次时,即要入院待产。一般在临产前2周左右,产妇就会出现不规则的肚子发紧和疼痛的感觉,此为子宫收缩。这种子宫收缩一般不超过半分钟,并且不规则,经休息后可以减轻或停止,故称为假临产。如果产妇的腹痛逐渐增强,持续时间延长,间隔时间越来越短,腹痛一阵又一阵,就预示着快临产了。

阵痛可分为假痛和真痛。假痛:生产前3~4星期开始发生、无规则性,因为走动会改善疼痛的感觉,疼痛发生部位限下腹及腹股沟,很少伸展至背的周围、子宫颈没有扩张。真痛:疼痛感觉强烈,无法因走动而改善,痛部在腹部、背部、尾椎骨处、子宫颈因子宫收缩而扩张。

(三)阴道流水(破水)

破水一般发生于妊娠晚期,子宫口扩张至6~7厘米时,晚者甚至发生在分娩后。这时,突然感觉有液体从阴道内流出,好似小便,质地清亮,内裤、被褥都可被浸湿,有时仅有很少的一点儿,这就是羊水。以后,还可不断地有水样的液体流出,量时多时少,这是由于胎膜破裂,其中部分的羊水流了出来,俗称"破水"。

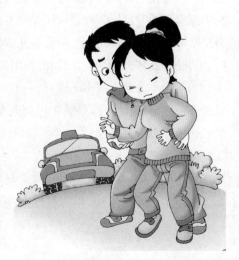

胎儿在子宫里由胎盘供应营养,由脐带输送营养,并且受到胎膜的保护。胎膜是由两层十分柔软、光滑的薄膜构成,包在胎儿的外面,使胎儿处在宫腔内密封的环境中与外界相隔。胎膜囊内有羊水,胎儿就悬浮在羊水中。随着妊娠月份的增加,羊水量也逐渐增加,到妊娠38周时羊水量为1000毫升。足月以后,羊水量可逐渐减少。羊水有保护胎儿的作用,有助于胎儿的体液平衡,并可给胎儿提供一个温度稳定、适宜、有一定活动范围的利于生长的环境。羊水能缓冲、减轻外界的挤压及冲击力量,避免伤害胎儿;羊水还能大大地缓解母亲因胎动而导致的不适。临产之际,胎儿下降,胎头前的羊水由胎膜包围而形成一个水囊,临床上称为"前羊水囊",可以帮助子宫颈口的扩张。通常,胎膜破裂,羊水流出多发生在子宫颈口扩张到一定程度时,宫缩使宫腔内的压力超过了胎膜所能承受的压力。一旦发生胎膜破裂,胎头前方的羊水就随之流出,羊水囊出现破裂,表明分娩已经非常临近了。

如果在妊娠晚期,出现规律性宫缩之前,胎膜突然破裂,导致羊水外流,产妇感到流出热乎乎的像水一样的东西,也有的人毫无感觉,称为"胎膜早破",俗称"早破水"。胎膜早破的原因有多种,如骨盆较小、胎位不正或双胎等。致使胎儿先露部分不能很好地进入骨盆,则胎膜所承受的压力分布不均匀,因此,承受压力过高的那部分胎膜可能过早发生破裂。在妊娠晚期,体力劳动过重,便秘时用力排便,剧烈的咳嗽时,腹压过度增高也可使胎膜早破。此外,妊娠晚期进行性生活也能引起胎膜早破。胎膜破裂以后,造成宫腔内密闭的环境被破坏,如不能迅速临产,则宫腔与外界相通时间过长,超过12小时,外界细菌就容易进入宫腔,诱发宫内感染。同时,早期破水后,如果胎儿的先露部分尚未进入骨盆,则流出的羊水可将脐带冲出,造成脐带脱垂,导致胎儿缺氧,发生胎儿宫内窒息,甚至死亡。早期破水后,胎儿的娩出失去了羊水的润滑作用而会发生分娩困难。民间又很形象地称为"干生",可见是十分棘手的事。因此,一旦发生阴道流水,孕妇不能再坐起或下地活动,以防脐带脱出,应该立即平躺在担架或车上,垫上消毒的卫生垫,无论有无宫缩都应该迅速地送去医院急诊。

> **>> 专家温馨提示**
>
> 虽然国外有破水后洗澡的习惯,但是国内不建议妈妈这样做。平躺后打电话叫救护车,在去医院的途中,必须始终保持平卧。如果阴道排出棕色或绿色柏油样物质(胎粪),要告诉医生,因为这是胎儿肠腔被挤压造成的结果,常常意味着胎儿受压或发生危险。

胎膜早破后,大多数孕妇可在24小时之内出现阵发性宫缩,极少数人在阴道流水后不临产时,则需医生用药物引起宫缩,促进孕妇的分娩过程。

在以上三个征象中,以阵发性宫缩来判断是否正式临产。

第五章

给高龄准妈妈的特殊指导

分娩是一个自然的生理过程,对初产妇,非常容易出现复杂的心理变化,高龄准妈妈更是忐忑不安,严重的会影响到整个分娩的顺利进行,因此重视精神心理因素在分娩过程中的作用、维护产妇分娩期身心健康对母体和胎儿都有着重要的意义。

一、分娩时一定要调整好心理状态

1. 放松再放松

准妈妈的生产过程顺利与否,受到待产产力、产道和胎儿这三大因素的影响,同时准妈妈的心理状态对分娩过程也具有不可忽视的作用。在我国,大多数准妈妈都是初次分娩,而且对分娩过程认识不足,经常出现紧张焦虑,再加上产时阵痛的生理因素影响,总会造成准妈妈对分娩的信心不足,使正常分娩的成功率降低。针对这些问题,高龄准妈妈十分有必要学会在产前放松自己的精神。

高龄准妈妈不要急,下面是专家为你准备的如何在产前放松心情的几点建议,你不妨照着做

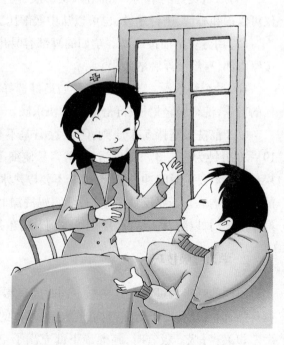

一做。

（1）要明确分娩是一种自然的生理现象，是每一个健康的育龄妇女完全能够承受得住的。分娩时子宫一阵阵的收缩，产妇是会感到一阵阵腹部和腰骶部的胀痛不适。这种疼痛大多本不那么严重，由于许多人精神紧张，对分娩感到恐惧，越紧张越害怕，疼痛也就越厉害。如果从分娩开始就心中有底，泰然处之，情绪稳定，疼痛就不会那么严重。

（2）孕产妇应该知道医学技术发展到今天这样的程度，与过去相比，分娩的安全性大大提高了。在医院里分娩，产妇生命的危险性几乎接近于零。因为，如果发现自然分娩困难较大，或有一定危险时，医生会马上施行剖宫产术，而这种手术的成功率已接近100%。所以，产妇的那些顾虑是不必要的，应该放心地待产，满怀信心地分娩。

（3）为了使产妇消除紧张心理，家属帮助产妇做好临产前的准备工作是很有必要的。因为，如果产前准备工作不充分，产妇匆匆忙忙、慌慌张张地进入医院，很容易引起精神紧张和恐惧。相反，产前准备若做得周到、细致，孕妇不慌不忙地进入医院，安心坦然地待产，则对稳定临产时的情绪，防止精神过度紧张是十分有益的。

（4）欣赏美好的事物。如画展、摄影展、陶艺展等，都具有陶冶心情的功能，不仅可以缓和心情、进行胎教，也可以从中缓解压力。

（5）用芳香精油按摩脚。孕妇的脚部容易出现浮肿现象，沐浴后，用芳香精油按摩脚部，有舒缓浮肿的效果。

（6）冲个快乐澡。为了卫生，孕妇最好选择淋浴的洗澡方式。淋浴时，放个轻松的音乐，洗个轻轻松松、舒舒服服的快乐澡。

临产前洗澡坚持5个原则：①注意温差不要过大。②洗澡时间不能太长，以10～20分钟为宜。③不要坐浴，坐浴容易使细菌进入阴道，造成阴道炎、附件炎等疾病。④不要长时间冲淋腹部，尤其不要以热水长时间冲淋腹部，避免减少对胚胎的不良影响。⑤不要反锁浴室门，孕妈妈洗澡时要注意室内的通风，避免晕厥，最好不要锁门，以防万一晕倒、摔倒可得到及时救护。

2. 学习呼吸技巧

不同的呼吸法可以在分娩的不同时间里帮助你放松、保存体力、控制身体、抑制疼痛，而且还有助于增强产妇的信心。基本的呼吸技巧有以下3种：

（1）深呼吸。吸气时，肺的最下部充满了空气，肋廓下部向外和向上扩张，随之而来的是缓慢而深沉地将气呼出。这会产生一种镇静的效果,在子宫收缩的开始和结束时做上述呼吸是最理想的。

(2)浅呼吸。使肺的上部充气,这样胸部的上部和肩胛将会上升和扩大。呼吸应丰满而短促,嘴唇微微开启,通过喉部把气吸入。浅呼吸约10次之后需要做一次深呼吸,之后再做10次。当子宫收缩达到高点时可采用这种浅呼吸。

(3)浅表呼吸。阵痛频繁的时候,最容易和最有用的方法就是进行浅表呼吸,类似于喘气。相当于喘气、呼气、吹气。分娩时,产妇会被要求做多次喘气,其中一次是在子宫颈全张开之前,在过渡到停止往下施加腹压期间进行的。为了防止换气过度,可喘息10~15次,然后屏住呼吸默数5下。

呼吸法不用药物和其他设备的介入,是最自然的分娩阵痛方法,便于操作。但很多产妇在阵痛开始后,会因为疼痛而失去控制,无法实施。

在分娩过程中,准妈妈采取下面的呼吸方式可以减轻一些痛苦,要请准妈妈们仔细学习。

(1)蒲公英呼吸法。在分娩的第一阶段对你有所帮助。这是一个柔和的呼吸练习,它通过轻柔的呼吸方式来加强对呼吸的控制。蒲公英有轻软如绒毛的花萼,孩子们喜欢对蒲公英吹气,把蒲公英的种子吹散飞扬。这个练习也是采用相同的方法,坐在舒适的位置,双手置于衣服下摆处,嘴唇缩拢,轻轻吹出一口气就好像在吹蒲公英,不停地通过嘴短促呼气直到空气全部被呼出,用鼻子吸气。再重复15次这样的呼气练习,然后正常呼吸。整个练习重复6回合。

(2)蜜蜂式呼吸法。坐在前面练习的位置上,通过两个鼻孔吸气和呼气。呼气时嘴闭紧并大声发出嗡嗡声,只要感觉舒适,持续呼气并发出嗡嗡声,然后用鼻孔吸气,不发声。重复练习10次,蜜蜂式呼吸法能延长呼气时间,加强对呼吸的控制。

蜜蜂式呼吸法还可以深入振动肺部组织,减少充血,是减轻胸闷的好方法。这种呼吸法有镇静安神的作用,因为呼气时间延长,对孕妇非常有利,为分娩提供了充分的准备。

(3)腹式呼吸法。腹式呼吸法的具体做法是,首先,平静心情,并轻轻地告诉胎儿:"宝宝,妈妈给你输送新鲜空气来啦!"然后,你的背部紧靠椅背挺直,全身尽量放松,双手

>> 专家温馨提示

怀孕最后3个月,你就应学会腹式呼吸。因为这个时期准妈妈的耗氧量明显增加,并且胎宝宝生长发育最快,他居住的环境也变得越来越小,如果准妈妈练习腹式呼吸,不仅能给胎宝宝输送新鲜的空气,而且可以镇静你的神经,消除紧张与不适,在分娩或阵痛时,还能缓解你的紧张心理。

轻轻放在腹部,在脑海里想象胎宝宝此时正舒服地居住在一间宽敞的大房间里,然后鼻子慢慢地长吸一口气,直到腹部鼓起为止,最后缓慢呼出。每天不少于3次。

(三)分娩时要树立自然分娩的信心

年龄较大且第一次怀孕的准妈妈,对即将来临的分娩过程会有很多的顾虑,其实你大可不必过于担心。俗话说,十月怀胎,一朝分娩。分娩是人类繁衍过程中正常的生理过程,是人类的一种本能行为,母亲和胎儿都有天生的潜力参与并完成分娩过程。

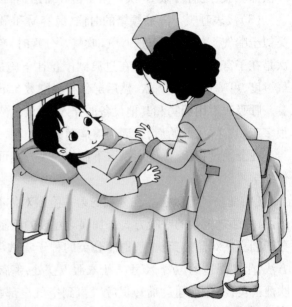

从受精卵开始,胎儿在母体经历 280 天的生长发育逐渐成熟,而孕妇的身体结构也逐渐发生变化,变得更有利于分娩,尤其是生殖系统的变化更为突出,为胎儿的降生做好充分的准备。比如:骨盆各个关节活动度增大,韧带松弛,各骨会有轻度的移位;骨盆的容积增加,临产后子宫下端逐渐拉长、变薄,阴道黏膜皱襞增多,极富伸展性。胎儿在分娩过程中也会主动参与。比如:胎儿在通过产道时,为适应骨盆各个平面不同的形状会做出一系列适应性的转动,以最小的经线通过产道。另外,我们都能看到刚刚降生的小婴儿的头颅被拉长变形,有的头颅上有 1~2 个小包,医学上叫作"产瘤",这是胎儿为适应产道所做出的努力。这样就可以使大部分产妇得以自然分娩。如果产妇妊娠期已过,胎儿的头颅骨变硬,产程中不易变形,则有可能增加难产的危险。而婴儿的这种头颅变形或水肿,准妈妈也不必担心,出生几天后会自然消退。

二、分娩中如何与医生配合

如前所述,分娩的顺利完成取决于产力、产道、胎儿及精神心理几个方面因素。如果这些方面都能正常并协调配合,产妇充满信心,产力良好,产道宽畅,胎儿大小及胎位正常,就能顺利地完成分娩过程。其中起决定作用的可以说是精神心理因素,它对分娩可以产生很大的影响。有研究表明:担忧和过度紧张的情绪会引发神经内分泌系统的连锁变化进而影响到子宫的血流灌注,或是神经介质分泌增多进而间接影响到胎儿的血氧供应及子宫收缩力,造成胎儿宫内窘迫和产程延长等状况。所以产妇在孕产期一定要做好充分的准备,临产时保持良好的心态,发挥积极的主观能动性,与医生配合完成分娩。

>> 专家温馨提示

为了减轻女性在分娩时的痛苦,首先,分娩的环境要尽量家庭化,舒适、温馨、宁静、安全;产妇身着棉质、宽大、舒适的睡袍;墙边的桌子上,还可以摆放鲜花、可口食品和孕妇喜欢的玩具等。这样,会使产妇达到心理上的放松,起到减痛效果。

另外,在分娩时,应尽量调试着用以下的方法帮助缓解分娩时的痛苦。这些方法主要是通过主动放松肌肉,从而达到减少疼痛的作用。

 三、分娩过程中有哪些减痛策略

分娩对女性来说是生命的一个里程碑,也是最激动人心的时刻。但是,分娩是一种享受痛苦的欢乐。解除分娩时的阵痛,是每个产妇的愿望,医生们也一直在为此努力。分娩为什么那么痛呢? 其实分娩的疼痛主要来自于以下几个因素:子宫收缩,肌肉紧张,畏惧—紧张—疼痛的循环。有些女性害怕分娩的原因是疼痛,由于缺乏分娩的经验,加之周围亲朋好友对分娩疼痛的夸大,使她们对分娩充满了恐惧。这种恐惧会引起肌肉紧张,导致宫缩加剧和时间延长,反而会加重疼痛。所以即将分娩的妇女一定要做好分娩前的思想准备。

分娩是妇女特有的生理过程,正所谓"瓜熟蒂落",女性的分娩能力是天生具有的,所以不要把分娩看得太可怕。当然分娩时子宫收缩会引起阵痛,这是自然现象,与疾病、受伤引起的疼痛有本质上的区别。

人感觉到疼痛是大脑皮层中枢神经的作用,产妇的精神状态和产痛有很大的关系。如果思想上对分娩怀着紧张、恐惧的心理,疼痛就会更厉害。

所以,孕妇一定注重在分娩前应该充分了解分娩的相关知识,树立起对分娩的信心,学习并掌握分娩时如何减轻疼痛的技巧,保持平静的心态来迎接分娩的到来。

1. 呼吸放松

专心的呼吸可转移对疼痛的注意力,并且可使氧气与二氧化碳浓度在体内保持平衡。

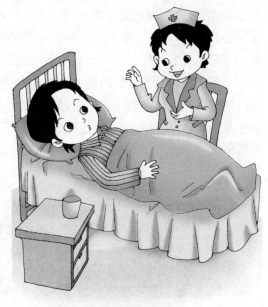

分娩第一阶段的呼吸。腹式呼吸:腹式呼吸可以增强腹部肌肉,用于分娩第一期的阵痛发作时,具有缓和痛苦的作用。具体方法:仰卧。两腿轻松分开,膝盖稍微弯曲。双手拇指张开,其余四指并拢,放在下腹部。两手拇指约位于肚脐的正下方,深深地吸气,使下腹部膨胀般的鼓起。当腹部膨胀到最大限度时,再慢慢地吐气,使下腹部恢复原状。如此反复的"膨胀""吐气"。

分娩第二阶段的呼吸。胸式呼吸:宫缩接近时,用胸式呼吸法往胸里吸满八成的气,当宫缩最剧烈时,屏气3~4秒钟,向肛门方向用劲。接下来,边用劲边将吸入的气呼出。

短促的呼吸:这是分娩第二期终了之际,放松腹部,使胎儿头部缓缓露出所需要的呼吸法。

2. 音乐放松

音乐可以缓解焦虑,减少甲肾上腺素的释放,所有这一切都有助于加速分娩的进程。产妇在产程中利用音乐作为吸引注意力的工具将会取得非常好的效果。如果你听到的音乐是你平时进行放松训练时一直使用的曲子,那么你无论何时听到它,你的身心都会获得自动的放松。

3. 想象放松

在分娩中进行积极的想象可以大大加强放松效果。想象当你呼气时，疼痛通过你的嘴离开你的身体；想象你的子宫颈变得柔软而有弹性，这样有利于分娩的顺利进行。

4. 触摸放松

这种方式需要准爸爸的配合，他应当能够确定你身体正在用力的部位，并且触摸这一紧张区域，使你的注意力集中在那儿。例如按摩下腹部和腰骶部并与深呼吸配合，效果就非常好。当然减轻疼痛的方法还有很多，比如自由体位：当产程开始时，不要像患者似的很早就躺在床上。在不同的时间可以采用坐、走、站、蹲、跪等姿势，只要自己认为舒服就行。这样既能减痛，又有利于胎头下降，可加速产程进展。此外，洗温水澡、与人交谈等，这些方法也会让妈妈们感觉好很多。

> **>> 专家温馨提示**
>
> 通过在产前加强骨盆四周及骨盆底肌肉力量的锻炼，有助于增加骨盆四周、骨盆底的关节韧带的弹性，更利于胎儿通过产道。有助于分娩时产妇减少和缓解疼痛，并且对孕妇产后康复和体形恢复也非常有益。

四、老公在身边的利与弊

当丈夫陪在身边时，产妇可以得到各种各样的帮助，能克服心理紧张。温柔体贴的话语使产妇得到精神上的安慰，丈夫的鼓励和支持可以增强产妇顺利分娩的信心。丈夫在身边，产妇会感觉自己有强大的支撑力；丈夫可以分担妻子的痛苦，也能分享婴儿安全分娩的快乐，这对于增进夫妻感情来说，是至关重要的。

尽管丈夫在妻子的分娩中发挥着别人难以替代的作用，虽然通过临床观察，大多数丈夫起到了积极作用，帮助妻子渡过了难关，但也有个别丈夫难以承担此任务。

1. 积极主动型

从分娩开始就积极配合助产人员，以极其关爱热情的态度鼓励妻子，与妻子一起分享痛苦、紧张和快乐。这种类型最值得推崇，其结果是令人满意的，在夫妇的共同努力下，产程会缩短，并会顺利娩出宝宝。

2. 深沉冷漠型

在妻子旁边安静坐着,甚至表现出漠不关心的态度。出现这样的情况时,助产人员会建议丈夫早些进入待产室,面临妻子的分娩,使其精神和心理上有一个适应过程;或有意识地给夫妇双方留出单独相处的机会和时间,丈夫一般会逐渐地融入到产程中来。

>> 准爸爸早知道

丈夫的任务就是在精神和身体两方面给妻子以支持:

(1)阵痛时抱住她,擦去她额上的汗水,问问妻子你能做些什么,给她提些建议,鼓励她,称赞她。

(2)给她按摩背、脚、肩,可减轻阵痛的不适感并有助于妻子放松紧张的心情。天不热时,在腰背部用热水袋热敷下进行按摩更为有效。

(3)宫缩时向她说些什么,称赞她的成功。

(4)提醒妻子怀孕时练习的分娩辅助动作,并和妻子一起做深呼吸。

3. 紧张焦虑型

对分娩过程的知识缺乏必要了解,在妻子的身边不是给予鼓励和关爱,而是当宫缩来临时,看到妻子被阵痛折磨的样子,非常焦急。这样不仅没有给妻子安慰和稳定情绪,反而使自己的不良情绪影响到产妇,甚至仅仅是因为产痛而放弃自然分娩的机会,强烈要求医生做剖宫产手术,听不进医生的解释和劝导。这种类型的丈夫可以通过分娩前培训,避免此类情况发生。

4. 恐慌无助型

对所面临的分娩感到恐惧和害怕,不愿意进入产房陪伴妻子。当遇到产程中出现异常情况时,在妻子旁边表现得无所适从,搓手跺脚,走来走去,甚至哭泣。这样的结果不但没有对产妇给予帮助,反而还需医生来安慰劝导。

所以,孕妈妈在分娩前最好根据自己的情况和医院所能提供的服务,决定是否需要丈夫陪伴分娩。

第六篇

高龄准妈妈
轻松享受产褥期

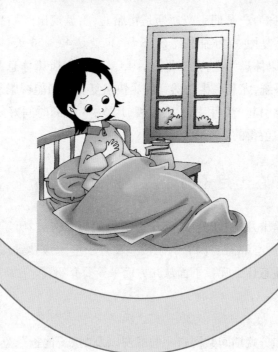

第一章

浅析产褥期

经历了有惊无险的分娩过程,新生儿来到了你的身边,让你品尝到了为人母的幸福与喜悦。你的身体在分娩时已消耗了太多的能量,产褥期的各种情况你都会难以避免地遇到,要想轻松又愉快地度过这段时期,高龄准妈妈应该对产褥期有个正确的认识。

一、什么是坐月子

坐月子,医学上称为产褥期。产褥期是指胎儿、胎盘娩出产妇身体后、生殖器官和心理方面需调适复原一段时间,需 6~8 周,也就是 42~56 天。在这段坐月子的时间内,产妇应该以休息为主,尤其是产后 15 天内应以卧床休息为主,调养好身体,促进全身器官、系统,尤其是生殖器官的尽快恢复。产妇能否康复如初,产褥期是关键阶段。一定要引起产妇和家人的重视,用 6~8 周的时间好好养护,来换得后半生的健康是非常值得的。

二、产妇在坐月子时最需要什么

准妈妈经过怀胎十月,一朝分娩,终于升级做妈妈了,在经历了毕生难忘的生产之后,新妈妈处于身心都需要调养的阶段。在月子里,新妈妈最需要的是什么?家人护理产妇时要注意什么呢? 下面从几方面来简要介绍:

1. 老公

作为整个孕期和分娩期间共同奋斗的战友以及“孩子他爸”,新妈妈此时无疑是最需要老公的关心和问候。很多妈妈都对老公在自己分娩后的第一句话,以及之后对自己的照顾念念不忘。所以,新手爸爸此时的表现无论好与坏,都会以一当十,或者成为美好的回忆,或者成为太太日后唠叨的陈年旧账。

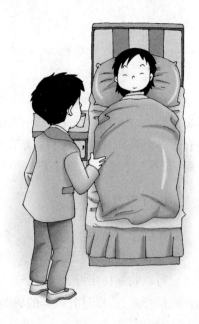

2. 休息

经历了这样一场非凡的"战斗"之后,产妇最需要的就是安静地调养身心了。安静地、自在地休息,最好不要接待亲朋好友的来访,如果亲友来访也可以安排在产妇身体康复以后。加上小宝宝的出生会让你一时间手忙脚乱,你也会希望能有个很私人的空间。而且等身体恢复之后,你就要面对照顾宝宝的繁忙工作,能够休息的时间不多。

3. 经验

无论是医护工作人员的建议,还是过来人的经验,都会让新妈妈如获至宝。不管产前准备得多么充分,但总是有些实际情况与书本知识对不上号。这时候,宝贵的经验和实际问题的解决方案都可以给新妈妈带来很大的帮助。

4. 宽容

新妈妈分娩后要面对产后的各种不适,照顾宝宝时的种种问题,加上体内激素的突然改变,产妇的情绪会比较不稳定。这时,家人要给予产妇宽容和爱护。尤其是长辈,可能会在喂养宝宝、照护产妇方面跟年轻人意见不一致,切莫因一家人闹意见,伤和气,影响产妇的正常休养。

>> 准妈妈早知道

坐月子虽然不能直接治疗任何症状,也不能减肥,但的确有机会因方法用对,而改善体质,让细胞及内脏重新生长,恢复活泼及弹性,原本身体上的一些疾病,也可能随之减轻或消除,同时将偏差的体形逐渐恢复成正常体形。女性朋友不妨把握改变体质的大好时机,将生理不顺、内分泌失调、过敏、气喘、溃疡、手脚冰冷、身体怕冷、黑斑、皱纹、掉头发、腰酸背痛、便秘、容易疲劳、肥胖或体重过轻等症状,一一改善。

三、从孕妇转变为产妇身体发生了哪些变化

小宝宝出生后,你的生活最大的改变就是多了一个小生命。这个小生命与你息息相关,相当长的一段时间都需要你的呵护和照顾。除此之外,在月子里,你还有很多需要面对的。这些最好在孕期就早早地做好心理准备,这样才能够从容应对,而不至于在繁忙的月子里手忙脚乱。

1. 子宫复旧

产后子宫会逐步复旧,但不会完全恢复到以前的状态。产后 1 小时,子宫会先下降至肚脐处,大约维持 24 小时后,每天会下降约一指,一般产妇于产后第 10 天已经可以收缩得很好,子宫已进入骨盆腔,无法再由腹部触摸到。另外,哺乳时会释放催产素,选择母乳喂养的妈妈子宫会恢复得更快些。

2. 乳房泌乳

当孕妇成为新妈妈以后,乳房的主要变化就是开始泌乳。产妇的乳房通常于产后即开始充盈,变硬,触之有硬结,随之有乳汁分泌。乳汁分泌后,新妈妈最好能随时让新生儿吸吮乳房,这样可以引起反射性刺激作用,以维持乳房的泌乳功能。新妈妈乳汁分泌的多少,与乳腺的发育、产妇的健康营养状况、精神情绪等有关。

3. 排出恶露

产妇的阴道会流出类似经血的分泌物,但要比经血量多一点,即为恶露。产后最初三天恶露的成分几乎全是血液;大约产后第四天起恶露的量会慢慢减少,且颜色变成褐色;约产后 10 天起,分泌物的量减少,血变成无色或白色。恶露会随着子宫收缩而排出,直至产后第 6 周左右才会完全排净。最初几天恶露的量往往超出你的想象,所以要准备好产妇垫巾。

4. 其他器官

宝宝出生后,你的肚子看上去仍然像有孕 4 个月的样子,而且肚皮比较松弛。别担心,这一切都在慢慢地恢复。除此之外,膈肌要下降,心脏会回复原位;被拉松的皮肤、关节、韧带也要恢复正常;通过排汗、排尿的增加来减少多余的血容量;胃酸增加,胃肠道张力及蠕动恢复,使消化能力恢复正常。

>> 专家温馨提示

　　大多数产后妈妈,在最初的日子腹部看起来像妊娠5个月般大,这是因为子宫依然胀大,没有完全恢复的缘故。经过3~18个月的时间,子宫会渐渐复原。由于胎儿在子宫内生长发育时,腹壁肌肉被过度拉长和伸展,肌肉弹性会有实质性的降低,腹部肌肉松弛非常严重,如果不经过锻炼,腹壁肌肉的弹性不能复原。为了使形体恢复得更好,其中最简单、最经济、效果最好、无任何不良反应的体形恢复策略,就是在产后尽快做有利于锻炼腹部肌肉的美腹操。

四、了解分娩后的正常现象

1. 分娩后寒战

　　胎儿刚刚娩出后,产妇全身感到轻松,有时出现全身不可控制的抖动,有的出现寒战。这些是正常现象,喝点红糖水就会好。

2. 子宫收缩痛

　　分娩后1~2天,因子宫收缩引起的腹痛,称为宫缩痛。好多妈妈都认为这种疼痛不亚于临产前的阵痛,而且在喂奶时会加剧,3~4天后自然消失。

>> 专家温馨提示

　　如果产后疼痛很强烈,引起身体不适或焦虑,甚至失眠,则可以尝试这几种产后子宫收缩疼痛的处理方法:告知医师,视情况停止使用子宫收缩药。请医师开镇静止痛药物。下床活动,帮助子宫排空。采用俯卧姿势,可能会减轻疼痛。避免吃刺激性或冰冷的食物。

3. 出汗

　　产后出汗量多,睡眠和初醒时更多,有时可浸湿内衣,常在数日内自行好转,这是正常生理现象,而不是体虚表现。可多备几套干爽、吸汗的衣服。

4. 体温稍高

　　产后头天体温可上升达38℃,这是正常生理反应。产后3~4天,由于乳房胀痛,也可引起体温上升,但一般不超过38℃,24小时内会自然下降。

5. 会阴疼痛

　　分娩时由于胎头的压迫,使会阴部水肿疼痛,或由于胎头娩出时会阴部轻度擦伤,使会阴部疼痛,一般在数日内自然消失。

第二章

月子营养细盘点

孕妇一旦知道怀孕后或产后,亲朋好友都会纷纷讲出许多理由,让你进补,并带来许多丰富的营养补品。面对各种各样的补品,妈妈们往往不知如何是好,有的认为是补品就是好东西,一股脑儿全都吃了,其实不然,选择不恰当,非但对健康不利,有些甚至会适得其反。因此,坐月子也得"坐"得科学。

一、高龄产妇要把握住调理身体的最佳时机

高龄产妇经过十月怀胎,身体消耗很大,再加上在分娩过程中大量出血和极度的体力消耗,身体变得异常虚弱,高龄产妇普遍存在身体恢复慢的问题。

>> 专家温馨提示

产后要承担起给新生儿哺乳的重任,如果产后不及时地补充足够的高质量的营养,就会影响产妇的身体健康,还会间接地影响新生儿的成长发育。但这并不意味着在产后就要吃大量的补品,因为产妇的体质在不同的阶段有不同的特点,只有根据产妇的身体状况,有的放矢地搭配饮食才能起到良好的效果。

1. 第一周:醒脾养胃

新妈妈在产后一周之内都会感觉到身体十分虚弱,正所谓"虚不受补"。从中医的角度来说,此时新妈妈脾胃功能比较差,强补不仅不能吸收,反而会给身体造成压力。所以要以醒脾养胃为先,可先以易消化的粥类流质进行食疗,待胃气渐旺再行进补才能有效果。

所以第一周要以清淡饮食为主,应吃些较容易消化的食物,有助于排出怀孕期

间囤积在身体里的多余的水分以及恶露。如薏米饭、龙须面、糯米粥、小米粥、红豆汤等。避免进食油腻粗糙的食物,如油炸物、较粗硬的菜梗及豆、蛋类易产气的食物,以减轻肠胃之负担。尽量低盐饮食,以免水分滞留在体内。

2. 第二周:强筋益肾

这一周可以在上一周的基础上进行调理,可开始补肾补血。上一周推荐的饮食这一周可以继续吃。还可以加强补血益肾方面的饮食,比如麻油鸡、腰子、肝、桂圆干、红萝卜、莲藕粉、红枣等。由于麻油中含有必需脂肪酸,鸡、肝、腰子均含有丰富的蛋白质、铁、维生素 B_{12} 这些都是造血的必要原料,红枣、桂圆干也含有丰富的铁质。可以每天煮一壶桑寄生茶来当水喝,既可补血催乳,又可强筋补肾。

3. 第三、第四周:进补催乳

到了这周,新妈妈的身体应该调节得差不多了,可以开始补身体并注意添加催

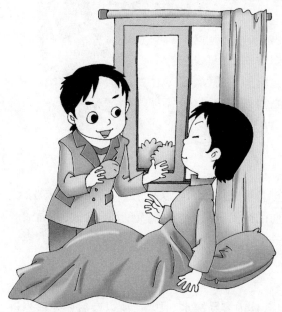

乳的食品,如猪脚汤、各种鱼汤、排骨汤、麻油炖鸡等均可进食,不能只喝汤而不吃里面的东西。很多新妈妈都知道新的观念中,月子里是可以吃水果和蔬菜来补充维生素和纤维素的,但是,不等于产后马上就可以吃。到了月子的后半个月可以选择一些性温和的蔬菜和水果,以哈密瓜、桃子、葡萄、木瓜、苹果、菠菜、莴苣、苋菜为主;寒凉性的水果和蔬菜,如西红柿、梨子、西瓜、香蕉、白萝卜、冬瓜、空心菜、白菜、茄子,还是不吃为好。

麻油鸡要依产妇的体质冷或热而有不同的吃法。平常身体较虚、体质冷的妇女,麻油鸡可说是产妇恢复体力的最佳调养品;但对于体质燥热,容易口干舌燥、怕热的产妇来说,麻油鸡这类热性补品会使产妇火气上升,应该少吃。

坐月子的目的是要让伤口尽快愈合,并让身体器官功能恢复到产前的状态。但是,如果坐月子不当,就会给身体造成多余的负担,在月子期间囤积过量的热量,

很容易形成产后肥胖,不利于产妇的健康。所以在调养体质的同时,也要有正确的饮食观念,坐月子才能营养又健康。

 ## 二、充分认识产后饮食的误区

误区一:吃母鸡下奶

产妇分娩后血液中雌激素和孕激素的浓度大大降低,催乳素才会发挥促进泌乳的作用,促使乳汁分泌。但是产妇产后食炖老母鸡,由于母鸡的卵巢和蛋衣中含有一定量的雌激素,因而血液中雌激素浓度增加,催乳素的作用就随之减弱,进而导致乳汁不足,甚至完全回奶。

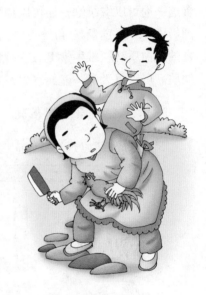

误区二:鸡蛋吃得越多越好

鸡蛋的营养价值很高,适合产妇食用。但人体吃多了不仅不能吸收,而且还会增加肠胃的负担,影响其他各种食物的摄取,造成营养单一。一般产妇每天吃 3～4 个鸡蛋为宜。

误区三:汤比肉营养好

产后应适当多喝些鸡汤、鱼汤、排骨汤、豆腐汤等,以利于泌乳,同时也要吃肉,因为肉比汤的营养更丰富。但高脂肪的浓汤容易产生油腻感,影响食欲,并导致产后发胖,还容易引起婴儿腹泻,因此产妇不宜多食。

误区四:菜越淡越好

产后体弱、出汗多、乳腺分泌旺盛,体内容易缺水和盐分,所以产后还要适当进食食盐,只是不宜放盐过多。

误区五:吃红糖水多多益善

适量吃些红糖对母婴都有利。红糖所含营养成分有助于产后恢复。特别是红糖水有利尿作用,可使产妇排尿通畅,减少膀胱内的尿潴留,使恶露排泄通畅,有利于产后子宫收缩。但红糖有活血化瘀的作用,过食反而会引起恶露增多造成继发性失血。因此,产妇吃红糖时间以 7 ~ 10 天为宜。红糖含较多杂质,应煮沸沉淀后再服用。

误区六:过多忌口

一些地方对产妇忌口讲究过多,如忌鱼、虾、羊(牛)肉,或不准吃大米,只能吃小米粥之类,或者认为蔬菜、水果吃了会伤身等,这些都是不可取的。产妇产后需要各种营养,主副食都应兼备多样化,仅吃一两样不能满足产妇的需要,也不利于乳汁的分泌。因此,产妇在适当运动、多饮汤水的同时,更应吃一些富含纤维素的蔬菜水果,既利于乳汁分泌,又有润肠的作用。

> **>> 专家温馨提示**
>
> 产后食谱——蜜汁南瓜(南瓜、山药、红枣、白果):
>
> 南瓜富含胡萝卜素,是上榜的抗癌食品,也有降血糖和减肥的功效。加上补血养颜的红枣、补中益气的山药以及润肺化痰的白果,不仅能补充营养、预防衰老,还对女性的身体具有多方面的调养作用。

三、哺乳妈妈的营养与禁忌

1. 饮食要点

(1)哺乳期的妈妈饮食要全面,鸡、鸭、鱼、肉、水果、蔬菜都要吃,蛋白质、脂肪、矿物质和维生素的含量要均衡而且丰富。

(2)鸡蛋可蒸可煮,每天 2 ~ 3 个,给身体补充足够的蛋白质,同时保证母乳中的蛋白质含量。

(3)多喝鸡汤、鱼汤、排骨汤、猪蹄汤、牛肉汤,促进食欲的同时促进母乳分泌。

(4)红糖的含铁量比白糖高 1 ~ 3 倍,可以补血、活血,促进子宫复原。

(5)新鲜的蔬菜和水果色鲜味美,可以促进食欲、帮助消化和排泄。新妈妈身体康复及乳汁分泌都需要更多的维生素和矿物质,尤其是维生素 C,它具有止血和促进伤口愈合的功效,蔬菜和水果中就含有大量的维生素 C。另外,很多新妈妈在月子里容易发生便秘,蔬菜和水果中大量的膳食纤维可促进肠蠕动,利于通便。莴苣、茼蒿、菠菜、胡萝卜、哈密瓜、木瓜、苹果、桃子等都非常适合在月子期间食用。

(6)米粥既营养,又可依个人喜好调配出多种风味,利尿通便,好吸收。

(7)面条汤中可加入蔬菜、肉、蛋等,方便又营养。

(8)多吃全麦面包、燕麦片、糙米等没有精加工过的纯天然食品。

2. 月子里的饮食禁忌

(1)尽量不要吃生蔬菜,黄瓜、番茄、生菜、白萝卜等。这些平时习惯生吃的蔬菜要加热后再吃;属寒性的西瓜和梨在哺乳期间最好不要吃,否则会引起宝宝腹泻。

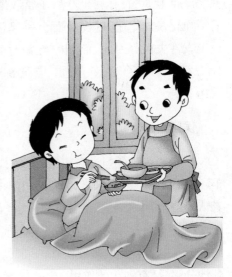

(2)未完全煮透的半生食品,或是生鲜鱼类、贝类都不要吃,月子和哺乳期间不能为了美味而冒吃进寄生虫的危险。

(3)忌吃腌的食物,如咸菜、泡菜。

(4)酸味过强的食物偶尔吃一点儿没关系,但不宜多吃,如酸梅、醋、柠檬、葡萄柚。

(5)冰过的食物不能吃,如冰牛奶或冰果汁。

(6)忌刺激性的饮料,如浓茶、咖啡、可乐。

(7)有人认为月子里喝的汤越浓越好,脂肪越多营养越丰富,这是不对的。高脂肪食物会增加母乳中的脂肪含量,引起宝宝腹泻,同时让妈妈发胖。应该多喝些含蛋白质、维生素、钙、磷、铁、锌等微量元素较多的汤,如精肉汤(鲫鱼、鸡肉、猪蹄、排骨)、蔬菜汤等,都是很好的选择。

(8)辛辣的食品尽量少吃或不吃,如辣椒、胡椒、大蒜、韭菜、茴香等,这些食品容易引起上火,造成母体内热,影响宝宝的健康。

(9)很多绿叶菜是非常好的月子食品,但吃的方法要注意,例如竹笋、油菜、菠菜等都含有草酸,草酸会影响钙、铁、锌等微量元素的吸收,食用前要焯一下去除草酸。

(10)巧克力中所含的可可碱会进入母乳,损害宝宝的神经系统和消化系统,应少吃或不吃。

(11)麦芽、大麦茶会回奶,在月子里及整个哺乳期应避免食用。

四、低盐少酸的饮食是否有助于产后恢复

新妈妈产后多有乳房下垂的现象，很多人认为是给婴儿喂奶的缘故，事实上这并不是主要原因。如果新妈妈仔细观察自己的变化，除乳房外，其他部位如眼皮、脸颊、颌、上臂、腹、腿等所有肌肉都出现松弛、产生皱纹的情况，这种现象就与产后的饮食调养有关。产后少吃太咸或太酸的食物为好，因为盐在体内会使水分或血液凝固的作用，会让在生产时体内积聚的多余的水分无法排出。而酸类食物虽可减肥，但对产后疲劳的身体，就不太合适。因为多酸的食物会导致肌肉无力及下垂松弛。所以，如要早日恢复苗条及富弹性的身段，便要谨慎选择食物，多做运动。

>> 专家温馨提示

产后禁忌寒凉生冷食物，产后身体气血亏虚，应多食用温补食物，以利气血恢复。若产后进食生冷或寒凉食物，会不利气血的充实，容易导致脾胃消化吸收功能障碍，并且不利于恶露的排出和瘀血的去除。

第三章

谨防产后异常

新妈妈在初为人母后的三个月最容易患病,特别是最初的几周,也就是当新生儿需要极大的耐心去呵护的那段时间。初为人母的变化,尤其是激素水平变化可以在某种程度解释为什么女性更易患病。再加上睡眠不足以及需要哺乳都可能导致心理问题。因此,所有新生儿母亲都需要心理检查,并对已患病的妇女进行治疗。

一、产后易发生哪些异常

(一)产后持续出血

产后通常会让产妇在产房内躺卧一两个小时,主要目的就是要观察其生命迹象是否稳定,万一有持续大量出血的现象,立即加以处理。常见的原因包括:子宫收缩不良、产道裂伤、胎盘残留等,产后至少得观察 24 小时以上才算稳定。

(二)产褥热

俗称"月内风",代表坐月子期间所发生的任何发烧疾病,大多是由于产道、子宫、泌尿道、乳腺等遭受细菌感染,在缺乏抗生素的时代,这无疑是产褥期的严重并发症,甚至会导致母体死亡。目前在医护人员完善的消毒观念与执行技术下,产褥热是可以有效预防的,产后注意个人及居家清洁卫生,若发现感染症状应及早就医。

（三）产后忧郁症

一般人会认为生孩子对女人而言是一件天经地义的事，在家里面更是一件大喜事，怎么产妇反而显得有些意志消沉、郁郁寡欢的样子呢？事实上，产妇发生产后忧郁症的情况并不少见，估计有一半以上都曾经在生产后出现过忧郁倾向的低落情绪变化，轻则容易因为一点小事而哭泣或生气，较严重的患者会有失眠、注意力不集中、凡事缺乏兴趣、神经衰弱等症状，或者产生社交退缩、无法照顾婴儿的现象，更严重的甚至出现自杀意念或伤害婴儿的意图。产后忧郁症的发生原因仍然不太清楚，很可能是生理（荷尔蒙变化）、心理（母亲角色）、事业的抉择、家人对性别的期待等多重因素的综合影响，坐月子期间若能有丈夫与家人的全心安慰和支持，大概在一两个星期内就能够加以调适。

>> 专家温馨提示

　　孕妇体内的甲状腺激素、肾上腺激素等都会明显增加，使身体新陈代谢率、活力也会相对增强。而一旦孩子呱呱坠地，新妈妈体内的雌激素和孕酮急剧下降，这种内分泌的突然改变导致产后抑郁。有了这个生理基础，刚生完小孩约50%～70%的产妇们感觉郁闷，情绪不稳、爱哭爱鼻子、觉得焦虑。如果懂得自我调整，一般一周左右时间就会消失。

（四）产后排尿异常

产妇产后尿量增多，医生常常告诉产妇要尽早自解小便。一般在产后4小时让产妇小便。因为在分娩过程中，膀胱受压黏膜充血水肿、肌肉张力降低以及会阴伤口疼痛，不习惯于卧床姿势排尿等原因，容易发生尿潴留，而尿潴留使膀胱肿大，妨碍子宫收缩从而会引起产后出血，还易引起膀胱炎。因此，产后产妇要及时排尿。

产妇若出现排尿困难，应该首先解除产妇的思想顾虑，坐起来排尿，用热水熏洗外阴，或用温开水冲洗尿道口周围诱导排尿；也可在下腹正中放置热水袋，刺激膀胱肌肉收缩，或用针刺关元、气海、三阴交及阴陵泉穴，或肌内注射甲基硫酸新斯的明0.5毫克，刺激膀胱逼尿肌促其排尿。如果上述方法无效时，给予导尿管导尿，也可留置导尿管1～2天。

(五)产后排便异常

如果产前灌肠者,产妇产后 2～3 天才解大便,若产前未灌肠者,产妇可能 1～2 天就解大便。因产后产妇卧床时间比较长,吃蔬菜较少,所以常常出现便秘。一旦在产后超过 3 天未解大便,应注意便秘的出现。

因此产后首先要预防便秘的出现。对产前有便秘的产妇,应鼓励及早下床活动,做缩肛运动,每天坚持 1～2 次,每次 10 分钟左右;多喝水,可以在每天清晨起床后把香油蜂蜜调和用开水冲服,同时多吃蔬菜和水果等纤维素多的食物,并养成定时大便的习惯,以形成条件反射。

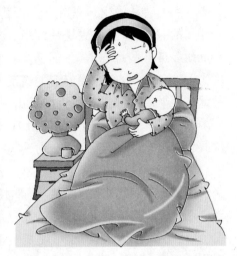

(六)产后出汗多异常

产后出汗多,主要是皮肤的排泄功能旺盛,将妊娠期间积聚在体内的水分,通过皮肤大部分排出体外,所以产后出汗多不是病态,而是正常的生理现象,不必担心。另外,产后许多产妇喝红糖水、热汤、热粥较多也是产后出汗的原因之一。一般在产后头 1～3 天较为明显,产后 1 周左右则自行好转。

产后出汗多,虽然是正常的生理现象,但要加强护理。首先,室内温度不要过高,要适当开窗通风,保持室内空气流通、新鲜。其次,产妇穿盖要合适,不要穿戴过多,盖的被子不要过厚。出汗多时用毛巾随时擦干。有条件的话,每晚洗淋浴,没有条件,可以每晚用温水擦洗。但要注意不要受凉,产妇的内衣裤要及时更换。

>> 准妈妈早知道

产妇坐月子应该是隔两三天洗一次澡,水温比体温略高一点,约 40℃。由于产妇身体相对比较虚弱,洗澡时间不宜太久,以免体力不支,发生晕厥。清洗阴部时,不能从热水器里直接放温水,而是用烧开了的热开水兑凉白开,调至适当的温度再由上到下,由内而外清洗。对于剖宫产的产妇,半个月之后才可淋浴。

二、剖宫产后注意事项

在手术结束后,有些情况是我们要特别注意的,只有注意好这些细微之处,我们才能更好地对自己的身体进行护理。

(一)坚持补液

产妇在分娩期间消耗多、进食少、血液浓缩、加之孕期血液呈膏凝状,故易形成血栓,诱发肺栓塞,导致猝死。所以需要术后3天内常输液,补足水分,纠正脱水状态。此外,术后6小时可进食些炖蛋、蛋花汤、藕粉等流质食物。术后第二天,可吃粥、鲫鱼汤等半流质食物。

(二)术后少用止痛药物

剖宫产手术后麻醉药的作用逐渐消失,腹部伤口的痛觉开始恢复,一般在术后数小时,伤口便开始剧烈疼痛。为了能够很好地休息,使身体尽快复原,可请医生在手术当天或当夜用一些止痛药物。在此之后,对疼痛要多做一些忍耐,不要一味地使用药物止痛,以免影响肠蠕动功能的恢复。一般来讲,伤口的疼痛在3天后便会自行消失。

(三)卧床时要半卧

剖宫产手术后的产妇身体恢复较慢,一般要在产后24小时后方可起床活动。因此,剖宫产者容易发生恶露不易排出的情况,但如果采取半卧位,配合多翻身,就会促使恶露排出,避免恶露淤积在子宫腔内,引起感染而影响子宫复位,不利于子宫切口的愈合。

(四)术后翻身有益处

麻醉药物会抑制肠蠕动,引起不同程度的肠胀气,因而发生腹胀。因此,产后宜多做翻身动作,促进麻痹的肠肌蠕动功能及早恢复,使肠道内的气体尽快排出,术后 12 小时,可泡一些番泻叶水喝,以帮助减轻腹胀。

(五) 及早下床活动是否有益

及早下床活动是防止肠粘连、防止血栓形成、防止猝死的重要措施。麻醉消失后,上下肢可做些肌肉收放动作,术后 24 小时就可起床活动。这样可促进血液流动和肠蠕动,既可防止血栓形成,还可防止肠粘连。

产后早下床活动有许多好处。生产时产妇消耗很多体力,感到十分疲劳,的确需要很好地休息,但长期卧床休息、不活动也有许多坏处,因此在一般情况下,产妇无特殊情况,剖宫产后 24 小时就应该起床下地活动了。开始可下地入厕,在床旁做轻微活动,如感觉体力较差,可由护士或家属协助活动,以后可逐渐增加活动量,甚至可做产后运动,促进恢复。

> **>> 专家温馨提示**
>
> 一般情况下主要是以休养为主,可以做一些简单的恢复体形的体操,具体也应该在医生的指导下进行。坐月子后进行运动的时候,你可以开始进行凯格尔练习:深吸一口气,呼气的时候,顺着你的阴道内肚脐开放走向。吸气时放松,重复 20 次。吸气,同时扩大你的腹部,然后呼气的时候,拉着你的肚脐向脊椎方向。重复 20 次。

及早下床活动有以下好处:促进宫内积血排出,减少感染的发生率;可以促进血液循环及组织代谢,防止血栓形成,这对有心脏病的剖宫产产妇尤为重要;可促进肠蠕动,排气早,防止肠粘连;有利于防止便秘、尿潴留的发生;有利于恢复体力、增加食欲、促进母乳产生及产后的营养吸收。产后所谓"坐月子",并不是指要卧床休息 1 个月,而是要适当地休息加活动,才能更好地恢复。

(六) 产后注意排尿

为了手术方便,通常在剖宫产手术前要放置导尿管。术后 24 ~ 48 小时,随着麻醉药物的影响消失,膀胱肌肉才恢复排尿功能,这时可以拔掉导尿管,产妇只要一有尿意,就要努力自行排尿,以降低因导尿管保留时间过长而引起尿路细菌感染的危险性。

尿潴留在初产妇或产程较长的产妇中发病率较高,通常情况下,产后 8 小时仍不能自行排尿的,很可能患上了尿潴留。其预防办法是在产后 4 ~ 6 小时内,无论有无尿意,应主动排尿。此外,可在产后短时间内多吃些带汤饮食,多喝红糖水,使膀胱迅速充盈,以此来强化尿意。可采取的应对措施还有:用温开水洗外阴部或热水熏外阴部以解除尿道括约肌痉挛,诱导排尿反射;也可用持缓的流水声诱导排尿;在耻骨联合上方的膀胱部位,用热水袋外敷,以改善膀胱的血液循环进而消除水肿;肌内注射新斯的明 0.5 毫克,促进膀胱收缩排尿。若采用以上措施仍不排尿,可在严密消毒后插入导尿管,保留导尿管 24~48 小时,每隔 4 小时开放一次。

尿失禁在妇女生育后也较为多见,大多是由于盆底组织松弛,耻骨尾骨肌群张力降低,咳嗽或用力时由于腹内压升高压迫膀胱引起尿失禁。

>> 专家温馨提示

产后在身体尚未复原之前,不宜过早地剧烈运动或用力过度或提重物;尽量避免感冒,一旦患有感冒要及早治疗,感冒咳嗽可引起尿失禁;灸关元、气海穴治疗尿失禁。尿失禁患者应做缩肛锻炼,即做收缩肛门的动作,每日 30 次左右;憋尿动作,做关闭小便的动作,每天 2 次,每次 10 分钟。

(七)会阴要清洁

产后每天擦洗会阴至少 2 次,大便后加洗 1 次。用棉球蘸无菌清水或生理盐水清洗会阴部,有条件时可用 1/2000 新洁尔灭菌溶液或聚维酮碘溶液擦拭外阴,先擦阴阜及两侧阴唇,最后擦肛门,不可由肛门开始向前擦,擦洗后要换上消过毒的会阴垫。月经带和内衣裤也应勤换洗,并在日光下暴晒达到杀菌目的。躺卧时,应卧向伤口的对侧,以防恶露流入伤口,增加感染机会。

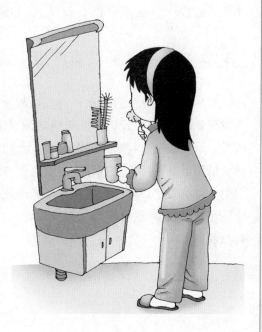

(八)口腔要清洁

妇女怀孕后,由于雌激素的作用使

其易患牙龈炎。分娩后坐月子期间营养补充多，三餐之外还要加点心，导致食物残留牙缝中的机会增多，经细菌分解产生的酸性物质易腐蚀牙面，可产生龋齿或其他牙病。因此，"坐月子"的产妇保持口腔卫生尤为重要，不但要刷牙，而且要坚持早、晚刷牙，饭后漱口以保护牙齿。

>> 专家温馨提示

　　孕期注意摄取钙营养，保持口腔卫生，避免使牙齿受到损害。产妇身体较虚弱，正处于调整中，对寒冷刺激较敏感。因此，切记要用温水刷牙，在刷牙前最好先将牙刷用温水泡软，以防冷刺激对牙齿及齿龈刺激过大。可在产后3天采用指漱，即把食指洗净或在食指上缠上纱布，把牙膏挤于手指上并充当刷头，在牙齿上来回、上下擦拭，再用手指按压齿龈数遍。这种方法可活血通络，坚固牙齿，避免牙齿松动。

（九）不吃胀气食物

　　不要给产妇进食易导致胀气的食物，6小时后适宜食用一些排气类食物，以增强肠蠕动，促进排气。剖宫产术后约24小时，胃肠功能才逐渐恢复，待胃肠功能恢复后，可吃1天流食，如蛋汤、米汤，忌食牛奶、豆浆、大量蔗糖等胀气食物。肠道气体排通后，改食半流质食物1~2天，如稀粥、汤面、馄饨等，然后再转为普通饮食。

三、高龄新妈妈产后小知识

　　产后脱发与雌激素的水平有关。雌激素有刺激毛发生长的作用，雌激素高时头发更新慢，低时更新快。妊娠期雌激素水平高，产后雌激素恢复正常，出现产后脱发。产后脱发也与精神因素有关。产妇家庭琐事增多，往往身心比较疲劳，有时难免情绪低落，神经功能紊乱，头皮血管神经供血减少，毛发营养不良，与产后头部卫生欠佳有关。许多产妇坐月子期间不洗头，结果在头上积聚一层油脂、灰尘，而产后出汗又较多，这样汗与灰尘积聚在一起，容易引起毛囊炎或头皮感染，使头发自然脱落。

第四章

产后生活的护理与保健

人们把"分娩"又叫作"生产"是很有道理的——生孩子确实是一项相当艰苦的体力劳动。孩子终于"冲"出你的身体，以响亮的啼哭宣告新生命的开始，你全身的肌肉都在疼，哪里都觉得不舒服。当然，一切都会恢复正常的。新妈妈了解一些产后恢复的知识是十分必要的，它能帮你在这项艰苦的工作结束之后身体和精神上都尽快找回最佳状态。

一、解除产后困扰，轻松享受为人母的快乐

（一）高龄产妇产后能否洗脸、刷牙、梳头

有的产妇听说产后不能洗脸、刷牙，更不能梳头，以为会带来不良后果。这种说法其实毫无根据，既不符合卫生要求，又影响健康。

产妇在经历10余小时的分娩过程后，往往已筋疲力尽，无暇顾及洗脸、刷牙，更不会去梳理头发，看上去蓬头垢面的。胎儿娩出后，腹内空空，感到饥饿，这时就应好好吃些食物。一般在产后 1~2 小时即可进食。进食前应当把10余小时积存下来的污垢清洗干净，因此首先就要洗手、洗脸、刷牙、漱口，然后进食。以后则和正常人一样，每天照常进行。不但要梳头，而且还要时常清洗头发，尤其在夏天，由于炎热、多汗，头发更应勤洗。

但产后应注意的是：洗脸、刷牙、洗头，最好都用温水，水温不要太高，以产妇不感到烫手而觉得舒适为宜。

许多产妇包括产科医生在内，产后都和一般人一样，每天照常洗脸、刷牙、梳头，既不会牙痛，也没有掉头发，根本不存在带来不良后果的问题，因此不必为此顾虑。

（二）产后能否享受水果

我国有些地方流传着产后不能吃生冷食物，也不要吃咸的、酸的东西，所以有的产妇连水果都不敢吃。产妇于产后头几天消化力差，应吃些容易消化、清淡又富于营养的食物，以后再逐渐增加进食量。不但如此，产妇还应多吃些水果，以补充所需的维生素及无机盐。饭后可吃些水果，如苹果、橘子、葡萄等。水果不要太凉，如刚从冰箱拿出来的水果要放在室温下过一会儿再吃。要注意清洁，清洗或去皮后再吃，以免发生腹泻。有的人怕凉，可切成块，用开水烫一下再吃；也可加些糖吃，最好不要煮沸，以免破坏水果中的维生素。

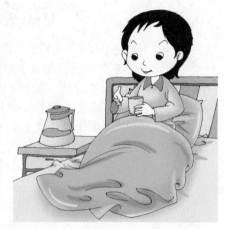

（三）高龄妈妈怎样避免尿失禁的尴尬

高龄妈妈经常会遭遇尿失禁的情况，它是因为生产过程中胎儿经过产道时骨盆底的肌肉群被拉伤，它们的功能降低，一时间难以恢复而造成的。在咳嗽或用力时由于腹内压升高压迫膀胱引起尿失禁。

高龄妈妈首先要注意产后的休养，在身体尚未复原之前，不宜过早地剧烈运动或用力过度或提重物，尽量避免感冒，以免因感冒咳嗽引起尿失禁。外出时随身携带洁净的卫生护垫，可避免尴尬的情况出现。

在产后锻炼中加上一项憋尿的训练，可有效缓解尿失禁。

在尿意不太急的情况下，先解一些小便，然后憋住。如果在解小便时能憋住，就代表肌肉收缩了，如此反复地练习解尿、憋尿，即可学习控制骨盆底肌肉的收缩，

> **>> 专家温馨提示**
>
> 治疗尿失禁的中药方：
>
> 如果在锻炼之后仍然不能改善，可以试试下面的中药方，使用之前最好先咨询一下医生。
>
> 取党参 15 克、黄芪 30 克、山药 15 克、熟地 15 克、益智仁 9 克、桑螵蛸 9 克、蚕茧 5 枚、猪苓和花粉各 15 克、麻黄 3 克、桔梗 4.5 克等用水煎好。每日 1 剂，7 天为 1 个疗程。

也可以在不排便时勤加练习,使骨盆底肌肉加强,增加阴道力量,预防、减少尿失禁的发生。注意双腿、腹部与臀部的肌肉都不可收缩,否则可能无法正确地收缩提肛肌。每两次练习中间最好间隔半分钟。

(四)如何处理产后排尿困难

产后子宫体积骤然缩小,回心血量增加,产妇尿量增多,通常在产后 2～4 小时就应排尿,但有的产妇出现排尿功能暂时障碍,尿液不能排出或排出不净。这是由于在分娩过程中,可能会挤压、拉扯,甚至擦伤膀胱和尿道的软组织,而且产后没有子宫的压迫,膀胱很容易增大,产妇对尿液充盈的感觉不敏感。对于顺产的产妇来说,还可能是会阴伤口肿胀、疼痛,导致精神紧张,害怕疼痛而反射性地引起尿道括约肌痉挛。对于剖宫产产妇来说,也可能是因为刚刚拔除尿管,还没有完全适应而引起的。

最好的应对办法就是产后 6～8 小时主动排尿,之后每隔 2～4 小时就尝试排尿一次,不需等到有尿意。排尿时要增加信心,放松精神,平静而自然地去排尿,不要把注意力集中在小便上,一般 2～3 分钟即可排出尿液。如仍不能排出尿液,可在下腹部用热水袋热敷或用温水熏洗外阴和尿道周围,也可稍稍打开洗手间的水龙头,用滴水声诱导排尿。

(五)高龄妈妈怎样摆脱便秘的烦恼

高龄妈妈生产后,胃肠功能减低,蠕动缓慢,肠内容物停留过久,水分被过度吸收;此外,分娩时会阴和骨盆或多或少会受到损伤,通过神经反射,抑制排便动作。如果新妈妈产后饮食中缺乏纤维素,下床活动又少,就更容易出现便秘的情况。

虽然便秘不是什么大事,但是却给人带来很多烦恼,并且不利于身体及时排出毒素。要摆脱便秘的烦恼,只要多注意以下几点:

(1)适当下地活动,多饮水促进肠蠕动。

(2)饮食要合理搭配,荤素结合,适当吃一些新鲜蔬菜、瓜果,少吃辣椒、胡椒、芥末等刺激性食物,尤其不可饮酒。

(3)麻油和蜂蜜有润肠通便的作用,产后宜适当食用些。

(4)产妇也可以在床上做产后体操,做缩肛运动,锻炼骨盆底部肌肉。方法是做忍大便的动作,将肛门向上提,然后放松。早晚各一回,每回 10～30 次。

(5)产妇注意保持每日定时排便的习惯。如果便秘症状较重,可以使用通便药物,如开塞露或果导片(酚酞片)。

(六)逃不开的产后抑郁症

有位新妈妈描述过这样的情绪经历:"当宝宝出生后,我发现自己并不像想象的那样爱宝宝,相反,我烦躁易怒,一旦宝宝不知道因为什么原因而哭泣不停的时候,我就忍不住大发脾气,老公和家人都很奇怪,原来那个温柔体贴的小妇人哪里去了?"

上文这位新妈妈的情绪经历属于轻微的产褥期抑郁情绪。在分娩后,新妈妈都要经历巨大的角色转变,从以前的为人女,一下子变成了为人母。在角色转变的同时,新妈妈还必须担起为人母的责任,如每天面对无止境哭闹、必须细心照顾新生的宝宝,整夜整夜的不能安睡,这些使很多新妈妈感到不堪重负。在角色转变的同时,很多新妈妈还发现,原本以为在生产后马上就会恢复的身材并不尽如人意,色斑、妊娠纹也没有像想象中那样马上消失,好像变成了自己身上永久的烙印。很多新妈妈会产生自卑、沮丧的心理。这些都是新妈妈情绪不良的原因。这时,如果新妈妈没有及时注意和调整,很有可能产生急躁、愤怒甚至厌世的情绪,慢慢的也许就会发展成产褥期精神障碍。

> **>> 专家温馨提示**
>
> 做适量的家务劳动和体育锻炼。这不仅能够转移注意力,不再将注意力集中在宝贝或者烦心的事情上,更可以使体内自动产生快乐元素,使妈妈的心情从内而外地快乐起来。
>
> 不要用传统的方式对待新妈妈,不能下地、不能出门、不能干活、连电视也不能看,这些都会使新妈妈越发地感觉到生活乏味单调,加剧抑郁情绪。

严重的产褥期精神障碍,不仅会影响产妇的情绪、产妇对宝宝的感情、与家人的关系,严重时病患会失去自制力,做出令自己和家人痛苦一生的事情。美国曾经有过因严重产后抑郁,产妇亲手扼杀自己5个孩子的恶性事件,所以无论是医学界还是媒体,对于产后各种精神障碍都予以了极大的重视。

产褥期的新妈妈不但需要关注自己的自身情绪和及时调整自己,还需要新爸爸和其他家人的关心和体谅。很多新妈妈可能能够意识到自己的情绪出了问题,而有些新妈妈并不能意识到自己的情绪已经出了问题,这时就需要家人的帮助。家人对新妈妈情绪的引导和调整是预防其产后抑郁情绪发生的关键。

要预防产后不良情绪,以下几点需要注意:

1. 对围产期相关知识加深了解

从产前检查开始,新妈妈就要积极主动的通过各种途径学习孕产期与分娩期的相关知识,学习孕产期心理保健知识,了解自己的身体状况和健康情况,正确了解孕期、分娩期出现的不适,及时向医生咨询自己不明白的问题。尤其是大龄新妈妈,是妊娠期各种并发症的高发人群,对自身和宝宝的健康要更加的关注。现在参加孕妇学习班是一个很好的途径,在学习班中,老师都会向每一位准妈妈讲授产后如何给宝宝喂乳、换尿布、洗澡等基础的护理知识,还会进行专门的心理辅导,帮助准妈妈进行母亲角色的过渡。没有参加过孕妇学习班的新妈妈也不用担心,现在有很多渠道,如育儿图书、网络,都可以找到相关的知识和技巧。

2. 建立良好的医患关系

要充分信任医护人员,遵从医生的建议。如果新妈妈存在任何不良情绪,如恐惧、焦虑等,都要及时勇敢地向医生倾诉,这样医生才能够针对你的心理活动和心理问题进行情感疏导和健康教育,使新妈妈的情绪得以安定。现在医患矛盾尖锐,这是我们医生最不愿意看到的,良好的医患关系不仅有助于新妈妈健康地度过孕期和产期,而且对于新妈妈孕产期平稳过渡具有十分重要的意义。

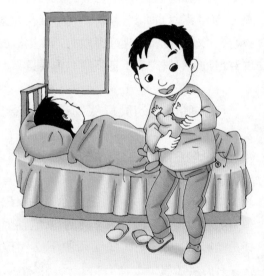

3. 保证充足睡眠

新妈妈由于分娩消耗大量体力,非常疲劳;会阴侧切后产后会阴侧切口疼痛;剖宫产术后的切口疼痛,产后更需要有充分的睡眠和休息。睡眠不足也是引起新妈妈不良情绪的一个重要原因。很多新妈妈在分娩后没有得到充足的休息,每天夜里要照顾无法安睡的宝宝,这也是造成新妈妈情绪急躁、易怒的重要原因。新爸爸和其他家人要多体谅、多理解新妈妈,多承担照顾宝宝的工作,保证新妈妈休息充足。

4. 产后心理疏导

如果新妈妈在产后有任何的困扰、不满、焦虑,都要积极地与家人、医生、朋友交流,不要自己放在心里。同时,新妈妈的亲友也要多关注她的情绪,积极引导,发现新妈妈有情绪问题时,不要不管不问,认为她自己慢慢就会好转。事实上问题不会自己解决,只会越积越深。尽早解决新妈妈的情绪问题,可以防止问题进一步恶化。如果新妈妈情绪问题严重,咨询心理医生也是一个很好的疏导办法。

5. 保证良好的家庭、社会氛围

最常见的导致新妈妈情绪波动的原因是:宝宝诞生后,全家人的重心从新妈妈身上都转移到宝宝身上,新爸爸又很少和新妈妈交流,使她产生失望、不受重视的感觉,从而影响家庭和睦。此时需要家人注意,除了要在生活上继续关心体贴新妈妈外,还要耐心倾听其诉说,使其感到在社会、家庭中的地位。同时,还要注意指导新妈妈正确对待和处理产褥期间工作生活的各种变化,帮助其尽早融入社会生活,也对预防新妈妈产后不良情绪有重要意义。

(七)哺乳期的乳房保健——选择合适的文胸

如果你打算分娩之后实施母乳喂养的话,那么现在你就要准备哺乳专用的文胸了。建议你36周之后买,这样才能量出比较合适的尺码。

哺乳文胸与普通文胸不同的是,它前面的罩杯是能够打开的,让妈妈无须脱下文胸即可哺乳。有的是在肩带上面有搭扣,解开之后,罩杯就像个盖子一样被翻下来,可露出乳头和部分乳房;有的是前方有扣子,解开之后,罩杯被翻至左边或右边,可露出整个乳房,还有一种是哺乳背心,适合夜晚哺乳时穿。

哺乳文胸应该挑选全棉材质的,下面不要带有钢圈,否则会影响乳腺管的畅通,肩带要宽而有力,要能承托起涨大后的乳房,不会过度下垂。但是哺乳文胸主要是为了方便哺乳而设计的,不可能起到保证胸型的作用。由于哺乳文胸的罩杯都是可以拆卸的,

>> **准妈妈早知道**

通过锻炼对抗产后乳房下垂:

平躺仰卧于地板,双膝自然弯曲,双脚平放于地。提臀、收腹、腰部贴在地上,抓起哑铃,双手展开平放于地,手心向上。举起哑铃于前胸正上方,坚持3秒钟放下。刚开始时家里没有哑铃,也不必立即买一套,可以用装满水的矿泉水瓶代替。

面料柔软轻薄,且下面无钢圈固定,所以罩杯的承托力是有限的。要尽量保持乳房不变形,还要准妈妈多多加强产后运动,不能依赖哺乳文胸来保持身材。

哺乳文胸的尺寸要选择合适的,准妈妈最好自己动手量量自己的尺寸,用卷尺量得乳房下的胸围尺寸即所需文胸的胸围尺寸,再量得乳房最隆起的部分的胸围,即罩杯的尺寸。哺乳时,胸围的尺寸可能会少1厘米,由于怀孕末期上腹部会变大而影响了测量下围的数据;而罩杯的尺寸可能还需要多2厘米。可根据你量得的尺寸加减来选择合适的哺乳文胸。

>> 专家温馨提示

　　无论是在孕期还是哺乳期,坚持佩戴合适的文胸是必要的,它能有效预防乳房下垂。怀孕3个月时乳房约比孕前增加了2/3个罩杯,此时不能再穿原来的文胸,选择新文胸时注意罩杯比孕前大一些或有弹性。7个月时乳房的乳腺组织逐渐发育到最完整的时期,此时最好去买哺乳胸罩,里面有一种能换能洗的垫子,可以吸净渗漏出来的乳汁。产后乳房有些下垂,可以穿产后塑身专用文胸,可有效托高乳房,起到塑胸的作用。

二、高龄准妈妈剖宫产后护理

(一)心理恢复

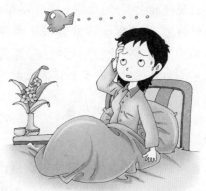

一般说,剖宫产后心理抑郁症状的恢复主要有五个阶段。

第一阶段:手术过了一个小时后,很多女性才开始接受剖宫产这个事实,认为这是命运的安排。

第二阶段:在生产后的第一个星期里,这种感觉渐渐地消失了,取而代之的是失望的情绪。

第三阶段:从生产后的第八个星期开始。许多女性把与宝宝相处时做得不够完美的原因都归结于是剖宫产惹的祸。当观察到产妇存在厌恶宝宝或害怕接触宝宝,甚至出现一些妄想,如认为婴儿是新的救世主(夸大妄想),宝宝生病或死亡(疾病妄想),宝宝的形状、大小、色泽改变(体象改变)或宝宝变为野兽或恶曾(变兽妄想)等症状时,家人应该提高警惕,这是严重抑郁症的信号。同时,在这个阶段,年轻的妈妈们经常梦到分娩的过程,这种情况并不少见,而这些梦境也有助于使她们重新理解自己的生产过程。

第四阶段:到了这一时期,产妇的抑郁症状有所缓解,此时,与其他有类似分娩经历的女性相接触非常重要。有的时候,通过剖宫产分娩的女性需要几个月的时间才愿意与同样是剖宫产生宝宝的母亲说话。当她们发现有很多类似经历的时候,就不再感到孤独,从而心情得到了极大的放松。

第五阶段:分娩的痛苦经历被渐渐淡忘,年轻的妈妈已经能够客观地对待剖宫产了。

(二)剖宫产后的注意事项

剖宫产后的妈妈一般是产后5～7天出院。在出院之前,年轻的妈妈需要找好能够帮助她共同分担家务劳动、做饭和带宝宝的帮手。最好是爸爸能够休假,或者宝宝的爷爷、奶奶、外公和外婆能够提供帮助。由于经剖宫产分娩的妈妈需要更多的"做妈妈的感觉",因此她们常常抱着宝宝不肯放手,所以,其他的事情应该有人为她分担。除此之外,对于经历了剖宫产后的妈妈来说,还有很多需要注意的事项。

在具体分析剖宫产手术给产妇带来的各种常见疼痛之前,先介绍一下手术带来的各种伴随性疼痛,这些疼痛常常会被忽略掉,或者因其他原因被掩盖。比方说咽喉痛、胃痛等,很少有产妇会将其与剖宫产手术联系起来。

1. 耻骨联合处疼痛

这种疼痛在妊娠末期就出现了,产后数日内也有。这是因为怀孕时体内激素改变,造成软骨结构变松。对此医生会建议产妇卧床休息,并用止痛药止痛,后期可以做些恢复运动。一般数周内可以恢复正常。

2. 尾椎骨疼痛

> **>> 科学小贴士**
>
> 手术的创伤面比较大,产后恢复也需要较长的时间,剖宫产后留下的瘢痕常常会影响到孕妇的生活,特别是那些爱美的准妈妈。瘢痕在伤口愈合的过程的渐渐产生,突出皮肤表面,发红质硬,且常有瘙痒的感觉。这多是因为血管和神经的长入,神经的一种过度敏感现象。随着瘢痕的软化,切口周围的组织日益接近正常,这种不适就会慢慢消失。

这种疼痛多见于胎儿较大、骨盆较小及产程过长的产妇,主要是因为尾椎骨移位,骨膜发炎或神经受压迫所致。开始时可服用止痛药并多休息,后期可做些恢复运动。一般几个星期就能恢复。

3. 骨盆韧带疼痛

这是产后子宫恢复时出现的疼痛，一般程度较轻微，大多不必理会，能自行恢复。

4. 膀胱疼痛

膀胱疼痛多见于产程过长、排尿不顺畅、尿液积在膀胱内无法排出的产妇，还有就是剖宫产后放置导尿管发生感染者。前者的治疗方式就是减少喝水、进行导尿或排尿训练；后者必须使用抗生素来对抗感染和炎症，还要多喝水帮助细菌排出。

（三）产后常见疼痛及应对

"产后疼痛"是产妇最常见的问题之一，怀孕时孕妇都对如何减轻分娩时的疼痛很关注，而对产后的一些疼痛就不太了解了。以为只要生完了宝宝就万事大吉，再也不用忍受怀孕给身体带来的各种不适。其实，生完宝宝后大多数产妇会长时间地感到身体某些部位的疼痛，这是自己所没有料想到的，不知应该怎样应对。对此，可以分析一下容易疼痛的部位以及原因和处理方法，帮助新妈妈度过产后最关键的疼痛期。

1. 子宫疼痛

产后子宫会出现强制性收缩，以减少胎盘剥离后的出血，此时在下腹部常鼓起一个圆形且硬邦邦的东西。子宫收缩的疼痛多与胎次有关，经产妇多比初产妇严重。如果收缩不好且恶露不多，可通过按摩和使用子宫收缩剂来减痛。

子宫也可能会感染，尤其是破水时间过长、有羊膜绒毛膜炎或是胎盘娩出时借助器械的产妇，恶露会有异味，并有脓样分泌物，子宫有很严重的疼痛及触痛感，甚至出现发热、畏寒等感染的全身症状。

应对术：子宫疼痛的处理方法大多是使用抗生素、止痛药，并加以适当引流。还有极少数感染是因子宫内感染物无法排出，这就必须利用手术取出感染物了。

2. 肌肉酸痛

一般人都会理解，分娩后会阴疼，或是剖宫产刀口疼，可对为什么胳膊和腿也疼就不太清楚了。其实，这是因为分娩时会变换不同的姿势，把腿长时间放在产床的脚蹬上，或身体下垫了一些东西，致使腿一直处于比较别扭的姿势而引起腿痛。另外，分娩时用力，胳膊也在帮助使劲，或许当时没什么感觉，可之后就会发现胳膊也很酸痛。由此说生宝宝就像跑一次马拉松一样，这一点都不夸张，即使分娩过程很顺利，时间很短，肌肉也可能被拉伤。即使是采用剖宫产分娩方式的产妇，也会出现肌肉疼痛的现象。因为，一部分产妇是在自然分娩不畅的情况下才不得不采用剖宫产的，因此说，她们同样经历了分娩过程。

应对术：解除这类疼痛的最好方法是热水浴、按摩和一些能够放松的方法，产后适当做一些运动也能减轻症状。一般来说，这类疼痛无须服药就可自行消失。不过，如果疼痛真的难忍，应该告诉医生，他们会告诉你可用哪些药物来缓解。

3. 乳房疼痛

产后乳汁充满乳房，如果乳腺管还没完全畅通，乳汁不能顺利排出，会使你感到乳房发胀、发热和刺痛，不过这些症状都是正常的。

应对术：如果真觉得很疼，哺乳是最好的解决办法。只要宝宝饿了就让他吸吮乳房，而不要考虑定时定量的问题，这样能够帮助乳腺尽快畅通。另外，还可试试热敷，或向乳头方向按摩乳房，都可帮助乳腺通畅。除非宝宝真的不肯吃奶，一般不要使用吸奶器，那样会使身体分泌更多的乳汁，加剧疼痛。要尽量让宝宝根据需要吃奶，这样乳房就会分泌出宝宝需要的乳量。

开始哺乳时，宝宝吸食的前几分钟，乳房胀痛的现象依然没有改变，这属于正常现象，可继续利用哺乳的方式，减轻乳房胀痛的状况，几天后疼痛自然就会消失。但如果乳头持续疼痛，就需要看专科医生了。

>> 高龄孕妈妈注意事项

　　高龄产妇容易出现产后奶水不足的现象，针对这一问题可以用中药催奶解决，催奶的中药一般没有不良反应，小验方（仅供参考）：①通草24克，猪蹄2只，同炖，去通草，食猪蹄饮汤。②王不留行50克研细末，取药末10克，黄酒调匀，猪蹄3～4只煮汤，冲入药末食用。而且要注意产后调理，饮食要富于营养，容易消化，不偏食，要有足够的营养和水分摄入。

4. 产后心疼

产后心疼主要是产后心脏病，是指分娩后心脏出现的不正常现象，如产妇感到心慌、胸闷、不能平卧、气急等。一般在产后24～28小时最为明显。产妇如在产前已有心脏病,心脏功能属于一级的(即轻度心脏病),一周后会完全恢复正常。心脏功能属于二级的(即心脏病在轻度劳动之后即有症状出现的)可能由轻变重,严重时甚至出现心力衰竭。

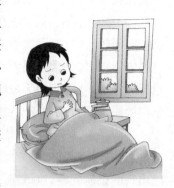

哪些因素导致产妇心脏发生变化呢? 这是因为妊娠时,随着胎儿的发育生长,子宫必然增大,使横膈上升,将心脏推向上方,心脏的位置也就略向左移。在妊娠期间,心脏的工作量逐渐加大,心脏会略有肥大和心率加快。检查时,可发现心脏的界限加宽,有人会出现杂音及早搏等。孕妇如能在产前做定期检查,在医生的监护下,患轻度心脏病的孕妇一般能适应这种改变进入分娩期。但是分娩期也是对心脏负担的考验,由于心脏病,加上手术后的损伤,产妇的情绪很可能发生很大的波动,这些都可能使产妇出现心疼症状。

患有心脏病的孕妇,必须在预产期前一个月住院待产,在医生的监护下进行必要的药物治疗和合理指导。产后还需观察到心脏恢复情况良好方可出院。

5. 胀气痛

胀气痛一般在产妇分娩后 2～3 天出现,并在排气后减轻。产妇发生胀气痛时,可以采取以下方式进行缓解:尽早起床下地,做短距离行走;休息时,经常变换姿势;坐在椅子上时,轻轻地前后摇动;尽量推迟开始吃固体食物的时间;开始进食时,要吃容易消化的食物,如烤面包、酸奶和汤类。

6. 产后腰痛

分娩后内分泌系统尚未得到调整,骨盆韧带还处于松弛状态,腹部肌肉也因为分娩而变得较为松弛。加上产后照料宝宝要经常弯腰,或遇恶露排出不畅引起血淤盆腔。因此,产后腰痛是很多产妇经常遇到的麻烦。

造成产后腰痛的原因是多方面的,主要有以下几个方面:

(1)生理性缺钙。怀孕以后,准妈妈由于受孕期体内激素的影响,身体的各个系统都会发生一定的改变。钙参与骨的代谢,孕妇的常规饮食已经不能满足母亲和婴儿两者的钙需要量,孕妇需要补钙。十月怀胎是艰辛的,而一朝分娩又是一次对生命的洗礼,向女人的身体提出很高的挑战。分娩以后人体更是处于比较虚弱的状态,产后的妈妈消耗了大量的能量,同时,很多妈妈都在坚持母乳喂养,钙流失也非常严重,而缺钙容易引起腰痛。

（2）劳累过度。由于怀孕生产，骨骼系统会发生变化，骨关节略宽松，肌肉韧带拉长，弹性下降。女性的肌肉、韧带张力与男性相比显得相对较弱，加上有些妈妈平时身体素质较差，产后休息不当，过早的持久站立和端坐，致使妊娠时所松弛的骶髂韧带不能恢复，引起肌肉、韧带、结缔组织劳损而引发疼痛。

（3）姿势不当。妈妈在给婴儿喂奶时，都喜欢低头看着婴儿吮奶，由于每次喂奶的时间较长，且每天次数多，容易导致疲劳；此外为了夜间能照顾好婴儿，或为哺乳时方便，妈妈常常习惯固定一个姿势睡觉；面对弱小的婴儿爱不释手，为了更好地照顾宝宝，新手妈妈无暇顾及自己，总是把宝宝抱在怀里；长时间固定姿势引起单侧的肌肉疲劳，引发产后腰痛。

预防及缓解产后腰痛该如何做呢？

（1）避免经常弯腰或久站久蹲。剖宫产妇在术后休养中，为了避免或缓和可能出现的腰痛问题，应该在日常生活中多加注意，尽量少弯腰或长久站立或蹲坐。不论是婴儿用品还是各种家具的摆放，都应以方便拿取为标准。

（2）宝宝用品摆放要合理。准备一个专门给宝宝换尿布或洗屁屁的台子。台子高低要适宜，最好有多个不同功能的抽屉，把经常使用的尿布、纸尿裤、爽身粉、护臀油及其他常用物品放在里面，使产妇不用弯腰即可伸手拿到。如果台子能与婴儿床或摇篮相连，旁边放上一把与之匹配的椅子就更好不过了。

在厨房准备一个多层架子或柜子，找到一个高度适宜层，把经常使用的喂奶用具放在里面，以产妇伸手可及为度。

（3）为宝宝准备睡觉的婴儿床、童车不要过低或过高，使产妇经常得弯下腰才能抱起或往下放宝宝。最好购买可以升降的婴儿床，小童车的高度也要注意方便产妇照料宝宝。避免每次从睡床或童车里往外抱或放宝宝时频繁弯腰。

刚出生的宝宝需要经常洗澡，尤其是天热时。可把宝宝的洗澡浴盆放在高度适宜的茶几上或换尿布的台子上，旁边放上一把小凳子。这样，就可使产妇舒服地采取坐姿给宝宝洗澡，避免久蹲久站。

（4）其他常用物品摆放也要以方便为宜。如能在厨房中放一把椅子就更是一个聪明之举，可使产妇做家务时不用久站，利于子宫复位。

>> 专家温馨提示

杜仲羊肉汤改善产后腰痛状况

原料：杜仲 15 克，肉苁蓉 30 克，枸杞子 15 克，党参 20 克，当归 20 克，生姜 15 克，羊肉 250 克。

制法：先将生姜切片，羊肉切成小块，和 5 味中药一起放入砂锅，加水炖至羊肉熟透后即成。喝汤吃羊肉，早晚空腹服用。

在经常整理或叠衣物的床旁边,放一把带靠背的小椅子。产妇在需要时可随手取过来坐下,避免采取不舒服的姿势整理衣物。

把经常换洗的衣物放在卧室内,并将产妇和婴儿经常换洗的衣物放在衣橱适宜高度的抽屉里,以产妇站在衣橱前伸手可触及为度。

清理房间地板时选用长柄扫帚、拖把和簸箕,以腰不会很快产生酸痛感为宜,且每次清理时间不要过长,尤其是产后3个月内。

(四)改善疼痛自疗法

产褥期(月子里)因机体血脉空虚,气血运行不畅,产妇稍微劳累或感染风寒即易发病,腰痛、肢体关节酸痛麻木可谓常常见到。它们的自疗方法虽然类似于日常的筋骨酸痛,但应该突出"虚"这个本质,补益中兼以舒筋活络。主要的自疗法有成药自疗法、验方自疗法、饮食自疗法和外治自疗法。

1. 成药自疗法

青娥丸,每次6~9克,每日3次。温水吞服。本方偏重于腰内空痛、酸痛、脚膝酸软的肾亏者。

补肾强身片,每次4片,每日2次。温水吞服。本方偏重于腰内空痛、酸胀、脚膝酸软的肾亏者。

产灵丹,每次1~2粒,每日2次,温水吞服。

祛风天麻丸,每次1~2粒,每日2次,温水吞服。

2. 验方自疗法

杜仲30克、红枣12克,煎汤服。每日1剂。

五加皮9克、川断12克、木瓜12克、怀牛膝12克、当归10克、红花6克,分2次煎服,每日1剂。

桑寄生10克、白芍10克、杜仲12克、怀牛膝10克、川芎6克、当归10克、人参5克,分2次煎服,每日1剂。

3. 饮食自疗法

生米仁60~100克、鸡血藤30克,先煎药取汁,再烧米仁至酥加糖食用。

母鸡1只、桑枝30克,共煮,吃鸡喝汤。

芝麻50克、胡桃肉50克、猪肚1只,共煮食。

猪腰子2只(或羊腰子2只)、杜仲10克,共煮,食腰喝汤。

若关节疼痛并伴有红肿、口干、舌苔黄厚、疼痛处遇热反加重状况,即是热性关节炎,不能采用上面的自疗方法。

4. 外治自疗法

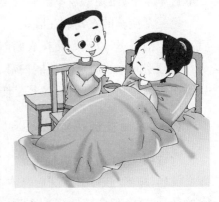

桑枝 30 克、独活 15 克、桂枝 10 克、生姜 3 片、当归尾 10 克、赤芍 15 克、川芎 10 克。煎汁浸多层外敷于痛处,保湿半小时,每日 2 次。

生川乌及生草乌各 5 克、樟脑 10 克、桂枝 10 克,浸入白酒,1 周后可用。敷于疼痛处 15～30 分钟,每日 1 次。

香桂活血膏或麝香虎骨膏贴于疼痛处。

皂角 60 克、头发 15 克,水煎熏洗脚痛处,每日多次。用于产后足底、足跟痛者。

>> 科学小贴士

女性在怀孕期间,子宫撑大,内脏都被胎儿压迫变了形;一旦生产,子宫呈为真空状态,内脏因不再受压迫而产生松垮的状态,此时内脏有拼命要收缩回原来样子的本能;若能够在这个时候用正确坐月子的方法助内脏一臂之力,就有机会让内脏迅速的恢复到原来的弹性、高度(也就是位置)及功能,这就是体质改变;因为体质改变了,就有可能将原来身体的症状减轻甚至是消除,进而达到脱胎换骨的目的。

自疗注意事项:

(1)产妇毛孔松弛出汗较多,切勿捂汗,宜勤擦或及时更换衣服。

(2)产房空气要流通,要避免直接吹风,以免风寒入侵。

(3)虽然提倡产后宜早起床,但也要量力而行,勉强过早起床活动,久坐久立,做家务,容易损伤筋骨导致肌体酸痛。

(4)提倡洗澡,应该选用擦浴,慢慢再淋浴。水温宜稍高于皮肤,浴室气温应接近体温,谨防着凉受寒。

(5)夏季宜穿长衣裤。空调控温不宜过低,以皮肤略有汗出为妥。空调房也宜有通风口,电扇只能吹转弯风。

(6)忌进食生冷食品,包括水果、汽水、饮料。

>> 专家温馨提示

"坐月子"可说是女性改造身体的最好时机,如果错过了,日后再补救,可真的很困难了!所以,产妇必须好好把握坐月子的时间,滋补一番,以免为以后留下隐患!

(五)缓解产后疼痛的注意事项

产后出现各种疼痛是一种常见现象,在处理过程中,应注意以下两点:

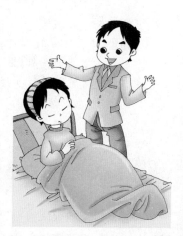

(1)及时调整心态:剖宫产手术后,很多产妇的心理状态需要一段时间的调整,有些女性没有亲身经历宝宝被娩出的过程,感到非常遗憾。

由于剖宫产手术带来的损伤,产妇本身会感觉酸痛和不适,加上还要照顾一个刚出生的小宝宝,使得手术后的情绪比较激动,容易烦躁。这会进一步加重产妇的疼痛感,对缓解疼痛非常不利。此时,产妇要注意调整心态,不要让不良心态影响术后的身体恢复。

(2)扔掉不必要的自尊心:剖宫产结束后,在开始的几天里,产妇千万不要让疼痛折腾自己,不要把采取缓解疼痛的方法看作是软弱的象征,而应把它当作恢复身体的辅助手段。切忌等到疼痛难耐时才开始吃药。

医生无法代替你感知痛感所达到的程度,因此,在疼痛加剧之前应该主动积极地告知医生,在疼痛加剧前采取相应措施,以减轻痛苦,如果疼痛得以控制,产妇便可以轻松地进行哺乳了。

>> 专家温馨提示

做产后检查时,你可以和医生讨论自己的健康问题与避孕的方法,以及婴儿令人担忧之处。也许,你应该列出你要讨论的事项,并和医生事先约好时间。不是只做简单的外科检查,同时,你应该接受身体内部与子宫抹片检查。假如有任何问题,诸如在性交过程中会感到疼痛,或是有某些压力使你感到焦虑,或是腹部肌肉并不如预期中一般,那么迅速地恢复到正常状态,这就是你和医生讨论的最佳时机。

第五章

新爸爸的紧急培训

别忘了这个关键人物——新爸爸。没有他,宝宝不可能来到这个世界,他是孕育宝宝唯一的赞助商,宝宝的一生都要有他来参与。现在,他终于从惊心动魄的等待中熬过来了,接下来还要面对月子中一大一小两个宝贝,很多事情发生得太快,他可能一时还无法适应。因此这时就需要借鉴经验学习知识了。

你就当自己是保姆

看看自己家的保姆或是别人家的保姆是怎么做的,你要做得比保姆更体贴才行! 首先要让母子俩的居室温暖舒适,房间应该有合适的温度—— 20～25℃,合适的湿度—— 45%～65%,因此你要准备温、湿度计。随时检测这些数值,并适当使用电扇、空调、电暖气、加湿器等设备,但要注意,电扇、空调或自然风都不能直接对着母子吹。还要保持室内的空气新鲜,无论冬夏,都要在天气好的时候开窗换气,注意让母子俩避开窗口。保证房间的光线柔和,窗帘厚薄合适,尽量保持环境安静。

月子里的妈妈要想身体恢复得更快更好,必须要讲究卫生,所以你还要协助妻子做好以下这些事:每天帮妻子洗脸、梳头。月子里的妈妈容易出汗,应及时洗澡。如果是夏天,每天都要冲个澡(剖宫产的妈妈只能擦洗,生下宝宝 2 周后才能淋浴);若是冬天,洗澡时一定要注意保暖。

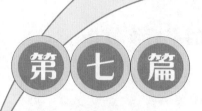

第七篇

新妈妈重塑昔日的风采

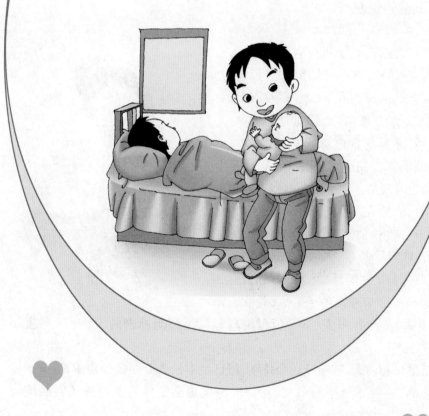

第一章

重拾旧日风采的产后恢复

新妈妈产后的恢复除了要注意饮食,还有清洁、运动、心情调适等方面的诸多问题,要做到全方位的恢复。这对于新妈妈来说并不是难事,一步一步来,一切都会顺理成章。如果按照正确的方法恢复,那么你依然能够回到孕前曼妙的身材。

(一)子宫的恢复

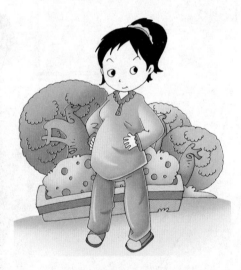

产后出现恶露表明子宫在自我清洁,开始恢复到原来的样子——久违的"月经"终于来了。产后的最初几天,恶露量比较多,颜色鲜红,称红恶露,也称血性恶露。经过 3~5 天,恶露的含血量减少,变为淡红色,称为浆恶露。到产后 10~14 天,恶露会变成白色或淡黄色。正常的恶露有血腥味,但不臭,大约在产后 3~4 周就会彻底干净。一般来讲,剖宫产的妈妈恶露时间比顺产的妈妈要长些。如果恶露的数量、颜色及气味都正常的话,就表明子宫复原一切正常——这个神奇的子宫,无论在孕期变得多么大,都会用 4~6 个月的时间重新缩回至原来的大小——鸡蛋那么大。

在产后的最初两天,宫缩痛还会持续,但已经不像产前那么强烈了,按摩子宫可以缓解疼痛,还能帮助子宫收缩。另外,医生也会给你一些促进子宫收缩的药物。

新妈妈日常需要做的工作就是保持会阴清洁,及时更换卫生巾,每日早晚用温水清洗。关于卫生巾,关键时期可马虎不得,用卫生巾的五大恶习一定要尽量避免。

(1)更换卫生巾之前不洗手。因为使用卫生巾前要将卫生巾打开、抚平、粘贴,手会不可避免地要接触卫生巾表面,稍不注意,就会给娇弱的会阴部位造成感染。

(2)不注意卫生巾的有效期。

(3)卫生巾长时间放在洗手间里。潮湿的环境可是滋生细菌的有利条件。

(4)经常使用带香味或是药用卫生巾,这对外生殖系统的感染极为可怕。

(5)卫生护垫天天用。到了恶露将要干净时,外阴部位更需要透气、干燥的环境,长期用卫生护垫会诱发阴道炎、外阴皮炎或毛囊炎等疾病。

除此之外,经常清洗身体会给你一个好心情。由于产后大量出汗,乳房溢奶,阴道又有恶露排出,你经常会觉得浑身不自在,需要比平时更注意清洁。自然分娩的妈妈,产后24小时就可以淋浴了,水温要略高于体温,室温保持26℃左右。剖宫产的妈妈要辛苦一点儿,产后前两周只能用湿毛巾擦洗,待腹部切口结痂愈合后方可淋浴。

>> 准妈妈早知道

子宫收缩按摩方法:

(1)先解小便排空膀胱。

(2)平躺并屈膝,松弛腹肌张力,以方便按摩子宫。

(3)先轻压小腹测出子宫底的位置,如果是自然分娩,可以很容易在肚脐下方,用手触摸到一个硬块,这就是子宫的位置。刚产后子宫高度约在肚脐的位置,每天约下降一横指,自然生产者约10天左右,子宫会下降至骨盆腔,之后便无法摸到它。

(4)用手掌轻按住子宫以环形方向按摩,一直按摩至子宫成球状。

(二)形体恢复

绝大多数妈妈产后总会比怀孕前略胖一点儿,有些妈妈会有明显的发福迹象。为了恢复到以前的漂亮身材,应该多做运动。

下面给大家介绍几个简单易学的动作,无论是自然分娩还是剖宫产的妈妈,都可以尝试。

（1）呼吸运动。仰卧,两臂伸直放在体侧,深吸气使腹壁下陷,内脏牵引向上,然后呼气,目的是运动腹部、活动内脏。

（2）举腿运动。仰卧,两臂伸直平放在体侧,左右腿轮流举起与身体成直角,以加强腹直肌和大腿肌肉力量。

（3）挺腹运动。仰卧,双膝屈起,双脚平放在床上,抬高臀部,使身体重量由肩及双脚支撑,加快腰臀部肌肉的恢复。

（4）缩肛运动。仰卧,两膝分开,再用力向内合拢,同时收缩肛门肌肉,然后双膝分开,并放松肛门。这个动作可锻炼盆底肌肉。

产后保健操要循序渐进,急于求成对身体恢复不利。尤其是产后第一周更要多加小心。满月后坚持有计划的运动,如散步、慢跑、打球、游泳、骑车等。这样坚持下来,到宝宝满6个月至1岁时,你会发现自己的身材已经与怀孕前没什么两样。

（三）性生活的恢复

一般来讲,恶露干净后即可重新开始夫妻间的甜蜜生活了。不过时不时就哭闹一番的小宝宝(有妈妈说,他就像个不定时的炸弹)可能让你们筋疲力尽,暂时没有兴趣做这件事。同时也有些妈妈担心自己的"那里"变得松松垮垮,让丈夫失去兴致。其实不然,仅仅一次分娩不会让阴道变松弛。即使你是自然分娩,在分娩中扩张的阴道经过3个月的时间就可以恢复。同时,还可以做一些小练习,让阴道重新紧实起来。

1."憋尿"练习

就像平常憋小便或憋大便那样收紧会阴部的肌肉。主动"憋"上几秒钟,然后缓缓放开,重复10～15次这样。可以随时做,这对会阴周围的肌肉是个很好的锻炼,但不要在真的有大小便时练习,那样对健康不利。

2. 收缩练习

仰卧,全身放松,将一根手指轻轻放入阴道,收缩阴道并夹紧,持续5秒后有控制地放松,重复几次。走路或是站立时,随时绷紧大腿内侧及会阴周围肌肉,然后放松,重复练习。

经过这样的练习,不仅会让阴道紧致,也会在不知不觉间重新调动起自己的"性"趣。

第二章

怎样恢复昔日的身材

　　新妈妈想要在产后很快恢复身材,首先要了解此时身体的特点,找到适合自身的恢复方法。要注重饮食和营养,避免过早大量运动,给自身和宝宝都带来不利影响。调理好的身体就会很健康并且恢复地很好。

 一、重现昔日的魅力曲线的准备工作

（一）了解产后抢救身材关键点是什么

　　经过十月怀胎,妈妈原有的窈窕曲线完全变形,以前的衣服全都穿不下了。胸部松弛下垂,腰腹堆满赘肉,大腿粗了一圈。以下正是新妈妈急需重塑的要点所在：

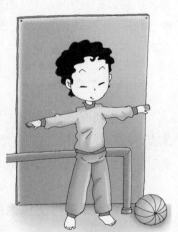

　　（1）加强腹部及腰部肌肉收缩,减轻腰酸背痛症状,消除松弛的腹部和臀部赘肉。

　　（2）增强胸部肌肉,避免乳房因哺乳而松弛下垂。

　　（3）促进骨盆血液循环,加速子宫复原且避免子宫后屈。

　　（4）加强骨盆底部肌肉收缩,增强阴道口及尿道口周围的肌肉弹性。持续做提肛运动不仅可预防尿失禁,还可有效改善阴道松弛的现象。

　　如何恢复身材是新妈妈生活中一个很重要的环节,有的放矢地选择运动项目才能使恢复身材的计划行之有效！

（二）制订切实可行的恢复计划

1. 饮食计划

要科学合理地进行饮食调配,注意营养的均衡和适量,除产后最初几天需要吃些容易消化的食物外,以后可正常饮食。哺乳期多喝些有营养的汤,可使奶水充足。要注意荤素搭配,一般一天有 2~3 个鸡蛋就足够,过多反而影响消化和食欲,鸡、鱼、骨头都是产后很好的食物。应该多吃些富含维生素的蔬菜和新鲜水果,既能保持全面营养,避免产后便秘,同时也是保持健美的关键措施之一。

2. 母乳计划

哺乳除了能促进子宫收缩复旧,减少产后出血和感染,调节内分泌外,还能把孕期储备在腹壁、臀部的脂肪转化为乳汁,既能有效地减肥,又有利于保持产后苗条,可谓"一举两得"。

3. 运动计划

> **>> 准妈妈早知道**
>
> 推荐的配餐方法:
>
> (1)早餐喝一杯 100% 的果汁或蔬菜汁或吃一份新鲜水果。
>
> (2)番茄、黄瓜、菠菜、甜椒、白菜、葱头等能生吃的蔬菜瓜果切成片加在面包、馒头或饼中。
>
> (3)午餐多吃些胡萝卜块或芹菜梗,用大盘装蔬菜,但不要加太多的酱油或其他调料。
>
> (4)烹调禽肉时,最好将皮、内脏和油脂去掉,把瘦肉中带脂肪的部分去掉。
>
> (5)做菜时用无油肉汤替代食用油,用水或番茄酱煮鱼和肉,少吃油炸食品。

在正常情况下,产妇第二天即可开始活动,做一些幅度较小的床上运动或产后体操,随着时间的推移,逐步增加运动量。但在一个月内不能久蹲,可用腹带,但不能过于束腰,以免造成子宫脱垂或盆腔炎。

（三）产后如何使用束腹带

怀孕期间,由于子宫扩大,致使腹壁也同时被撑开,分娩之后,子宫会自行收缩至原状,而腹壁却无法迅速复原,令人讨厌的脂肪组织便趁机进驻腹中,这时的你只靠运动是不够的,利用束腹的紧缩功能,不但可以刺激子宫,帮助子宫恢复原状,还有利于腹部肌肉的复原,并赶走囤积在此的脂肪。

产妇使用束腹 2～3 周后,应当能适应这种紧缚的感觉,这时,你不妨改穿产后塑身用束裤来重塑完美的腰部曲线。

产后塑身用束裤和一般束裤不同之处在于前者多属高腰式设计,可刺激腹部脂肪,进而消除腹部赘肉,同时将怀孕时消失的腰线重新塑造在理想的位置上;后者,由于腰身不够高,使束缚力集中在腹部,反而将腹部所囤积的脂肪往上挤,在腰围处形成一圈赘肉,造成难看的"游泳圈"。

(四)抓住产后恢复锻炼的时机

产后 6 个月是体重控制的黄金时期。产后有没有及时减重,和以后体重的增加有很大的关系。产妇最好是生产后 2～3 个月以后再进行有氧运动和力量训练相结合的锻炼。有氧运动的目的在于恢复体能、减少脂肪。运动的形式可以选择游泳、水中健身操、有氧舞蹈、快走等。科学的力量训练,可以使产妇尽早恢复全身肌肉的力量,恢复苗条的身材。

新妈妈刚开始恢复锻炼的时候要根据身体情况适量进行,不要急于求成,身体一旦不适,要马上停下来。另外,产妇的关节还不稳定,做伸展运动时,要避免动作过大导致拉伤。

产妇在运动前,要跟正常的健身一样,先做 5～10 分钟的热身训练,如慢跑,有氧自行车或者多功能健身器等。至于力量训练,每周进行 20 分钟,根据个人的身体状况,每 2 周可增加 5 分钟。

>> 专家温馨提示

　在运动之前,产妇最好去一次卫生间,以免腹部感到不适。运动过程中要适当补水,一般每 15～20 分钟可以补充 100 毫升水。如果出汗较多,可以适当补充一些含电解质的饮料。

二、选择有效的恢复运动

（一）产后 7 日如何做健身操

产后 7 日内,妈妈的身体尚未完全复原,并不适合从事正式运动。但可以先进行产褥体操,以便及时帮助骨盆、阴道及子宫的复原。勤做产褥体操可以促进全身血液循环流畅,使母乳顺利流出,亦可消除疲劳、帮助腹肌和骨盆肌肉达到锻炼的目的。

1. 产后第 1 天

胸部深呼吸:双手轻放于胸前,闭上眼睛,从鼻子慢慢吸气,再由口中缓缓吐出。

脚尖运动:将脚尖伸直,脚心与脚心相对,再反复做一次。

2. 产后第 2 天

腹式呼吸:双手轻放于下腹部,膝盖立起,鼻子一面慢慢吸气,腹部渐渐隆起,吸至腹部的空气从口中徐徐吐出。

抬头:单手放置于下腹部。意识到腹肌用力,将头抬起,身体微微上扬。以相同的步骤换手再做一次。

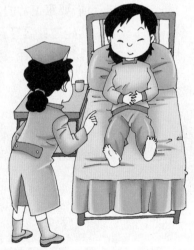

脚踝运动:将脚尖伸直,脚尖向身体用力弯曲,双脚交互伸直、弯曲。

3. 产后第 3~4 天

胸部后仰紧缩腹部肌肉:膝盖立起,臀部紧贴地面,手指拉置于背部下方,将胸部轻轻后仰,再恢复原状。

脚踝运动:双脚重叠,上方的脚轻拍下方的脚,双脚的脚尖务必朝相同方向伸直。

骨盆上下运动:背部贴于地面,将左腰提升,右腰下压;右腰提升,左腰下压。

4. 产后第 5～7 天

骨盆扭转:膝盖立起,臀与腰向左倾倒,再恢复原状,以相同步骤向右倾倒、恢复。

抬脚运动:膝盖立起,右脚抬起与地面垂直弯曲。以相同的方法左脚再做一次。

新妈妈在做这套体操的时候,要依照身体状况,以缓慢的速度进行,千万不可操之过急,给身体造成负担,反而欲速则不达。

(二)新妈妈家庭简易塑身操

新妈妈如果没时间常去健身房,也可以选择在家中锻炼。

1. 胸部

一般用卧推小哑铃来锻炼胸大肌和手臂肌肉,家里没有哑铃的,则可以用矿泉水、可乐瓶代替。方法:仰卧在地面或床上,双臂平放在身体两侧;双手各握一水瓶,直臂上抬到胸前,再还原;重复上抬到胸前,再将双臂向后伸直平放,重复 10～12 次。

>> 科学小贴士

哺乳不是乳房变化的根本原因,根本原因在于怀孕。而影响乳房形状和大小的另一个因素在于每个妇女乳房的支撑组织的不同特点。有些妇女从未给孩子喂过奶,但乳房却变得很平。从医生们的经验来看,许多妇女用母乳喂养过自己的好几个孩子,但是体形一点也没受到任何不利的影响;其中有些妇女体形反而变得更吸引人了。

2. 腿部

双手扶着墙壁,或者椅子、桌子等,腰竖直,慢慢地往下坐,直到大腿与地面平直。尽量用腿部力量,然后抬起。每次训练 12～15 次。刚开始运动时,可以减少次数。锻炼腿部力量也可以用夹放橡皮球的方法。两腿内收,夹住橡皮球再放开,没有橡皮球也可以用被子来代替。

3. 腰腹部

锻炼腰腹部时,仰卧在地面或床上,双手平伸,放在两侧,小腿弯屈 90°,慢慢地抬升到腰腹部,直至膝盖、大腿和小腹在同一平面上,然后再慢慢放下。刚开始时,每次做 10 次,以后可以根据身体情况慢慢增加。

(三) 局部瘦身运动

1. 腿部

(1)平躺后,将小腿提起向天花板做顶住姿势,可伸展小腿后侧与大腿肌肉,可随时做,但记住不可将大腿抬得太高,以舒服为主,重复做5~6次后,再换另一腿进行。

(2)一手托住头部,另一手放在胸前位置,膝盖弯曲以支撑身体,一只脚则平行往上抬,脚往下时,将脚停在半空中再往上抬,切记臀部不要晃动,这个动作可加强腿部肌肉力量。

2. 臀部

(1)双脚踩在地板上,腰部与臀部形成斜线,臀部往上提并内夹,腰部不用太高,手部可往前推,膝盖微微弯曲,可连带手部、腹部及臀部力量。可加强臀部肌肉力量不易下垂,也有利于阴道及子宫收缩。

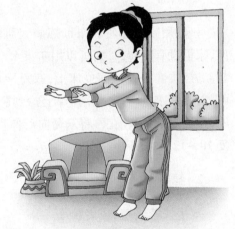

(2)腹部往后缩,臀部往上提并夹紧,动作可做大一些,也可加强背部肌肉。

3. 腹部

首先提臀,手放在头部后面,将头部抬高,腰部贴在地板上,肩膀离地时,使下巴至胸口有一拳头的距离。可训练腹部肌肉力量。

4. 胸部

(1)手合掌,左右互推,放松,再互推,可重复5~6次。

(2)手肘垂直90°于胸前合并夹紧,再放开,重复动作。可加强胸大肌的力量,防止胸部下垂,也可加强胸部的紧实。

5. 手臂

（1）两手平行打开，手臂往前翻动、放松，肩膀不要用力，再将手回复原位重复动作。可加强手臂肌肉力量，使手臂肌肉力量不易下垂，也可刺激乳腺分泌，有哺乳的产妇，不妨多做几次。肩膀不要太过用力，可伸展手臂肌肉。

（2）手肘放置头部后面，另一手往反方向推手肘，重复 5~6 次即可。

（四）整体瘦身运动

腹部肌肉的作用在于支撑脊椎，产后有些肌肉因为被拉长而变得松弛，所以做这项运动时，必须特别小心这些脆弱的部位。

（1）收紧腹部肌肉，右脚往前踏一步，双手放在右大腿处，左膝跪在地板上。

（2）双膝跪地，双手平放在地板上，双肩垂直。

（3）臀部一侧贴地而坐，小心将身体放低，双手要放在身体前侧，以支撑你的重量。

（4）双脚放在地板上，双膝并拢，一起移动身体和双腿，起身的步骤相反。

三、高龄准妈妈在重塑产后美丽时应注意的问题

1. 新妈妈过早过度减肥的危害

在正常情况下，妇女怀孕后，新陈代谢比较旺盛，各系统功能加强，食欲大增，所以怀孕后妇女的体重一定会有所增加，通常要比怀孕前增加 10~15 千克，而宝宝降生后，体重还要比怀孕前重 5 千克左右，而且有部分人会出现下丘脑功能轻度紊乱，导致脂肪代谢失调，引起生育性肥胖。

妇女怀孕后增加的体重包括增大的乳房、子宫和脂肪，这些重量在度过产褥期和哺乳期后会逐渐减少。

只要保持积极的心态，采取科学合理的饮食，坚持母乳喂养，积极进行体育锻炼，大部分妇女的身材都可以恢复到未孕状态，所以新妈妈分娩后不要急于将这部分增加的体重减去。

但有的妇女为尽早恢复体形而过早参加大运动量的运动，甚至节食减肥，反而适得其反。通常健美运动主要侧重于躯干和四肢的运动，在运动的过程中，腹肌紧

张,腹压增加,使盆腔内的韧带、肌肉受到来自上方的压力,加剧了松弛的状态,容易造成子宫脱垂、尿失禁和排便困难。有的新妈妈为尽早恢复体形,在孩子刚满月时就开始跑步,而且每顿饭只吃一点羹汤,并早早地束腰,虽然体重明显下降,但随后会出现头晕、头痛、失眠、小便失禁等疾病,精神状态越来越差,甚至影响到工作,所以新妈妈不宜过早过度减肥。

2. 产后避免发胖的方法

如何在产后避免发胖,尽快恢复苗条的体形是每一个新妈妈都关心的事情。

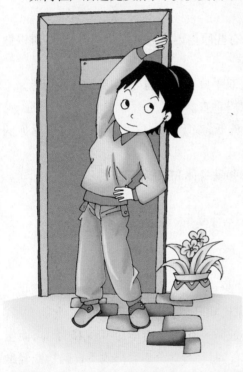

（1）坚持母乳喂养。母乳喂养不但有利于宝宝的生长发育,还能促进乳汁分泌,将体内多余的营养成分输送出来,减少皮下脂肪的积蓄,从而达到减肥的目的。

（2）坚持合理饮食,不要暴饮暴食。产后食物结构应以高蛋白、高维生素、低脂肪、低糖为主,荤素搭配,多吃一些新鲜水果和蔬菜。不要过度补充营养,以免造成脂肪堆积。不要过多地吃甜食和高脂肪食物,可以多吃瘦肉、豆制品、鱼、蛋、蔬菜、水果等,这样既能满足身体对蛋白质、矿物质、维生素的需要,又可防止肥胖。

（3）睡眠要适中,睡眠过多是造成肥胖的原因之一。产褥期要养成按时起居的习惯,不要贪睡恋床;既要控制睡眠时间,又要保证睡眠质量。

（4）要勤于活动。如无身体不适,顺产后两天即可下床做些轻微的活动,随着时间的推移,应逐步增加运动量。满月后,适当做些家务劳动。随着体力的恢复,每天应坚持做健美操,促进腹壁肌肉、盆底组织及韧带的恢复,还可调节人体新陈代谢的功能,消耗体内过多的脂肪。

3. 产后束腰的危害

不少年轻的乳母产后为了恢复体形,常常束紧腰部。在产前就准备好腹带,等孩子一生下来,就将自己从腰部至腹部紧紧裹住,以至于弯腰都十分困难。其实这样做是不科学的。

产褥期束腰,不仅无法恢复腹壁的紧张状态,反而因腹压增加、产后盆底支持组织和韧带对生殖器官的支撑力下降,导致子宫下垂、子宫严重后倾后屈、阴道前后壁膨出等。因生殖器官正常位置的改变,使盆腔血液运行不畅,抵抗力下降,容易引起盆腔炎、附件炎、盆腔淤血综合征等各种妇科疾患,严重影响高龄妈妈的健康。

妊娠期间,高龄妈妈机体代谢功能旺盛,除供给自身和胎儿所需外,还需蓄积 5 千克的脂肪分布于胸部、腹部和臀部,为妊娠晚期、分娩及哺乳期提供能量,这些脂肪并不会因为产褥期束腰而消失。

>> 科学小贴士

产后容易发胖的女性:

(1)胃盛型:孕、哺乳期胃口特别好,易饿且食量大。

(2)脾虚型:孕、哺乳期食欲一般,产后易便秘、腹泻。

(3)肝、肾两虚型:常见于高龄妈妈生理功能退化,影响脂肪代谢速度。

(4)混合型:混合以上两种症状,胃口好且易便秘或腹泻。

第三章

剖宫产后完美体形

剖宫产产妇在选择产后运动项目时,应考虑手术后的身体状况,适当活动及做产后健身操,可以帮助产妇提早恢复肌力,有利排尿、排便,增强腹肌和盆底肌肉的功能。但是许多新妈妈在将宝宝顺利产下后,往往急于恢复自己的完美体形。新妈妈要谨记在这个恢复过程中,不能盲目地进行自己的计划,要讲究科学。

一、产后减肥

产后如何减肥是许多产妇遇到的问题。伴随着婴儿的成长,产妇开始对自己臃肿的体形发愁。怎样才能既满足哺育中婴儿的营养需要,又能迅速恢复苗条身材呢? 产后适宜的健美锻炼,可尽快消除孕产引起的腹部肌肉、骨盆底肌、会阴肌群及骨盆韧带的松弛,消耗多余脂肪。

1. 第一阶段

产后健身要循序渐进,以免由于运动过度而引起子宫下垂等疾患,损害身体健康。每天可练 1~2 次,每个动作可反复做 6~15 次。

(1)腹部运动。仰卧,两臂上举;吸气,收腹,再两臂平放;呼气,腹肌放松。反复做。这项运动可以增加腹肌的力量,有利于腹部形态的恢复。

(2)提肛运动。仰卧,吸气提肛,呼气放松,反复做。

(3)屈膝触臀。仰卧,两腿伸直平放,然后屈膝至脚后跟靠近臀部,反复做。此动作主要练习大腿后部、臀部、股二头肌,使它更加紧凑,使臀部不下坠,对恢复腿形的健美有好处。

(4)挺腹顶臀。屈膝仰卧,然后上抬臀部,再放下,反复做。此动作主要侧重于臀部的收缩。背部也收到一定的锻炼效果。

(5)仰卧起坐。屈膝仰卧,两臂放在体侧,然后上体稍抬起,两手摸膝部,稍停

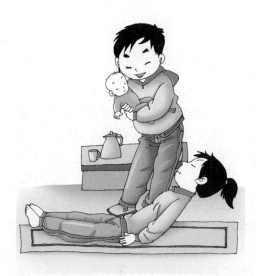

后反复做。

（6）侧卧屈腿。右侧卧,两腿伸直,然后屈左腿;左侧卧,屈右腿。反复做。此项动作主要练习腿部、髋腰肌,恢复胯部。

（7）俯卧屈腿。俯卧,两腿伸直平放,然后屈膝,脚跟靠近臀部,反复做。主要练习大腿后侧。

做以上动作,要根据产妇的身体情况,动作和次数可增可减。

2. 第二阶段

当以上锻炼方式不能满足个人需求后,可改做以下动作:

（1）仰卧抬臀。屈膝仰卧,两腿外展,两脚掌相对,然后向上抬臀,收缩骨盆底肌。此动作主要锻炼腰背部、大腿后侧、骨盆底肌。锻炼骨盆底肌有利于子宫的恢复。

（2）弓背挺胸。跪立,两手撑地,然后收腹弓背,低头,收缩骨盆底肌,再抬头,挺胸塌腰,反复做。该动作可收缩骨盆底肌,骨盆底肌在产道的两侧。所以这项锻炼有利于产道的恢复。

（3）跪坐直起。跪坐脚跟上,然后跪立,收缩臀肌和骨盆底肌;然后再坐下、起来,反复做。除对骨盆底肌的锻炼之外,对大腿前侧也有很好的锻炼作用。

（4）腰部环绕两腿分开站立。上体在双手的带动下分别向顺时针和逆时针方向做环绕运动。幅度越大越好,可以增加腰、腹部的柔韧性及灵活性。

（5）直立踢腿。手扶椅背站立,两腿分别向

>> 专家温馨提示

产后减肥健康饮食:

西兰花50克、芹菜50克、苹果100克、白糖2茶匙、冷开水250毫升。

做法:

（1）苹果去皮去核,切成小块;西兰花切块备用。

（2）将（1）中材料和白糖搅拌,白糖依个人口味加入。

（3）上述材料放入果汁机中搅打2分钟,即可饮用。

芹菜汁是一种具有很高营养价值的健康饮料,若是混合胡萝卜汁等综合蔬菜汁一起饮用更有营养价值。

前、向侧、向后踢,反复运动。此法可增加髋关节的灵活性,增加大腿前侧、外侧、后侧的力量,保持腿形的健美。

 二、腰背部按摩减肥法

经络调理需要到专业的医疗机构由专业医生来操作,那么我们在家里就不那么方便做经络调理了。不过,我们可以采取一些变通的方法,比如对穴位进行按摩,也可以起到通络调理的作用。你可以按以下方法居家自我操作,这次主要介绍的是腰背部的自助减肥法,背部按摩。

(1)俯卧于床,按摩者将两手掌同时置于被按摩者后背正中线的两侧,然后用手掌缓慢用力,由内向外横推,自背至腰部反复推 5 ~ 10 分钟。按摩者用手在背部至腰部肌肉丰厚处提捏,反复操作 2 ~ 3 分钟,以局部发热发胀为宜。

(2)俯卧,按摩者将两掌根并置于被按摩者两侧的肺俞穴,用力向下推摩至腰骶,反复 5 次,以脊柱及两侧皮肤发热发红为宜。将两拇指置于两侧肝俞、胃俞、膀胱俞上,用力点揉半分钟,以被按摩者感觉局部有酸胀感为宜。

(3)俯卧,按摩者将右手拇指置于大椎穴。由轻渐重用力按 1 分钟后,改按为揉,按顺时针揉 100 次,逆时针揉 100 次,以被按摩者有气向下行的感觉为佳。

(4)俯卧,按摩者将两手掌置于被按摩者的腰背部,有节奏地拍击腰部,上下反复 3 ~ 5 分钟,以被按摩者感觉腰背部皮肤灼热为宜。

(5)俯卧,按摩者两手掌分别置于被按摩者的内踝尖上。由下往上推摩下肢内侧到大腿部反复 3 ~ 5 分钟。同时沿经点按三阴焦穴、阴泉陵穴、血海穴,以被按摩者下肢内侧有酸胀感,皮肤发热为宜。按摩者将被按摩者双腿平直抬起与身体成直角,再缓缓放下双腿,反复 10 次。

 三、产后减肥的建议

现在许多新妈妈都是职业女性,而且她们的身材对工作很重要,比如公司职员、演员、模特等。如果又想生宝宝又想保持好身材,这样的矛盾该怎么解决呢?

（一）产后减肥不能操之过急

有些妈妈产后便早早开始了她的减肥计划。如宝宝刚满月时就开始跑步，而且每顿饭只吃一点羹汤。六个月后，体重就由 70 千克降至 50 千克。随后由于经常发生头晕、头痛、失眠，令其很不舒服，便不想再减肥了。但体重却抑制不住地下降，而且精神状态越来越差，甚至影响到工作。

在正常的情况下，怀孕后妈妈的体重是一定会增加的，通常要比怀孕前增加10～15 千克，而宝宝降生后，体重仍比怀孕前重 5 千克，这增加的重量包括增大的乳房、子宫和部分增加的脂肪，这些重量在度过产褥期和哺乳期后会逐渐消失，所以，新妈妈分娩后不要急于减掉额外增加出来的重量。

（二）过度运动不利于减肥

在怀孕期间，由于孕激素等激素类物质的作用，孕妇盆腔内的韧带、肌肉、阴道黏膜等都被拉长或变得松弛了，这样有利于宝宝的分娩。宝宝出世后，这些松弛的组织会逐渐恢复到产前的状态，适当的产后运动也可以促进恢复。

但过早参加大运动量的运动则适得其反。通常健美运动主要侧重于躯干和四肢的运动，在运动的过程中，腹肌的紧张会增加腹压，使盆腔内的韧带、肌肉受到来自上方的压力，加剧了松弛的状态。新妈妈在产后早早节食，参加运动，必然要影响母乳的质量，从而间接地影响宝宝的健康。

>> 专家温馨提示

如果活动量增加，新妈妈一定要多喝水以防脱水，尤其哺乳期间，通常每天至少喝 8 杯水。如果新妈妈的小便或宝宝的小便呈深黄色，或如果宝宝在 24 小时内没有尿湿 7～8 块尿布或排 4～5 次大便，那就是新妈妈喝水太少了。

（三）产后散步有助于瘦身

据研究显示，女性在产后一年内定时散步有助于瘦身。据路透社报道，美国波士顿哈佛大学医学院的研究人员对 902 名刚刚生下婴儿的女性进行了一年的跟踪调查，结果表明，刚成为母亲的女性如果每天坚持散步而不是待在家里看电视，就可以更轻松地恢复怀孕前的身材。产后减肥并不适宜单纯减脂，更确切地说是产后减重，必须要首先了解自己的体质状况，因为产后妈妈在生理、心态上都与产前有了较大的改变，减重前最好先做一次健康体检，确定你的产后减肥方式是健康的、安全的、可维持的。

参加哈佛大学医学院跟踪研究的女性，在产后6个月时提交了有关她们的饮食情况、运动习惯以及看电视时间长

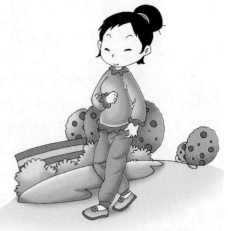

短等信息。总体来看，那些每天至少散步半个小时，看电视时间不超过两个小时而且几乎很少吃垃圾食品的女性，产后一年体形仍然肥胖的概率最低。也就是说，做到了多散步、少看电视和少吃垃圾食品这三件事，产后一年体重仍然比怀孕前多十几斤的概率与那些在产后喜欢看电视不喜欢散步的女性相比低了77%。

这个研究结果对于想尽快恢复身材的新妈妈而言是一个好消息，因为这说明那些在产后忙着带宝宝的女性不必为了减肥每天花费几个小时去健身，只需坚持每天抽出半个小时的时间去散步，一段时间以后很可能会自然的瘦下来。这一研究结果出来后，产妇不必再为了减肥而去跑马拉松或是一天在健身房里待上6个小时，对于大多数人而言，每天散步半个小时是完全可以做到的。

当新妈妈认识到散步的好处并已经开始带着宝宝一起出去散步时，可能会发现用儿童车推着宝宝会轻松些，开始时不要走得太远或太快，每天带宝宝出去一次，每次不要超过10分钟，接下来的几周里逐渐延长时间，直到可以走上30分钟。目标是能轻快地走30分钟，每周至少走3次。

当走到感觉很舒服的时候，新妈妈会希望再大胆些，这时给宝宝准备的婴儿袋可以派上用场了。婴儿袋的好处是，带宝宝散步时，新妈妈和新爸爸可以交替抱着宝宝。

（四）散步和慢跑交替进行

一味散步可能会有些枯燥，宝宝也会感到不耐烦，这时，新妈妈可以将散步和慢跑交叉起来进行。带着宝宝散步和慢跑好处多多，可以锻炼身体、舒筋活骨，尽快恢复产前状态；同时也可以照顾宝宝，增进母子感情，还可以使宝宝出门透透气，

感受一下外面的世界。因此，出来走走，活动一下对新妈妈和宝宝而言都是一种享受。

当新妈妈已经习惯带着宝宝欢快地散步时，可以适当做一些慢跑练习，只要身体能够适应慢跑，就可以在平常练习中，增加散步和慢跑交替的内容。开始时可以跑一分钟，然后走一会儿，可以的话，再接着跑。当感觉还可以承受时，就尝试着在两点之间跑动，比如灯杆和树木之间。一直这样练习，直到感觉已经达到运动量为止。记住，要掌握好速度，也不要运动过量。在运动结束时，要平静地休息一会儿。

>> 准妈妈早知道

很多妈妈在产后急于减肥，便在市场上购买各种减肥药，想要达到一劳永逸的效果，这种做法是十分有害的。减肥药主要通过人体少吸收营养，增加排泄量，达到减肥目的，减肥药同时还会影响人体正常代谢。哺乳期不建议减肥，哺乳期的新妈妈服用减肥药，大部分药物会从乳汁里排出，因此对于宝宝来说是非常不利的！

四、产后做个靓产妇

现在越来越多的女性不愿意生宝宝，其中一个主要的原因就是担心生育以后身体会变形、变丑。但专家却认为，只要采取相应对策，便可以保证产后做个"靓"产妇。

（一）面容

妇女产后因身体疲劳，加上护理婴儿，往往睡眠不足，天长日久面部皮肤自然会松弛，眼圈也会发黑。此时，每天保证8小时以上的高质量睡眠很重要。面部残留棕色或暗棕色蝴蝶斑的产妇，应避免过多的日照。

（二）头发

产后妇女容易脱发，因此应注意饮食多样化，补充丰富的蛋白质、维生素和矿物质，还要养成经常洗头的习惯。

这些营养成分在动物肝脏、黄绿色蔬菜和水果中的含量均较高。

（三）体态

要想避免因生育引起的"生育性肥胖症"，妊娠妇女要注意饮食的合理搭配，切勿造成营养过盛；产褥期后，要坚持适当运动。

(四)乳房

哺乳期内注意以下几点,就能保护好乳房而不使其下垂。哺乳时不要让宝宝过度牵拉乳头,每次哺乳后,用手轻轻托起乳房按摩 10 分钟;每天至少用温水清洗乳房两次,这样不仅利于乳房的清洁,而且能增强韧带的弹性,从而防止乳房下垂;哺乳期不要过长,宝宝满 10 个月便应断奶;坚持做俯卧撑等扩胸运动,使胸部肌肉发达有力,增强对乳房的支撑作用。

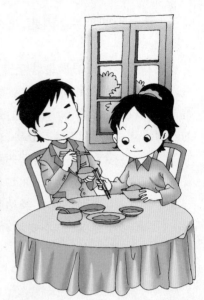

>> 专家温馨提示

重要营养素都要摄取,尤其是动物性蛋白质(如牛肉、猪肉、鱼肉)极为重要,因其与头发的角质形成有关,另外维生素 A(鱼肝油、黄绿色蔬菜、红萝卜、动物内脏)或维生素 H(豆类、谷类、肝脏)不足也会使头发变得脆弱。建议在生产完后的 6 个月内尽量少在头发上做太大的改变,因为此时的头发仍属易脱落时期,染发烫发的药水本身对头发就有伤害,加上卷子时的力道太强,很容易就会将头发扯下。